医療・看護・介護のための

睡眠検定ハンドブック

監修 日本睡眠教育機構
編著 宮崎総一郎
（日本睡眠教育機構理事長）
佐藤尚武
（日本睡眠教育機構理事）

全日本病院出版会

序文

　21世紀のいま，睡眠への関心がとても高まっています．たとえば，良く眠るためのハウツー本，眠りに良い寝具やパジャマ，寝つきの良くなるアロマ，薬局で簡単に買える睡眠薬など，快眠産業は2兆円以上と試算されています．最近の統計では，我が国の働く世代の3人に1人が睡眠に何らかの問題を抱え，良く眠れない人は5人に1人，睡眠薬の使用は20人に1人といわれています．

　人々がこれほど，睡眠に関心を持ったり悩んだりした時代は，過去にはありませんでした．半世紀前は，誰も睡眠に関心を払いませんでした．当然，学校教育でも睡眠について教えることはほとんどありませんでした．睡眠研究の先達である井上昌次郎先生は，「どうやら，現代人は史上稀にみる"眠り下手"になってしまった」と話されています．

　"眠り下手"になった理由としては二つ挙げられています．第一に，健康や睡眠にかかわる情報の氾濫です．人の脳の研究が進歩して，睡眠の役割が明らかになるにつれて，脳や健康にとって睡眠がきわめて重要な役割を演じていることが明らかになってきたからです．それまでの常識では，睡眠の評価はごく低いもので，極端な場合には無駄な時間とみなされていました．それが一転して，睡眠は無意味どころか極めて有用であり，高等生物は睡眠なしには生きていけないことがわかってきました．しかし，睡眠の大切さが正当に理解されればよかったのですが，科学的な情報を安易に拡大解釈し，睡眠を思いどおりに操作できるとする，まちがった情報が発信されるようになっています．たとえば，「睡眠は4時間半で十分！」とか，「睡眠時間を短くする方法」といったものです．確かに，ごく一部の人は短時間睡眠でも十分に活躍できるでしょう．しかし，大半の人はそうすることはできません．また逆に，7時間は眠らないと健康を害してしまうと思い込み，不眠に対して過剰なまでの反応をしてしまっている方々もおられます．そういう正しくない情報に，私たちは惑わされているのが現状です．

　"眠り下手"になった，二つ目の理由として，20世紀の半ば以降，ハイテク社会が発展して，生活様式が激変したことが挙げられています．高度経済成長期には，生産性がないと思われた眠りの時間をできるだけ切り詰めて働けば，生産性が上がり，経済的に裕福になると考えたからです．こうして，昼も夜も，24時間にわたって眠りを削って活動したために，結果として健康を害し，こころのゆがみを生じることになりました．交代勤務の経験年数と病気との関係を調べた研究では，交代勤務を長く続けていると，その年数に比例して，うつ病になる率が増加する，また心臓病のリスクがどんどん増加することがわかっています．

現代の睡眠不足は，いまや健康のみならず，経済活動から社会生活，子どもの学力にまで社会の幅広い分野に大きな影響を及ぼしています．逆にいえば，経済発展や学歴競争社会の中で軽視されていた睡眠が，健康や社会の発展を考えるうえで大きなカギを握っているといえます．

　このような状況下で，新しい試みであるインターネットを活用した睡眠検定を通じて，睡眠を多角的にとらえ，正確な睡眠知識を普及する目的で本書を企画しました．本書が，医療現場の一線に携わっておられる方々の日常業務ならびに自身の健康増進に少しでも寄与できれば幸いです．

　本書の作成に関わり，快く執筆を引き受けていただいた諸賢ならびに，発刊に多大なご協力をいただいた西山彰子先生，全日本病院出版会の松澤玲子氏，加藤百恵氏に心からお礼を申し上げます．

2013年7月

日本睡眠教育機構理事長
宮崎総一郎

CONTENTS

医療・看護・介護のための睡眠検定ハンドブック
監修 日本睡眠教育機構　編著 宮崎総一郎・佐藤尚武

はじめに
1. 睡眠学とは　　　　　　　　　　　　　　　　　宮崎総一郎　　2
2. 睡眠検定とは　　　　　　　　　　　　宮崎総一郎, 佐藤尚武　　6

第1章　睡眠の科学的基礎

I　総論
1. 睡眠の役割と多様性　　　　　　　　　　　　　井上昌次郎　　7
2. 睡眠と文化, 暮らし　　　　　　　　　　　　　堀　忠雄　　11
3. 脳のメカニズム　　　　　　　　　　　　　　　北浜邦夫　　15
4. 睡眠と健康　　　　　　　　　　　　　　　　　佐藤尚武　　20

II　睡眠の基礎知識
1. 睡眠のメカニズム　　　　　　　　　　　　　　北浜邦夫　　25
2. 睡眠構築　　　　　　　　　　　　　　　　　　林　光緒　　35
3. 睡眠時間　　　　　　　　　　　　　　　　　宮崎総一郎　　42
4. 睡眠の個人差　　　　　　　　　　　宮崎総一郎, 林　光緒　　46
5. 生体リズム　　　　　　　　　　　　　　　　　林　光緒　　51
6. 睡眠環境　　　　　　　　　　　　　　　　　　林　光緒　　59
7. 睡眠と嗜好品　　　　　　　　　　　　　　　　林　光緒　　67
8. 睡眠と運動　　　　　　　　　　　　　　　　　小林敏孝　　71
9. 睡眠と学習　　　　　　　　　　　　　　　　　堀　忠雄　　74

第2章　睡眠知識の応用と指導

I　睡眠知識の応用
1. 睡眠と社会　　　　　　　　　　　　森国　功, 宮崎総一郎　　84

II　睡眠相談
1. 睡眠相談のための12の指針　　　　　宮崎総一郎, 佐藤尚武　　98
2. 睡眠相談技術　　　　　　　　　　　　　　　　田中秀樹　108

III 看護・介護と睡眠

1. 看護・介護現場での睡眠　　　　　　　　　　　　尾﨑章子　114
2. 高齢者の睡眠に関する事例
   - 事例1：日中も臥床しているAさんの事例　　　　尾﨑章子　126
   - 事例2：寝つきが悪く，夜中に何度も
     目が覚めるBさんの事例　　　　　　　　　　伊藤　洋　127
   - 事例3：施設でのスリープマネージメントで
     夜間コールが激減した例　　　　　　　　　　田中秀樹　130

IV 健やかな眠りのために

1. 睡眠衛生指導の実際　　　　　　　　　　　　　宮崎総一郎　132
2. 仮眠の効用　　　　　　　　　　　　　　　　　林　光緒　138
3. 緊急時の仮眠のとり方　　　　　　　　森国　功，宮崎総一郎　142

第3章　睡眠障害とその予防

I 主な睡眠障害

1. 睡眠の評価　　　　　　　　　　　　　　　　　田中秀樹　146
2. 不眠症　　　　　　　　　　　　　　　原田大輔，伊藤　洋　153
3. 過眠症　　　　　　　　　　　　　　　原田大輔，伊藤　洋　159
4. 概日リズム睡眠障害　　　　　　　　　原田大輔，伊藤　洋　165
5. 睡眠不足症候群　　　　　　　　　　　　　　　宮崎総一郎　171
6. 睡眠呼吸障害　　　　　　　　　　　　　　　　宮崎総一郎　175

II 高齢者の睡眠障害

1. 高齢者の不眠症　　　　　　　　　　　河野公範，堀口　淳　185
2. 睡眠時随伴症　　　　　　　　　　　　河野公範，堀口　淳　189
3. 睡眠関連運動障害　　　　　　　　　　河野公範，堀口　淳　192

III 睡眠薬の効用と注意点

1. 睡眠薬はどのように効くのか　　　　　　青木　亮，伊藤　洋　197

睡眠健康指導士とは　　　　　　　　　　　　宮崎総一郎，佐藤尚武　208
睡眠健康指導士に期待すること　　　　　　　　　　　　粥川裕平　211
睡眠検定の受験に関わるご案内　　　　　　　　　　　　　　　　212
索引　　　　　　　　　　　　　　　　　　　　　　　　　　　　213

執筆者一覧

■ 編集者

宮崎総一郎	日本睡眠教育機構, 理事長 滋賀医科大学睡眠学講座, 教授
佐藤　尚武	日本睡眠教育機構, 理事 滋賀短期大学, 学長

■ 執筆者（執筆順）

宮崎総一郎	日本睡眠教育機構, 理事長 滋賀医科大学睡眠学講座, 教授
佐藤　尚武	日本睡眠教育機構, 理事 滋賀短期大学, 学長
井上昌次郎	東京医科歯科大学, 名誉教授
堀　忠雄	広島大学, 名誉教授
北浜　邦夫	フランス国立科学研究所神経科学部門, 主任研究員 東京都医学総合研究所睡眠障害グループ, 客員研究員
林　光緒	広島大学大学院総合科学研究科, 教授
小林　敏孝	足利工業大学工学部システム情報工学科, 教授
森国　功	サーカディアン・テクノロジーズ・ジャパン, 代表
田中　秀樹	広島国際大学心理科学部臨床心理学科, 教授
尾﨑　章子	東邦大学看護学部看護学科, 教授
伊藤　洋	東京慈恵会医科大学精神医学講座, 教授
原田　大輔	東京慈恵会医科大学精神医学講座, 助教
河野　公範	島根大学医学部精神医学講座, 臨床助教
堀口　淳	島根大学医学部精神医学講座, 教授
青木　亮	東京慈恵会医科大学精神医学講座, 助教
粥川　裕平	名古屋工業大学, 名誉教授
北村　拓朗	産業医科大学耳鼻咽喉科学講座, 助教

■ 編集協力

西山　彰子	耳鼻咽喉科西山医院 近江草津徳州会病院睡眠外来

凡　例

本書は本文に側注を付した．

📖…重要語句の解説を示す．　＊…本文の補助的注記を示す．

医療・看護・介護のための睡眠検定ハンドブック

第1章
睡眠の科学的基礎

はじめに

1. 睡眠学とは

1. 私たちはなぜ眠るのでしょうか

　私たちはなぜ眠るのでしょうか．疲れたから眠るといった，消極的・受動的な生理機能でしょうか．そうではありません．睡眠の役割は，もっと積極的・能動的であり，「明日によりよく活動するため」に脳神経回路の再構築，メンテナンスを果たしていると考えられています．さらに，私たちは「夜になると眠るようにプログラムされている」から，眠ると考えられます．

　私たちの脳の重さは体重の約2〜3%ですが，約1,000億個もの「ニューロン」と呼ばれる神経細胞で構成されています．ニューロン同士をつなぐ「シナプス」では，「神経伝達物質」を介して電気活動が伝えられます．シナプスの数は，100兆にものぼると概算されています．微弱ではありますが，脳内には電流が流れているので，脳波が記録でき，脳の活動状況を知ることができます．例えれば，太陽系が属する銀河系には1,000億個以上の星が輝いていますが，それらの星同士が互いに通信回線でつながっているのと同じような，高機能・高密度のコンピュータ構造が私たちの脳なのです．

　高機能の脳は，エネルギーを大量に必要とします．脳は，身体各所からの情報を集中的に処理し，信号を出して全身を制御するため，わずかな重さの脳ですが，安静時であっても身体が消費するエネルギーの18%も消費します．活動時には，脳はさらに大量のエネルギーを消費し，熱くなります．カッとなったときに，「頭を冷やせ！」というのは理にかなった言葉なのです．

　また，脳は非常に繊細で脆弱な臓器なので，約15時間程度にわたって連続運転すると，機能が著しく低下します．全身の司令塔であるべき脳が機能低下すると，正常な精神活動や身体動作ができなくなります．そこで，脳を適切に，安全な時間帯に休息させ，修復・回復させる機能が睡眠なのです．身体の疲労は，眠らなくても安静にしているだけで回復できますが，脳は睡眠をとることでしか修復・回復できないのです．

2. 睡眠の現状

　近年，日本人の生活スタイルは夜型化し，睡眠時間は確実に減少しています．NHKの「国民生活時間調査」によると，1960年には8時間13分であった睡眠時間は，2010年では7時間14分となり，1時間近く減少しています．また，夜10時に寝ている率も70%弱から25%未満にと，著しく減少しています（P. 43-

図2参照).国際的にみても,日本人の睡眠時間は韓国と並び,最も短い部類に入ります.睡眠時間が短くても,日常生活に支障がなければ問題はありませんが,実際には,睡眠不足によりもたらされる健康や社会に及ぼす影響は大きく,見過ごすことはできません.

新幹線の運転士や飛行中のパイロットが乗務中に眠り込んだり,アラスカ沖で甚大な環境破壊をもたらした巨大タンカー事故の原因として,睡眠不足の関与が指摘されています.

健康成人を対象とした研究では,睡眠時間を4時間に制限すると,インスリンの分泌が低下し,血糖値の上昇がみられただけでなく,脂肪細胞から分泌されるレプチン(食欲を抑制し,代謝を促進するホルモン)の血中濃度が18%減少し,ストレスホルモンであるグレリン(空腹時に増加して食欲を高めるホルモン)が28%も増加していました.このように,睡眠不足ではホルモン分泌のアンバランスをきたし,肥満になる機序が証明されています.このようなことから,睡眠不足が高血圧や糖尿病,心臓病などの生活習慣病に深く関係していることもわかってきました.

日の出とともに起床して,昼間に活動し,日が沈んで夜になると休息をとるという生活リズムが,生物としてのヒトの本来の姿です.しかし,現代は24時間社会となり,生産性を上げるために連続操業をする工場が急増し,その結果として交代勤務や時差勤務が余儀なくされ,夜に活動して昼間に眠るなど,自然の昼と夜の環境とは異なった明暗サイクルで生活する機会が増えています.このような生活環境が身体のリズムを狂わせ,正常な睡眠がとれない人々の増加を生み出し,睡眠障害は3人に1人といわれるまでになっています.

私たち日本人は,勤勉を美徳として先進国といわれる地位を獲得しましたが,1日24時間という限られた時間の中で私たちが削ってきたものは,実は"睡眠"という,生きていくために必要不可欠な営みの時間でした.心身ともに健康で質の高い生活を送るためには,いかに睡眠が大切であるか,再認識する時期にきています.

3. 睡眠学とは

2002年に,日本学術会議から「睡眠学」という新しい学問体系が提唱されました.睡眠に関する正しい知識を習得し,健康で快適な生活を維持していくために,「睡眠学」の切り口から様々な調査,研究,治療・予防方法の開発,国民への啓発活動が始められています(図1).

睡眠学は,眠りと脳の謎を解き,眠りを守ることにより健康を保ち,眠りで豊かな暮らしと社会をつくるために,「睡眠科学」,「睡眠医歯薬学」および「睡眠社会学」の3つの観点から構成されています.

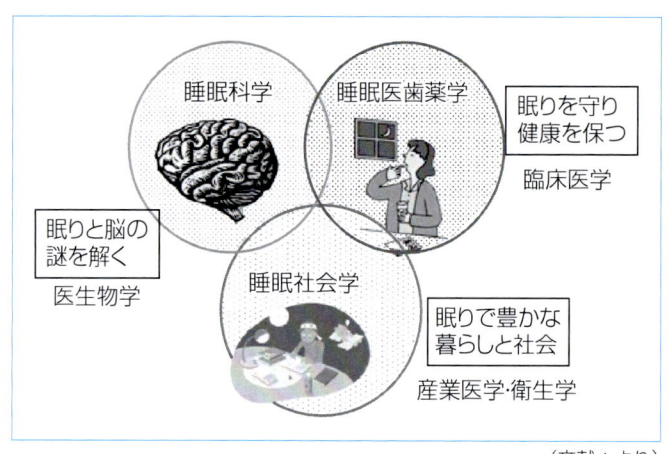

図1 睡眠学の概念　　（文献1より）

1）睡眠科学

　睡眠科学は，睡眠の役割やメカニズムを研究する領域です．睡眠は単なる活動の停止や休息といったものではなく，睡眠中に生命にとって必須の生理機能が営まれています．睡眠は生体防御機能を備え，情報処理など脳の高次機能を発揮するために，積極的に睡眠が起こるのです．現在，睡眠や覚醒にかかわる神経伝達物質の研究や，睡眠を引き起こす物質の研究が盛んに行われています．

　最近では，睡眠と覚醒のリズムをつくり出している時計遺伝子が発見され，この遺伝子が内分泌，代謝，循環などの身体のリズムとも関連していることが明らかにされてきました．このような研究成果は，生活習慣病の予防や治療にも役立っています．

2）睡眠医歯薬学

　睡眠医歯薬学は「眠りを守り健康を保つ」という目的で，様々な睡眠障害の診断，治療，予防の研究を行う領域です．

　現在のところ，睡眠障害については国際分類で約100近くの診断名が挙げられています．不眠は，生活習慣病との関連で重要視されています．また，不眠は神経症，うつ病，統合失調症など，精神疾患において必発症状であるばかりでなく，初期症状や増悪因子ともなります．最近注目されている睡眠時無呼吸症候群は有病率が高く，高血圧，糖尿病，脳血管疾患を併発するなど，重要な疾患です．

　睡眠障害はそれ自体の問題のみならず，睡眠障害により，脳や身体の修復，成長，免疫といった機能が障害され，昼間の活動性低下につながることに注目すべきです．また，これまでに得られた睡眠障害の知識や治療技術は十分に広まっておらず，一般医療レベルでは睡眠医歯薬学の教育・普及が必要になっています．

3) 睡眠社会学

　睡眠社会学は「眠りで豊かな暮らしと社会をつくる」という内容で，睡眠のとり方や睡眠不足が社会生活に大きく影響していることから，社会，経済問題を研究する領域です．

　夜型社会が睡眠障害を招来しています．夜型社会は，幼小児の睡眠を障害し，学童や中・高生の活動性，学業成績の低下をもたらしています．産業事故や交通事故の多くが，深夜や早朝に眠気と関連して起こっています．また，交代勤務や大陸間の短時間移動などに伴う時差ボケから生じる健康問題も重要です．睡眠障害は心筋梗塞，脳梗塞の増悪因子であり，睡眠障害の予防により1兆6千億円の医療費が節約できると試算されています．身体リズムの側面から勤務スケジュールを調整することで労働疲労を軽減する方策もありますが，現在の日本ではその重要性が十分に認識されているとはいえません．睡眠社会学は，健全な社会生活を営むため，非常に重要な課題です．

　このように睡眠学は，社会学，文化学，さらに工学，経済学などを含め，各研究分野の情報やアイデアを交換しながら，領域を広げて学際的な観点から理解することが必要です．

（宮崎総一郎）

ポイント

- 最近の日本人の生活スタイルは夜型化し，社会活動は24時間となり，睡眠時間は確実に減少している．
- 日の出とともに起床して，日中に活動し，日が沈むと休息をとるという生活が，生物としてのヒトの姿である．しかし，"眠らない社会"という状況のもと，自然の昼と夜の環境とは異なった明暗サイクルで生活する機会が増えている．
- このような生活環境が身体のリズムを乱し，正常な睡眠がとれない人々の増加を生み出している．
- 睡眠学は，眠りと脳の謎を解き，眠りを守り健康を保ち，健康で豊かな暮らしと社会をつくるために，「睡眠科学」，「睡眠医歯薬学」および「睡眠社会学」の3つの観点から構成されている．

文　献
1) 高橋清久編：睡眠学　眠りの科学・医歯薬学・社会学．じほう，2003．
2) 井上昌次郎：眠りを科学する．朝倉書店，2006．
3) 宮崎総一郎ほか編著：睡眠学概論．滋賀医科大学睡眠学講座，2011．

はじめに

2. 睡眠検定とは

　現代は24時間社会となり，人工光によって自然環境とは異なった明暗サイクルで生活する機会が増えています．このような生活環境では体内リズムが乱れ，正常な睡眠がとりにくくなっています．

　この半世紀で，日本人の生活は夜型化し，睡眠時間は1時間近く短くなっています．睡眠不足になると，睡眠負債という借金を背負うことになります．この睡眠負債を長期にため込むと，体調を崩して病気につながる可能性が高くなります．このような睡眠不足に起因する作業ミスや事故の発生は多くみられ，その社会的損失は，我が国では年間3兆4千億円に達するとの試算もあります．

　また，睡眠不足ではホルモンのアンバランスから肥満になる機序が解明されており，生活習慣病の予防には適切な睡眠の確保が大切です．夜型化は，子どもたちの心身の発達にも影響を及ぼしています．睡眠は心身の中枢である脳を育て，守り，修復するという大切な役割を果たしており，記憶の向上や運動技能の修得には，質量ともに十分な睡眠が必要です．

　私たちは，なぜ眠るのか．なぜ睡眠が必要なのか．睡眠のメカニズムを解き明かし（睡眠科学），睡眠にかかわる病気を治療し（睡眠医学），睡眠が関係する社会問題を解決する（睡眠社会学）ために，「睡眠学」という新しい学問体系が2002年に提唱されました．

　このような背景をふまえて，医療現場の一線に携わっておられる方々を対象に，睡眠の基礎知識とメカニズムを理解し，睡眠衛生を中心とした睡眠改善法を自習するために，本書を一般社団法人日本睡眠教育機構の監修で企画しました．この検定は，睡眠に関して本書を中心に自習して，インターネットによる試験を受け，知識習得の確認を行うものです．

　検定は，日本睡眠教育機構が睡眠教育の啓発活動の一環として実施するもので，公的に認められたものではありません．しかし，この検定を受けていただき，さらにP.208で紹介する睡眠健康指導士へのステップにしていただければと考えています．

　睡眠検定の実施要領，受け方に関しては，P.212『睡眠検定の受験に関わるご案内』および睡眠健康大学ホームページ（http://sleep-col.com/）の睡眠検定の項目を参照してください．

〔宮崎総一郎，佐藤尚武〕

I．総　論

1．睡眠の役割と多様性

1．なぜ睡眠を見直すのか

　睡眠は，近年まで時間の無駄遣いのようにみなされて軽視されがちでした．ところが現代では，睡眠とは何か，睡眠の役割は何か，どうすればうまく眠れるのか，といった問題が世界中で注目されています．

　それには理由があります．一つには，ハイテク社会が急速に発展して生活習慣が大きく変わったからです．情報や物質の面で豊かになった代わりに，環境や心の面では大きなひずみが生じています．忙しくて安らぎのないストレス社会が出現しています．その結果，世界規模で睡眠の乱れに起因する災害や疾病が増え，はかりしれない損失を招いています．その被害は，勤労者の年齢層にとどまらず，乳幼児から高齢者にまで及んでいます．この原因は睡眠を軽視したことのツケだったのです．そこで，心身の健康を維持するにはどのような生活習慣を構築すればよいか，どのような睡眠障害対策を実施すればよいか，という問題が年とともに重みを増しているのです．

　もう一つの理由は，脳科学が進歩したからです．睡眠や生物時計の役割が明らかになるにつれて，睡眠が大脳の機能を管理するためにきわめて重要であることがわかりました．しかも，体内にあるいろいろな臓器のうち，睡眠不足に最も弱いのが大脳です．最高位の中枢である大脳の機能が衰え，誤作動をしやすくなるとどうなるか，自明でありましょう．睡眠は大脳ばかりか，身体のもろもろの機能を健常に保つために必要不可欠であることも自明です．

　私たちは大脳に頼って生きています．だから，大脳の性能を支える睡眠の適否が，人生の質を左右するのです．適切な睡眠は，より豊かに生きることにつながります．逆に，不適切な睡眠は，より貧しく生きることにつながります．睡眠を適切にとることが，実利を追求するにも精神を高揚させるにも必須条件なのです．そこで，誰もがもっと睡眠のことを知りたい，と関心をいだくようになってきました．そのためには，睡眠について正しい知識をもち，適切な生活指導ができる人材が必要となります．

ポイント
・現代社会は，睡眠を軽視したツケに悩まされている．
・現代科学は，睡眠が必須であることを明らかにしている．
・現代人は，睡眠をもっと正しく知ることが必要である．

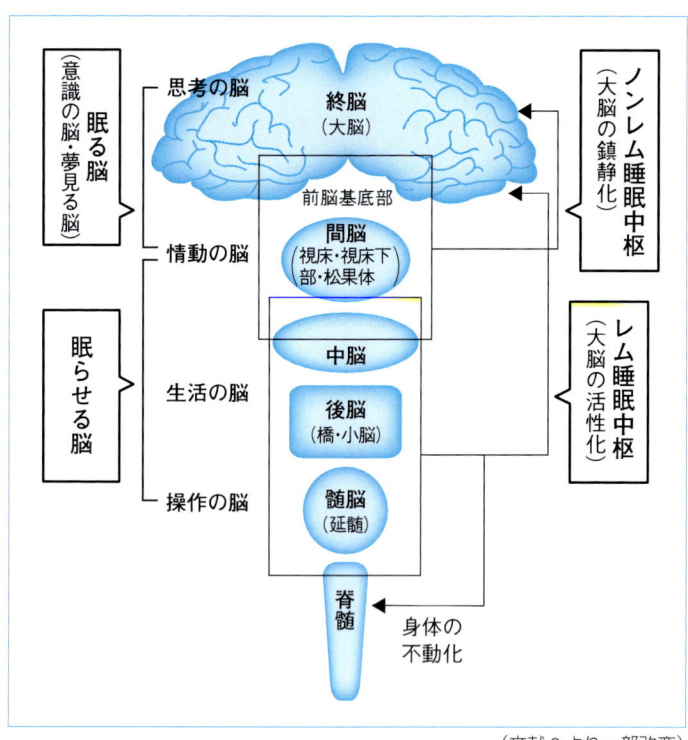

図1 眠る脳と眠らせる脳の構造と睡眠調節のしくみ

（文献2より一部改変）

*1
脳は「眠る脳」と「眠らせる脳」とに分けられる．眠る脳とは，個体発生的に最も新しい大脳である．眠らせる脳とは，大脳の前脳基底部から脳幹にかけて散在する，いわゆる「睡眠覚醒中枢」である．
この中枢はレム睡眠とノンレム睡眠のそれぞれに対して複雑な階層性の神経回路を構成していて，個体発生的に古い脳のなかにある．その分化の程度はあまり特殊化したものでなく，広範囲な構造のなかに散らばっている．レム睡眠の中枢は，主として古い脳のなかでも，より古い中脳・橋・延髄に存在し，間脳（主として視床）を介して大脳と交信している．ここはまた，覚醒に直結する中枢とみなせる．
ノンレム睡眠の中枢は，古い脳のなかでもより新しい間脳を中心とする構造で，特に視床下部を含む前脳基底部が重要な働きをしている．そして，それぞれに隣接して覚醒中枢が局在する．

2. 睡眠の役割とは何か

　睡眠とは，**脳による脳のための管理技術**です[1]．睡眠を管理する脳が「**眠らせる脳**」（脳幹：中脳・橋・延髄）であり，管理の対象となる脳が「**眠る脳**」（大脳）です*1．両者は複雑な神経回路をつくっていて，その構造と情報のシステムは図1のようになります．

　中枢神経系の最先端に最後に完成する大脳（終脳）は，"高級な新製品"であるだけに性能はたいへん高いのですが，莫大なエネルギーを消費して活性酸素のような廃棄物を多量に出しますし，そのせいでもろくて壊れやすく，長時間の連続運転に耐えられません．それだけに，厳重に管理してもらわなければなりません．疲れやすい大脳をいつも安定した状態に維持するためには，定期的にうまく休息（鎮静化）させ，そして休息した大脳をうまく覚醒（活性化）させるような管理技術，つまり睡眠が必要なのです．つまり，睡眠は大脳のために創案され，進化してきたのです．言い換えると，「大脳が睡眠を創らせた」ことになります．そして，睡眠のおかげで大脳がいっそう高い性能を獲得できることにもなります．ですから，「睡眠が大脳を創りあげた」ことにもなります．

　睡眠の役割を整理すると，「**脳を創る・脳を育てる・脳を守る・脳を修復する・**

脳をよりよく活動させる」となります．「脳を創る・育てる」は，発達途上にある胎児の大脳に当てはまります．成人の眠りはふつう覚醒から休息を指向しますが，これとは逆方向に，胎児の眠りは脳を覚醒に導きます．この状態が動睡眠と呼ばれる**レム睡眠**つまり夢見睡眠ですから，意識の存在する人生は「夢見る眠り」から始まるのです．

　レム睡眠の役割が進行して大脳が覚醒できるようになると，すぐに静睡眠と呼ばれる**ノンレム睡眠**が出現して「脳を守る・修復する」役割を担当します．この役割は次第に比重を高め，覚醒量の増加とともにノンレム睡眠の量も増え，そのぶんだけレム睡眠は減っていきます．しかし，成人になってからもレム睡眠は重要な役割を演じ続けています．大脳が自動的に目覚められるのは，古くから脳内に宿るレム睡眠，つまり「目覚めるための眠り」が一定間隔で大脳を活性化するからです．夢が現れるのはその結果です．こうして，2種類の異なる睡眠が役割を分担し，協調しながら「脳をよりよく活動」させています．ですから，睡眠は大脳の休息であるという認識だけでは不十分で，もっと能動的に，大脳を点検修理して保全しているのです．また，大脳の休息を解いて活性化するプロセスも，睡眠の大切な役割で，これはレム睡眠が担当します．これら一連の作業によって，私たちは眠っているあいだに大脳機能を修復し，また，もっと賢くなるのです．

　一方，地球上の24時間周期の昼夜リズムに**同調**できる生物時計を完成させる役割も，睡眠が担っています．こうして，母胎から出たあと，新しい**生活環境に適応できる脳を創りあげる**ことにも，睡眠は大きくかかわっています．

> **📖 レム睡眠**
> レム睡眠は急速眼球運動（rapid eye movement；REM）が出現する睡眠で，成人ではおよそ90分の周期でノンレム睡眠と交替しながら現れる．外見的には寝ているのに，脳は覚醒状態に近いため，逆説睡眠とも呼ばれる．

> **📖 ノンレム睡眠**
> レム睡眠に対して，急速眼球運動を伴わない睡眠のことをさす．ノンレム睡眠は段階1〜4までの4段階に分けられ，段階4が最も深いレベルである．

> **ポイント**
> ・睡眠とは，脳による脳のための管理技術である．
> ・睡眠の役割は，大脳を創り・育て・守り・修復し・よりよく活動させることである．
> ・レム睡眠とノンレム睡眠が役割を分担している．

3. なぜ睡眠に多様性があるのか

　眠ると意識レベルも筋緊張も低下します．ですから，身の回りの状況変化を的確に理解して瞬時に行動を起こすことができず，生命を危険にさらすことにもなりかねません．一方，眠らないと大脳機能が誤作動しやすくなり，まともな知覚も判断もできなくなり，同様に生命を危険にさらすことにもなりかねません．眠ると危ないし，眠らなくても危ないのです．また，求愛・子育て・食事・天敵対策・天候対策など，優先してなすべきことがほかにあるなら，睡眠は順位をそちらに譲らなければなりません．

　そうなると，安心して睡眠に割り当てられる時間は，かなり限られてしまい

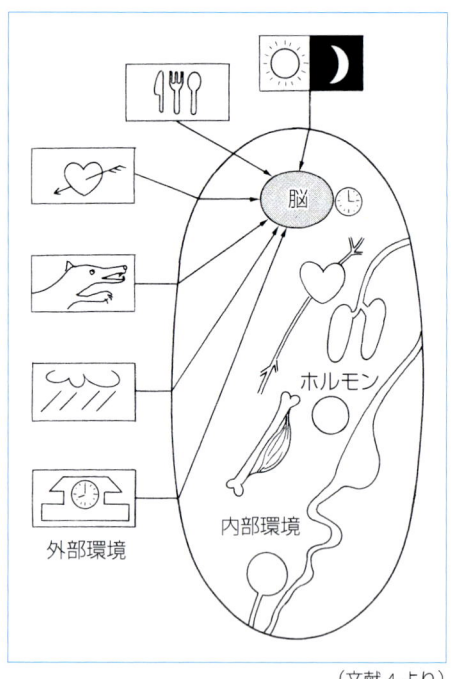

図2 睡眠の質や量に影響を及ぼす内外の環境条件
（文献4より）

ます．さらに，いつも同じ条件が続くとは限りません．1日のうちの限られた条件と時間のもとで，どうすれば安全に効率よく眠れるか，どうすればうまく目覚め，うまく活動できるか，あの手この手の睡眠パターンを周囲の条件に対応して使い分ける技術が必要です．睡眠に驚くほどの**多様性**があることは，そのあらわれです．つまり，睡眠はもともと多様性に富むものです[3]．睡眠は適応性や柔軟性をみごとに実現した，いかにも生き物らしい高次の**生存技術**であり，多様性の極致とさえいえるハイテク機能となっています．

睡眠はさまざまな要因で大きく変化します．睡眠の長さ・深さ・1日に占める時間帯と回数は一定ではなく，個人差が大きいのです．性差もあります．同一人でさえ，年齢差があって睡眠の質も量も次第に変化します．量の不足を質で補うことも容易にできます．さらには，生活習慣や心身の変調や気候など状況に応じて柔軟に変化します．食物や薬物からもかなりの影響を受けます．あらゆる入出力が結果的に睡眠に反映されるのです（図2）．

（井上昌次郎）

ポイント

・睡眠は優先順位の低い行動なので実行しにくいが，必要不可欠である．
・睡眠は，様々な体内外の環境条件に柔軟に適応して進化してきた．
・睡眠の本質的な特性は，多様性である．

文献

1) 井上昌次郎：眠りを科学する．朝倉書店，2006．
2) 井上昌次郎：眠る秘訣．朝日新聞出版（朝日新書），2009．
3) 井上昌次郎：ヒトはなぜ眠るのか．講談社（学術文庫），2012．
4) 井上昌次郎：脳と睡眠—人はなぜ眠るか—．共立出版，1989．

I. 総論

2. 睡眠と文化，暮らし

　夢を見ること（夢見）が睡眠中の不思議体験であることは今も昔も変わりませんが，古代から近代に至るまで夢の文化史をたどり，現代人の睡眠文化の起源と系譜をたどることにします．

1. 古代人の夢

　奈良時代から平安時代の古代人は，夢を神のお告げ（**夢託**）と考えていました．重要な政策の決定では，夢託を願って清めた床（神床）に入り，夢の中で神のお告げを得ようと努めました．『日本書紀』や『古事記』には，多くの天皇が夢託を得て政策を決定したことが記述されています．

　夢は政策決定ばかりでなく，個人の運命を映す鏡でもありました．**吉夢**を見れば幸せになり，**凶夢**を見れば不幸になると信じられていました．自分の運命は吉であるか凶であるか，夢の示すところを読み取り，できることならば吉夢を見ることで，運命を好転させて幸せな人生を送りたいと考えることが，ごく自然なことと考えられていました．

　ところが，夢の内容が吉夢であるか凶夢であるか，にわかには判断できないものも少なくありません．そこで，夢のお告げをわかりやすく解説する人が必要になります．吉夢が正夢となって人の運命によい影響を及ぼすためには，霊性を持つ特別の人以外に話してはならないと考えられていましたので，**夢解き**の専門職として**陰陽師**，**夢見法師**，**夢解きの巫女**が活躍しました．

　なかでも陰陽師は，凶夢を吉夢に読み替えて災いを取り除く**夢違え**の術を用いて，重大な局面を乗りきるのに貢献しました．次第に神秘性と呪術性を強め，吉凶全般から凶夢の除去に特化した夢違えの呪術師として，地位を固めることになります．

　一方，吉夢を見たいという願望から，日頃の精進ばかりでなく，寺院にこもって斎戒沐浴して読経三昧の日々を送り，吉夢が得られることを期待しました．これが**参籠**（おこもり）です．

　はじめは政策決定などの公的な行為でしたが，やがて家族の病気快癒や結婚生活の悩み，子授け，夫や息子の出世栄達など，個人的な問題に及び，富裕貴族の私的な習俗として広まりました．『**蜻蛉日記**』には，吉夢を得て現在の苦境を打開する方法として，参籠に寄せる篤い期待と不安が書かれています．吉夢が得られる霊場として，石山寺（図1：滋賀県大津市），清水寺（京都市），鞍馬寺（京都市），粉河寺（和歌山県紀の川市），長谷寺（奈良県桜井市）が有名です．特に京都に近い石山寺には，『蜻蛉日記』の著者である藤原 道綱母のほか，

参籠（さんろう）
神社・寺院などに一定の期間こもって祈願すること．奈良・平安時代には参籠中，夢で神仏のお告げをさずかると考えられていた．

蜻蛉日記
3巻構成．上巻は954年（天暦8年）～968年（安和元年）までの15年間，中巻は969年（安和2年）～971年（天禄2年）までの3年間，下巻は972年（天禄3年）～974年（天延2年）までの3年間，全21年間の日記．

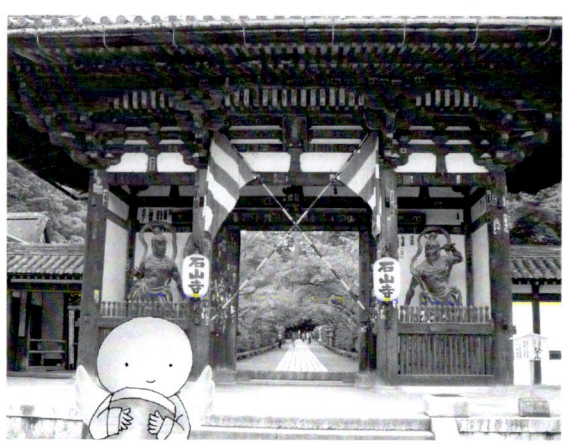

(写真提供：宮崎総一郎氏)

図1　石山寺（滋賀県大津市）

『更級日記』の菅原 孝標 女，紫式部や和泉式部などの女流文学者がしばしば参籠した記録が残っています．

ところが，願掛けの内容は深刻なものが多いため，緊張のあまり眠れなかったり，納得のいく夢を見ることができないことも多かったようです．そのような人に代わって参籠し，吉夢を得て，これを依頼主に売って生計を立てる**夢見法師**が登場します．これが**代参**と呼ばれる風習です．夢の霊力は夢を見た個人に限らず，霊性のある専門職が仲介すれば売買することが可能となり，その霊力は買主のものとなると考えられていました．やがて代参を省略して，夢見法師や夢解きの巫女が体験した吉夢や，買い取ってきた吉夢を売買するなど，夢の商品化が急速に広がります．

鎌倉時代に編纂された『**宇治拾遺物語**』には，「夢買う人のこと」として奈良時代の学者，吉備真備が語られています．夢解きの巫女のところで夢合わせ（夢解き）をした後，次の客の夢解きが始まったので，真備は隣の部屋からこれをのぞき見します．「必ずや大臣にまで出世なされるはずです」というのを聞きつけ，客が帰った後に巫女を説得して，その吉夢を買い取ることに成功します．吉夢の霊力は真備に移り，それからは遣唐使に抜擢され，帰朝後も目覚ましい活躍により朝廷内の信頼を集め，ついには従二位右大臣にまで出世しました．奈良時代の人々にとって，地方豪族出身の若者が破格の出世を遂げたのは，本人の努力だけではなく吉夢の霊力によると考えるほうが納得のいくことでした．

夢買い説話は，時代が下って平安末期にも見ることができます．『**曽我物語**』には，北条政子が妹の見た**瑞夢**（縁起のよい夢）を凶夢と偽って脅し，その夢を買い取ってしまったことが語られています．

ある時，妹が不思議な夢を見たことを姉の政子に話しました．それは高い山で月と日をたもとに収め，実が三つなった橘（みかん）の枝をかざすというものでした．月と日は幸運や栄誉の象徴であり，三つの橘の実は，垂仁天皇の御

更級日記
1巻構成，1020年（寛仁4年）〜1058年（康平元年）までの38年間の日記．

宇治拾遺物語
鎌倉時代初期の説話集（13世紀初期と推定されている）．

曽我物語
鎌倉時代の軍記物語．

代に皇子（景行天皇；垂仁天皇の第三皇子）の無事の出産を願って，遠い異国から橘を取り寄せた故事にならえば，天下人の子（皇子）を産むという瑞夢です．そのことに気づいた政子は，これは恐ろしい凶夢であると偽って妹を脅します．「凶夢の災いから逃れるためには，夢を売ればよいと聞いています．その夢を私が買い取って，貴方の難を取り除いてあげましょう」と告げ，大切にしていた鏡と小袖を渡して夢を買い取ります．買い取った瑞夢は，政子の運命に強い霊力を及ぼし，武士の棟梁となる源頼朝の妻となり，その子を授かり，夢は実現したと語られています．

2. 中世人と夢見

中世を鎌倉時代から室町幕府滅亡までとすると，**武家文化**の時代です．『**太平記**』では，「北野通夜物語の事　青砥左衛門（あおとさえもん）が事」に登場する青砥左衛門は夢への不信感をあらわにして，古代王朝風の夢信仰に対決の姿勢を鮮明にしています．

鎌倉幕府の執権北条時頼が鶴岡八幡宮（鎌倉市）に参籠（通夜）したときのこと，朝方の夢の中に衣冠装束を正した老翁が現れ，「私心がなく理に明るい青砥左衛門を重用するように」と告げます．時頼はこの老翁は神の化身であり，これはお告げ（夢託）と悟りました．そこで，鎌倉近在の大荘園八か所を青砥に与えることにしました．補任状を開いた青砥は大いに驚き，「なぜ私に三万貫にも及ぶ大荘園をくださるのですか」と尋ねます．時頼が神のお告げ（夢託）の話をすると，青砥は首を振り「そういうことならば，一か所もいただくわけにはまいりません」と言って補任状を返上してしまいます．「もし私の首をはねよという夢をご覧になったら，咎（とが）がなくても夢のとおりになさるのでしょうか．夢まぼろしを拠り所にして，身に過ぎた恩賞をいただくわけにはまいりません」と言い放ちます．

夢と幻は虚妄の産物という思想は鎌倉武士団に深く根づいており，青砥は世に常なるもののない例えとして**金剛般若経**の一説を引用し「如夢幻泡影如露亦如電（にょむげんほうようにょろやくにょでん）とあるように，夢や幻は泡や影のごとく，はたまた稲妻（雷）のごとく一瞬にして消えうせる，この世で最もはかないものといわれています」と語り，そのようなものに人生を左右されてなるものかという思いを強くにじませます．

王朝文化では，**夢の霊性**が神仏両面から篤く論じられ，実践されました．中世武家文化では，夢の霊性は仏典に基づいて疑問視され，根底から揺らぐことになります．

一方，室町時代に入ると，凶夢を防ぐ**護符**として「小船」の絵を枕の下に敷いて眠る習慣が宮中で始まり，やがて五摂家や将軍家に広まり，家臣団に伝えられます．枕の下は一年分の悪夢や穢（けが）れがたまっているので，節分や大晦日の夜に枕の下に敷いて穢れを船に載せ，翌朝これを川に流して悪夢祓（ばら）いを行ったのが始まりといわれています．

太平記
南北朝時代を舞台に1318年（文保2年）〜1368年（貞治6年）頃までの50年間を書く軍記物語．応安（1368〜1375年）から永和（1375〜1379年）に集大成された軍記物語全40巻．

3. 近世の夢習俗

　王朝文化は，室町時代に入ると貴族階級から富裕階級へと広がり，江戸時代に入ると，庶民階層に浸透して急速に大衆化し，新しい夢信仰の習俗が生まれます．室町時代に始まる吉夢の護符は，江戸時代に入り庶民階級に広まると，小舟は帆かけ船へと大型化し，金銀財宝や米俵を乗せた「**宝船**」に変わり，やがて七福神が乗る現代の構図に変貌します．初夢に吉夢を見ると，その年は幸せな日々が約束されるという思いは，穢れ祓いと併せて考えれば，夢信仰の系譜にあてはめることができます．しかし，江戸時代に入ってからは「お宝」が「穢れ無きこと」よりも優先され，『日本歳時記』の筆者，貝原好古(よしふる)は「利欲に汲々たるは世俗の通患（すべてに共通してある弊害）なれば，船に宝を積みて我が家に入らんことを願い夢になりともそのことを見まほしさに，俗人のかくはするなり」と批判的です．

　また，法隆寺の夢殿に安置されている救世観音菩薩像は「**夢違観音**」(ゆめちがいかんのん)として有名ですが，いつの時代からこのように呼ばれているのか，詳しいことはわかっていません．この観音像に祈れば，凶夢を無毒化し吉夢に代えてくれると信じられていました．この観音像の制作時期は7世紀末とされていますが，その時代の文献に「夢違観音」という名称はどこにも見当たりません．記録が確かなものをたどると，江戸時代（元禄7年）からとなります．江戸時代になってから夢信仰が広く庶民に浸透するなかで，新しい観音信仰が生まれ，「夢違の菩薩」として信仰を集めることとなったと考えられています．

（堀　忠雄）

> **ポイント**
> ・古代（奈良・平安時代）は吉夢を見ると幸せになり，凶夢を見ると不幸になると信じられていた．また，吉夢は売買することができ，買主を幸せにすることができると信じられていた．
> ・中世（鎌倉・室町時代）は武家文化により王朝風の「夢の霊性」が否定されたが，吉夢を得るための護符が流行するなど，夢信仰の大衆化が進行した．
> ・近世（江戸以降）は夢信仰の風習が庶民階層に浸透し，大衆文化として観音信仰が盛んになり，夢違観音などが登場した．

文　献
1) 河東　仁：日本の夢信仰―宗教学から見た日本精神史―．玉川大学出版部，2002．
2) 名島潤慈：臨床場面における夢の利用―能動的夢分析―．誠信書房，2003．
3) 堀　忠雄：夢の文化史．日本睡眠学会編：271-273，睡眠学．朝倉書店，2009．

I. 総論

3. 脳のメカニズム

　どんな動物でも，活動を休めずに生きていくことはできません．ハエでさえ活動期と休止期があって，刺激してむりやり活動させても活動をやめてしまいます．ヘビやトカゲなどの変温動物は，積極的な発熱によって体温を維持することはなく，環境温度に自身の体温を合わせているので，寒冷な状況では脳細胞は能率よく機能できません．身体が温まるまでは動くこともできないのです．その間は脳の温度も低下していますから，機能不全の状態にあります．とはいえ，変温動物が活動しやすいように，常に環境温度を高めておいても，動物は活動し続けることはなく，休止状態に入ってしまいます．脳を休ませる必要があるのです．

　一方，哺乳類や鳥類は，寒冷な場所でも活動ができますが，変温動物と異なって，眠るときにも体温を環境の温度ほどに低下させることはできません．体温をそれほど低下させずに脳を休ませて休養をとらせる方法が恒温動物の睡眠といえるでしょう．ですから，睡眠中といえども，**神経細胞**がその機能を全く停止しているわけではありません．イルカや渡り鳥は眠らないことで有名ですが，実は脳の半分は覚醒して，もう半分は睡眠をとっているのです．

1. エネルギーを大量消費する神経細胞

　脳内の神経細胞は，信号伝達に特化した細胞です．グルコースだけをエネルギー源として，ほかの細胞からやってきた信号を樹状突起の膜にある受容体で受け取ると，細胞内ではさまざまな化学変化が引き起こされ，細胞が興奮して，電流が発生します．この電流が軸索をとおして遠くへ伝わり，軸索の先端にあるシナプスで神経伝達物質が分泌されて，ほかの細胞の受容体に信号を伝えます．これらの動作には，かなりのエネルギーが消費されます．

　コンピュータ室が熱気を帯びているのは，コンピュータ素子がなんらかの計算をするときに発生する熱のために，そのためにファンで基盤を冷却して，熱を外部にくみ出しているからです．つまり，計算には多大なエネルギーが必要なのです．それと同じように，脳の神経細胞の活動にも多大なエネルギーが必要とされます．脳の重さは約1.3 kgで，63 kgの体重のヒトでは，体重比でたった2%でしかありませんが，エネルギーとしては体重比で18%必要なのです（図1）．体積あたりのエネルギー消費がどれほど大きいか，理解できると思います．神経細胞が働いている間は様々な化学変化があり，代謝があり，損傷があり，栄養補給があり，代謝産物の排出があり，これらを神経細胞の助手であるグリア細胞が助けているのですが，定期的なメンテナンスはどうしても必要

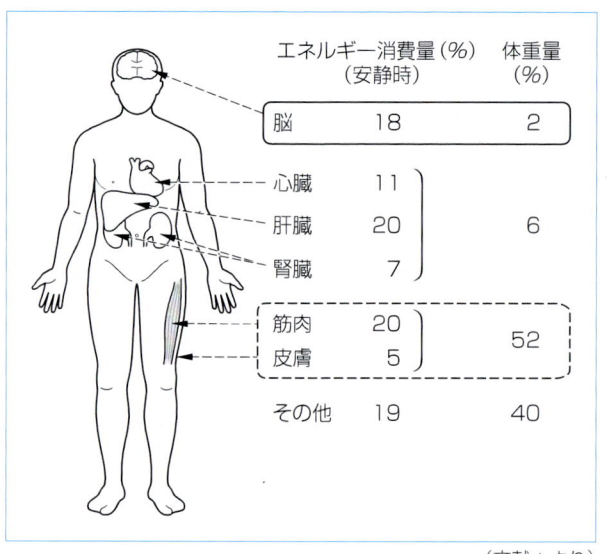

図1　安静時における器官別のエネルギー消費量（63 kg，男性）

になってきます．

　コンピュータと違って，動物はいつまでも起きているわけにはいきません．活動的に外界へ反応して行動の適応をはかる交感神経系の働きが低下し，体内環境を整える副交感神経系の働きが優勢になり，末梢血管が拡張して体熱を外部に放散させ，体温を低下させます．このときに脳への血流は低下し，同時に脳の温度も少し低下します．活動を低下させることによって脳が休養をとるわけですが，これが睡眠です．

　ただし，エネルギー不足によって受動的に脳の活動が低下するのではなく，能動的に積極的に脳の活動が低下します．睡眠中に損傷が修復され，代謝産物の排出，新たな栄養補給などが行われます．つまり，睡眠は明日の活動のために存在するのです．睡眠を引き起こすのは，もちろん脳内にある睡眠中枢なのですが，その誘因の一つは，時間がくると眠くなることからわかるように，生物時計によって，もう一つは覚醒している間に蓄積してくる睡眠物質によるのです．生物時計からと睡眠物質からの眠気信号は，間接的に睡眠中枢を機能させて，覚醒中枢を抑制します．十分に眠った後には，睡眠物質もなくなり，いつもの時間になると目覚めて起床ということになります．

2. 覚醒や睡眠にかかわる脳内物質

　朝，目が覚めると，交感神経系によって精神や身体の活動状態が上がってきます．まず，**セロトニン**という物質で神経伝達を行う細胞（セロトニン細胞）が働きます．この神経細胞は脳幹にあって，その線維は脳内にくまなくはりめぐらされていますから，脳内のほかの多くの神経細胞に働きかけて，興奮状態

📖 **セロトニン**
神経伝達物質の一つで，必須アミノ酸のトリプトファンから産生される．生体リズム・神経内分泌・睡眠・体温調節などの生理機能と，気分障害・統合失調症・薬物依存などの病態に関与している．ドパミンやノルアドレナリンを介して感情をコントロールし，精神を安定させる働きがある．

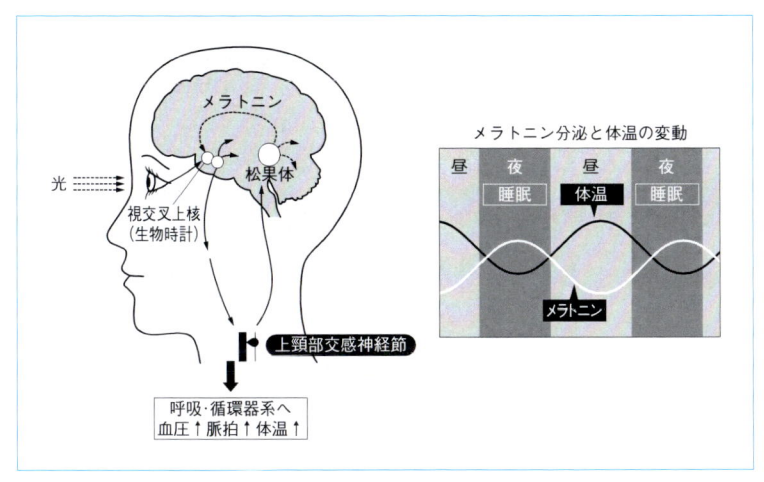

図2　睡眠のメカニズム

でもなく，抑制状態でもないよう，落ち着いた状態になるように適度に活性化します．自動車のエンジンがかかっていて，いつでも走り出せる状態に似ています．

　セロトニン細胞は，体内や外部からの刺激による影響をあまり受けませんが，規則正しいリズミカルな運動に反応します．例えばラジオ体操やジョギング，ごはんの咀嚼などです．歌もよいです．そうすると，セロトニン細胞が活性化して，気分がよくなります．

　反対に，セロトニン細胞の働きが悪くなると，うつ状態が引き起こされることがわかってきました．ですから，ある種のうつ病には脳内セロトニンの量を増加させる薬剤が使われることがあります．これらの薬剤を過剰に服用すると，脳内セロトニンの量が増加しすぎて自律神経系がうまく機能しなくなり，興奮して落ち着きがなくなったりします．

　夜間になると，セロトニン細胞は活動を低下させます．このときに合成される**メラトニン**は，セロトニンがかたちを変えたものです．ヒトでは，**視交叉上核**からの信号は，長い迂回路を介して上頸部交感神経節を経て松果体に到達します．デカルトが「魂の座」と考えていた部位です．ここで，セロトニンは酵素によってメラトニンに変えられます．朝の光を浴びてから14～16時間経過する夜間にはセロトニン量が減少し，メラトニン量が増加します（図2）．

　さて，私たちがものを考えたり，それを行動に移すときには，思考回路や運動回路がうまく働くように調節されていなければなりません．そのために，グルタミン酸を含む細胞と**GABA**（γ-aminobutyric acid，ガンマアミノ酪酸；通称ギャバ）を含む細胞がペアになって働いています．前者がアクセルで，後者がブレーキの役割をしています．グルタミン細胞が活性化すると興奮が，GABA細胞が活性化すると鎮静が引き起こされます．GABA細胞がうまく働かないと，過剰興奮が引き起こされてしまいます．

📖 メラトニン
松果体より分泌される脳内ホルモンで，トリプトファンからセロトニンを経て合成される．昼間は少なく夜間睡眠時に分泌が上昇する．メラトニンは直接的に睡眠作用を持つほか，概日リズム（体内時計）に深く関係し，深部体温を低くする作用があり，睡眠・覚醒リズムの調節に重要な役割を果たしている．

私たちは，身のまわりのことにいつも注意していなければなりません．危険に対しては，特にそうです．高い崖を登る，急流を泳ぎわたる，ライオンと闘う，戦争で敵に殺されそうになる，とまでいかなくても，交通量の多い道路をわたるときでさえ注意が必要です．また，以前に怖い思いをした，痛い思いをしたことがあれば，そのような状況を避けることができます．「君子危うきに近寄らず」です．怖い思いをしたときには，血中にアドレナリンが分泌されて，血圧が上昇し，筋肉が緊張，瞳孔が拡大するなど，交感神経系の働きがより高まりますが，脳内でもノルアドレナリン細胞が情動や注意喚起，記憶などの中枢に働きかけます．

　一方，危険から逃れて，嬉しい思いをしたとき，おいしいものを食べたとき，動物なら餌にありついたとき，恋人と楽しい思いをしたとき，ドパミンという物質が快楽中枢に働きかけます．マラソンの完走など，苦しくても目的を達成したときにも分泌されます．これは，私たちの先祖である動物が，空腹にかられて食糧を探したり，獲物と闘ったりして苦しい思いをした報酬系として機能しているのです．また，ドパミンが増えすぎると思考が統一できなくなり（統合失調症の症状と関連があるといわれている），減りすぎると運動障害が引き起こされます（パーキンソン病）．

　もう一つ，アセチルコリン細胞は脳内の様々な場所に存在しています．延髄にある迷走神経核をはじめとする副交感神経系で使われています．大脳皮質にあっては主に運動，そして思考を調節していますが，脳幹にもいくつかのグループに分かれて存在していて，他の細胞の活動を調節しているほか，覚醒を発現・維持するのに関わっています．前脳のアセチルコリン細胞も覚醒に関わっていますが，この部位での働きが低下すると，記憶低下が引き起こされます．また脳幹のアセチルコリン細胞が夢を見ているときに活動していることもわかっています．そのほかに，ヒスタミンやオレキシンが覚醒の維持に関与していることがわかってきました（表1）．

表1　覚醒や睡眠にかかわる脳内物質

	特　徴
セロトニン メラトニン	朝↑，夜↓．神経細胞を適度に活性化 夜↑．セロトニンから合成される
グルタミン酸 GABA	神経回路におけるアクセル 神経回路におけるブレーキ
アドレナリン ノルアドレナリン ドパミン	ストレスにより↑．副腎髄質から血中へ 交感神経から分泌．脳内では青斑核から分泌 快楽中枢へ作用
アセチルコリン	副交感神経から分泌．覚醒の発現・維持に関係
ヒスタミン オレキシン	覚醒の維持に関与 覚醒の維持に関与

セロトニン，ノルアドレナリン，ドパミン，グルタミン酸，GABA，ヒスタミンは，私たちの食べるものに含まれているアミノ酸が脳内に入って化学変化したものです．ですから，脳の働き，身体の働きをよくするためには，栄養について考える必要があるのです．また，その合成や分解，機能に関わる酵素の働きも知っておいたほうがよいでしょう．

（北浜邦夫）

ポイント
・どんな動物でも，活動期と休止期がある．
・脳の神経細胞は，定期的に休養・修復が必要である．
・脳の活動には，多くの神経伝達物質が使われている．

文　献
1) 高橋康郎ほか：睡眠覚醒サイクルと内分泌機能．伊藤正男ほか編：117-144，生体リズム．医歯薬出版，1978．
2) 北浜邦夫：ヒトはなぜ，夢を見るのか．文藝春秋，2000．
3) 北浜邦夫：脳と睡眠．朝倉書店，2009．
4) 堀　忠雄：睡眠心理学．北大路書房，2008．

I. 総論

4. 睡眠と健康

1. 健康に関連する身体の特性

1）健康を支える条件

　身体は，60兆にも及ぶ細胞から成り立っています．これらの細胞は常に分裂し，新しい細胞で身体を構成しています．細胞分裂が活発である状態を新陳代謝がよいといい，良好な健康状態が維持されています．**健康を支える条件**は，**栄養**，**運動**，**休養（睡眠）**が充足され，しかもそれらのバランスがとれていることです．

　栄養は食物から得られ，身体を組成する材料となり，また体温の維持あるいは筋収縮に必要なエネルギー源となります．身体活動は筋肉の収縮と弛緩によってなされ，エネルギー源とともに酸素を必要とします．運動は筋活動を高めますが，筋肉だけでなく，身体の諸器官に有効な働きかけとなり，多くの機能を高めます．休養は活動による疲労を回復させ，活動前の状態に戻すとともに，エネルギー源をより貯えるようにします．また，睡眠は組織の増殖や修復に関わり，学習に対する情報の処理を含め，翌日の活動への準備を整えています．

2）休養（睡眠）と健康

　休養という言葉は一般に広く用いられていますが，多様な解釈がなされていて，必ずしも統一されているわけではありません．その内容は，身体を休めて疲労回復を図るなどのように，受動的な**消極的休養**のほか，休養によって英気を養うなどのように，能動的な**積極的休養**もあります．

　消極的休養は，安静状態または睡眠による疲労回復や，食物や飲物の摂取による補給など，先行する活動によって低下した身体的および精神的な諸機能を正常な状態に戻す回復過程を指します．時間的な分類では，休憩（休息）時間，食事時間，睡眠時間などがその時間帯となります．

　積極的休養は，身体の活動性を高めて循環を促進させ，意図的に疲労回復を図ろうとする場合，あるいは外部からの温熱刺激や機械的刺激によって疲労回復を図ろうとする場合から，身体的および精神的能力を高めて生活を充実させようとする場合まであります．積極的休養では健康を増進させるという役割を担う側面もあり，文化活動やスポーツ活動などを広義の休養に含めることがあります．時間的分類では，通常の自由時間（勤務外の余暇），休日，休暇などがその時間帯となります．

私たちは朝に起きて活動し，夜には眠りにつくという生活を営んでおり，人生のおよそ3分の1は眠って過ごしています．この活動と休養，あるいは覚醒と睡眠というリズムを繰り返すなかで，高度に発達した大脳は眠ることによって翌日の覚醒時に最大限に機能を発揮できるようになります．睡眠は，大脳を休めて次の覚醒への準備をするという巧妙にプログラムされた生理機能をもっているのです．したがって，睡眠は身体の状態からすれば受動的な消極的休養となりますが，眠りのなかではいろいろな働きによって覚醒に向けての準備を能動的に図っています．また，発育期における睡眠は身体的および精神的な発達にとって不可欠であり，むしろ能動的にその役割を担っています．

3）身体の開放系と健康

　私たちは，置かれている環境の影響を受けています．少なくとも，その環境は時間，空間（社会），自然であり，それらを避けて生存することはできません．つまり，私たちの身体は，時間的に，空間的に，自然的に開放されている特性があるのです．この**身体の開放系**は，健康を考えるうえでの基本となる特性であり，個体のもつ内的要因ばかりでなく，自然環境あるいは社会環境の影響を受けて，健康状態が左右されることになります．

　私たちの身体は，時間経過とともに形態的にも機能的にも変化します．多くの機能は遺伝的因子の影響を受けながら，青年期を頂点に高まり，発達する過程から退行する過程に推移します．これらの過程で好ましい働きかけがあると，発達過程ではその水準がより高められ，退行過程ではその低下がより抑えられます．逆に，不十分な栄養，運動，睡眠は発育・発達を阻害することになり，また退行を加速させることになります．したがって，時間的な開放系は，年齢に応じて必要となる健康課題が変わることを示唆しています．

　また，私たちは基本的に個体としての存在ですが，社会生活を営むなかでは取り巻く人たちとの関わりを避けることができません．したがって，自分以外の人たちから影響を受けるとともに，他の人たちに影響を与えていることになります．このように空間的に開放されていることは，共存の社会システムのもと，複雑な人間関係のなかで生きていくことが求められ，ここに精神的あるいは社会的健康問題が生じてきます．こころの健康問題はその程度に差こそあれ，生涯にわたって抱えることになるのです．

　さらに，私たちは絶えず大気から酸素を取り入れ，二酸化炭素を排出しています．また，食物を取り入れ，消化吸収の過程を経て，体外に排泄しています．このように，大気が体内に出入りし，食物が体内を通過していくことは，身体が自然界に開放されていることを意味しています．したがって，大気や食物の化学的成分は健康問題の基本となるのです．また，私たちは地球環境の変化に曝露されており，特に地球の自転や公転による物理的変化への対応が余儀なくされているのです．

> **ポイント**
> - 健康を支える条件は，栄養，運動，休養が充足され，しかもそれらのバランスがとれていることである．
> - 睡眠は，大脳を休めて次の覚醒への準備を能動的に整えている．
> - 身体は，時間的に，空間的に，自然的に開放されている特性がある．

2. 環境の変化と身体

1) 環境への適応制御系

内部環境
生体にとっての外部の環境に対して，血液や組織液などは細胞を取り巻く内部の環境となる．この内部環境の恒常性が保たれることが生命維持の条件とされ，恒常性維持機構はホメオスタシスと呼ばれる．

私たちにとっての環境は，**内部環境**と外部環境に分けることができます．内部環境によって生命現象が維持され，内部環境は外部環境に対する緩衝体の役割を果たすことになります．生命現象は内部環境がある範囲内に調節されているとき，正常に営まれます．外部環境に変化が生じると，内部環境もある程度変化しますが，自律神経系や内分泌系の働きによって，内部環境はある範囲内に調節されています．

外部環境の変化が身体に継続的に加わるとき，その刺激に対して生理的機能は適応的に変化し，内部環境の維持能力を向上させます．身体の**適応制御システム**は，機能をもつ単位ごとに促進と抑制の両面をもち，それらは体液性と神経性の二重支配を受けています（図1）．このような適応能力も，健康を支える重要な要因となるのです．

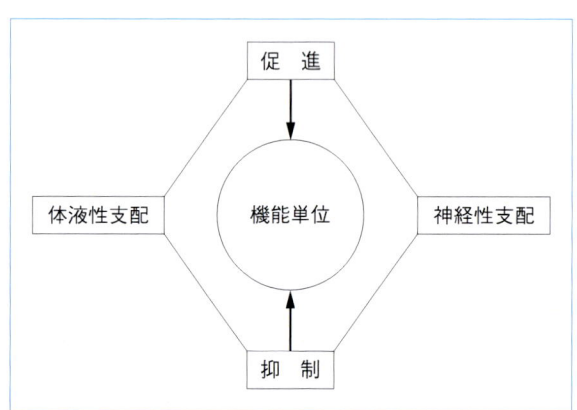

図1 促進抑制の制御システム

2) 環境と身体のリズム性

地球上の生物は，地球環境の物理的要素である重力，電磁場，光線，温度，気圧などの変化に囲まれて生存しています．これらの物理的変化の多くは，地

球の自転や公転に伴って発生し，ヒトに限らず，動植物にも影響を及ぼしています．また，月の公転に伴う潮の満干などによる影響もみられます．

地球の自転による時間経過に伴っては，ほぼ24時間の周期をもつ生理機能が多くみられます．この身体のリズム性は，代謝，体温，血圧，ホルモン分泌など，様々な生理機能に認められています．また，**地球の公転**に伴っては，環境温度や日長時間（日の出〜日没）の変化に対応した年周期をもつ生理機能があります．温度の高低に対しては，基礎代謝量や発汗量などに季節変動がみられます．日長時間の長短に対しては，睡眠時間などの季節的変化があります．

3）環境との関わりからみた健康問題

私たちが体調を崩して病気になる場合は，病因，個体，環境の3つの要因の相互関係によっています．ある人には病気を起こす病原菌が，別の人には病気を起こさないことがあります．バランスのよい栄養摂取，適切な運動実践，十分な睡眠の確保に加え，適度の環境刺激は病因に対する抵抗力を高め，健康の保持増進に重要な因子となります．

ところで，日本人の平均寿命は伸び，日本は長命国に位置しています．その背景には，医学の進歩，公衆衛生の普及，社会保障の充実，栄養をはじめとする生活環境の改善などがあります．しかし，医療技術，延命技術の進展は高齢社会の形成に寄与するとともに，高齢者の有病率を増大させる側面ももたらしています．

また，私たちを取り巻く環境は大気汚染，水質汚染，土壌汚染，有害食品添加物などの避けることのできない健康問題を抱えています．職場によっては有害化学物質への長期曝露，自動化の導入による単調作業からの精神性ストレスの増大，機械化の導入による慢性的活動水準の低下，過度の室内空調による適応能力の減退などが生じ，健康を阻害する課題となっています．職場に限らず，自家用車の普及，家庭内電化による省力化はより活動性の低下を招き，住居における空調の普及はより適応能力の低下をもたらしています．

さらに，産業の高度化は24時間社会を形成し，文明の象徴ともいえる人工の光によって，自然環境とは異なった明暗サイクルで生活する機会が増えています．シフト就業者や夜間就業者の健康問題とともに，夜型化に伴う睡眠の変化が健康に影響を及ぼす課題として注目されるに至っています．NHKの国民生活時間調査によると，1960〜2010年にかけての50年間において，睡眠時間にほぼ1時間の短縮がみられ，就床時刻の遅延もみられています．関連して，厚生労働省による調査（2002年）によれば，国民の3人に1人は睡眠による自覚的休養充足感が不足しているという実態が明らかになっています．また，生活習慣病の発症の要因として睡眠が認知されるようになっています．このようなことから，**睡眠の量的あるいは質的確保**と**生活リズムの適正化**は，健康を支える今日的な重要課題となっているのです．

〔佐藤尚武〕

> **ポイント**
> ・身体の適応制御システムは，機能をもつ単位ごとに促進と抑制の両面をもち，体液性と神経性の二重支配を受けている．
> ・地球の自転に伴っては，ほぼ24時間の周期をもつ生理機能が多くみられる．
> ・睡眠の量的あるいは質的確保と生活リズムの適正化は，健康を支える今日的な重要課題である．

文　献
1) 堀　清記編著：からだの働きと運動．金芳堂，1991．
2) 宮崎総一郎，佐藤尚武編著：睡眠と健康．放送大学教育振興会，2013．
3) Sato S, et al：Effect of exercise training on circadian rhythm of the absolute resting metabolism in man. Research J Phys Edu, 15：249-262, 1971.
4) 山田敏男，佐藤尚武ほか：運動選手の基礎代謝量に関する研究．体育学研究，14：82-92，1969．
5) 山田敏男，佐藤尚武ほか：身体鍛錬者と非鍛錬者との耐熱性の比較．体力科学，27：56-63，1978．
6) NHK放送文化研究所：2010年国民生活時間調査．NHK出版，2011．
7) 厚生労働省：平成12年保健福祉動向調査（心身の健康），2002．

Ⅱ. 睡眠の基礎知識

1. 睡眠のメカニズム

1. 日内リズム

　ヒトは朝に目覚め，夜に眠ります．地球上の多くの生物が昼間活動し，夜間活動を停止しています．また，ネズミのような夜行性の動物は夜間に活動し，昼間に活動を低下させます．いずれにしても，活動水準には昼夜の区別があります．
　これは，地球の自転によって生まれる明期と暗期に対する生物の適応行動あるいは反応なのです．原始の海で生まれた生命体が，明暗に対しての生物時計を獲得したのがどの段階であるかわかりませんが，約27億年前に出現したかなり複雑な体制を備えた単細胞生物であるシアノバクテリアは，明期に光合成を行って二酸化炭素から酸素を発生させました．酸素によって有害な紫外線や宇宙線が地上に降り注がない環境を作ったことで，地球上に多くの生物が誕生することができたのです．
　一方，シアノバクテリアは窒素をアンモニアに変える働きを持つのですが，この窒素固定化の活動性は明暗によらず，細胞内にある時計遺伝子が作り出す時計に依存することがわかりました．ある一定の時刻になると，窒素固定化が始まるのです．
　多細胞で構成される生物の細胞一つひとつにも様々な時計遺伝子が存在していて，例えば昆虫の体の中には小さな時計（子時計）のほかに，視葉に大きな時計（親時計）があって，子時計を制御しています．哺乳類でも子時計は身体の各細胞にありますが，親時計は視神経の交差する部位の上にある**視交叉上核**に存在しています．光を感じる視交叉上核には多くの時計遺伝子が存在していて，ヒトの場合では24時間より少し長い周期で時計が動いています．つまり，外から何の刺激もない場所におかれても，様々な生理現象が24時間より少し長い周期で現れてきますが，ふつうは朝の強い光によってこの時計がリセットされて，1日24時間の活動が営まれているのです．

2. 覚醒状態

　生物時計の働きによって覚醒が準備されると，視床下部に存在する**覚醒中枢**が活動を開始します．覚醒中枢は視床下部の後部および視床下部のすぐ前の**前脳基底部**に存在しています．これらの部分のどちらかを電流や薬物で破壊すると，嗜眠状態に入って目覚めていることが困難になります．前脳基底部には**アセチルコリン細胞**が，視床下部後部には**ヒスタミン細胞**や**オレキシン細胞**（ヒ

ポクレチンとも呼ばれる）が存在していて，大脳皮質をはじめとする脳のいろいろな部位を刺激します．市販の総合感冒薬に含まれている抗ヒスタミン薬は，脳に入るとヒスタミンの働きを低下させて眠気が出ますので，脳内に取り込まれない抗ヒスタミン薬（第二世代抗ヒスタミン薬）も開発されました．

　肉食動物は，ある程度空腹になると，生存のため交感神経系の働きを優勢にして獲物を探して走り回り，戦い，あるいは敵がいれば逃げる，といった行動に出ます．一度満腹になれば，今度は内臓を支配する迷走神経をはじめとする副交感神経系の働きが優勢になり，消化活動を行い，あまり動くこともなく眠ってしまうこともあります．血流も覚醒時には脳に配分される量が多くなり，睡眠時には少なくなります．視床下部の底辺にある漏斗核（動物では弓状核）には，食欲に関わる様々なペプチドをもつ神経細胞が混在していて，食欲をコントロールしています．

　また，覚醒状態では，前述した脳幹にあるアセチルコリン細胞や**セロトニン細胞，ノルアドレナリン細胞**も活動を始めます（覚醒剤であるアンフェタミン（ヒロポン）は，シナプス間隙でのノルアドレナリンなどのアミンの濃度を高めて，睡眠を抑制し，覚醒を亢進・維持させます．ただ，無理をして覚醒させるので，神経細胞を疲労させ，さらに依存性を形成します）．

　これらの細胞は直接大脳皮質全体を刺激して皮質の反応性や活動性を高め，皮質間の連絡が頻繁になります．また，視床を介して大脳皮質が刺激され，視床-皮質間の相互作用が頻繁になり，脳波も低振幅で速波化します（P.35-図1参照）．視床を含む大脳全体が活性化し，外界からの刺激を弁別したり，考えたり，運動したり，様々な複雑な反応や行動が可能になります．目覚めている間は脳が活動していますから，血流量が増加して，必要な部位に血液が供給されます．外界からの刺激は，脳幹を経て直接視床に流入するほか，神経線維が錯綜している脳幹網様体に流入し，脳幹網様体は脳の活動性を上昇させます．眠くなったときに自分をつねったり，歩いたり，踊ったり，話をしたりすると，一時的に眠気がとれるのは，この脳幹網様体への刺激によると考えられます．

3. 睡眠物質

　長時間起きていると，どうしても眠くなります．これは，長時間の覚醒によって，**睡眠物質**が蓄積してくるためと考えられています．実験では，断眠させたイヌの脳脊髄液は，断眠させていないイヌを眠らせます．今までに断眠させた動物の脳脊髄液からは様々な睡眠物質が抽出されました．日本で研究された睡眠物質としては，ラット脳脊髄液から抽出された「睡眠促進物質」があります．また，脳内に存在する「プロスタグランジンD_2」は断眠によって脳脊髄液内で増加し，睡眠導入効果がみられます．この物質は間接的にアデノシン濃度を上昇させ，脳内に拡散したアデノシンはアセチルコリン細胞やヒスタミン細胞から構成される覚醒中枢を抑制し，かつ視床下部前部の**睡眠中枢**を活性化すると

📖 **睡眠物質**
動物の脳・血液中の濃度が上昇することで，生理的な睡眠をもたらし，あるいは睡眠を持続させると考えられる生理的物質の総称．人工化合物は睡眠物質とは呼ばない．

考えられています[*1].

　ただし，これらの物質の一つだけを脳内から除外しても睡眠は引き起こされますから，ほかの様々な物質の総合的な働きで睡眠が引き起こされていると考えられます．ヒトの脳脊髄液に含まれる睡眠物質を研究することで，睡眠薬に代わって自然な眠りが得られる物質の合成が期待されています．また，徹夜の後に目がさえて眠れないことがありますが，これは体内時計が朝を告げていて，脳を覚醒させようとする働きが加わっているからです．

[*1] カフェインはアデノシンの受容体に拮抗する．すなわち，脳におけるアデノシンの働きをカフェインがブロックすることで，睡眠を抑制し，覚醒を亢進・維持する．

4. 睡眠，徐波睡眠

　体内時計や睡眠物質によって賦活された睡眠中枢の働きで覚醒中枢が抑制されると，睡眠が引き起こされます．その抑制物質は **GABA** と考えられています．眠り始めには副交感神経系の働きによって末梢血管が拡張して熱が放散され，深部体温は少しずつ低下していきます．さざ波のような低振幅のややゆっくりした脳波を示す浅い睡眠を短くとったあと，脳波が大きな徐波を示す深い睡眠に入ります（P.35, 38-図1，3参照）．この状態を**コア睡眠**と呼んでいます．この状態で成長ホルモンが分泌されることがわかりました（図1）．そのあ

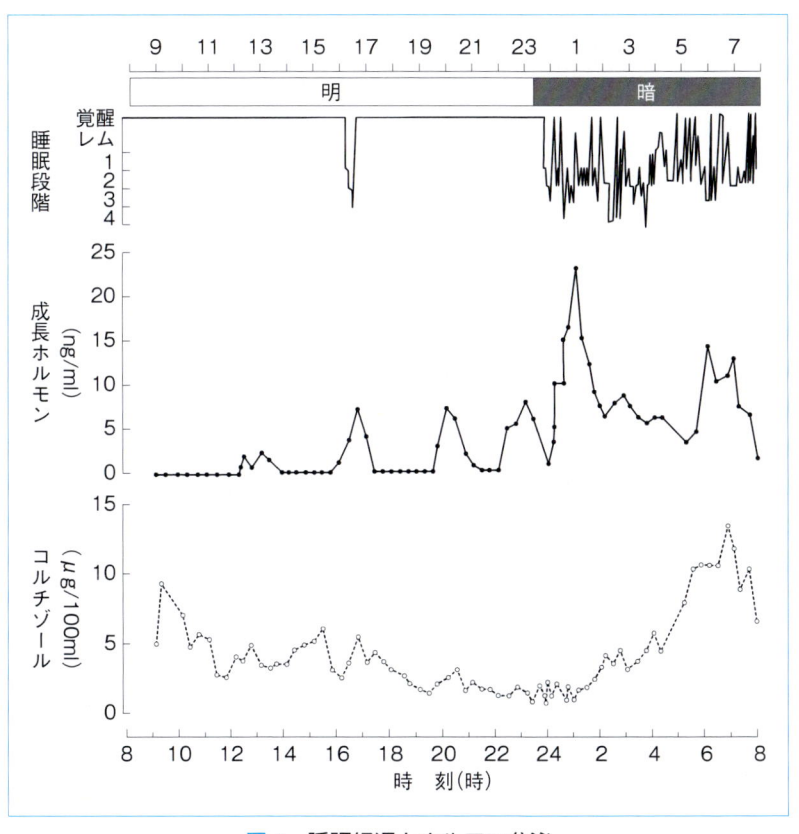

図1　睡眠経過とホルモン分泌

と，急速な眼球運動がみられる**レム睡眠**に入ります．この繰り返しを一晩に4回繰り返しながら，睡眠は少しずつ浅くなり，朝を迎えて目覚めます．朝に近づくにつれて**コルチゾール**が増加して，覚醒とそれに続く行動に備えます．

5．入眠時心像

　眠りに入った瞬間を意識することはできませんが，うとうとしているときに，多くの人々が歩いている，ガヤガヤしている，海に赤い太陽が沈むのを見た，本を読んでいても考えが混乱してまとまらない，などの夢を見ることがあります．これを**入眠時心像**といいます．目覚めている間は，脳の中央に存在する視床と脳の各部位がお互いに連絡しあっているので，計算ができたり，考えがまとまるだけでなく，目の前にないはずの幻覚を見なくてすみます．しかし眠り始めてこの連絡が不十分になると，考えがまとまらなくなり，記憶を引き出すのにコントロールがきかなくなって，見えていないはずの映像が見えてきたりします．実際に，この状態では視床や皮質の血流が減少しています．

6．深い睡眠

　やや深い睡眠に入ると，スピンドルと呼ばれる紡錘波が出現し，その後，徐波が出現します（P.35〜『睡眠構築』参照）．深い睡眠では大きな振幅の2〜4ヘルツ（Hz）の徐波がみられます．この睡眠状態を**徐波睡眠**，あるいは急速眼球運動（レム）のない睡眠，**ノンレム睡眠**と呼んでいます．徐波は，視床と皮質の相互連絡の頻度がゆっくりになった結果です．脳血流は低下しています．ですから，この状態で揺り起こしても，寝ぼけていることが多く，すぐにはその場の状況把握ができないのが普通です．

　しかし，この状態でもベッドから落ちることはありませんし，寝返りをうつこともできます．かつては夢遊病と呼ばれていた「睡眠時遊行症」も徐波睡眠時にみられます．また，危険が迫った場合には目を覚まして対処することができます．自分の名前を呼ばれると目が覚めます．母親なら，自分の赤ちゃんが泣いた場合，目を覚まします．ほかの赤ちゃんの声では目が覚めません．眠っている間でも脳の一部は起きていて，周囲の状況に注意をはらいながら，入ってきた刺激に意味があるかないかを判断することができるのです．

7．レム睡眠と夢

　1時間ほど持続した徐波睡眠に続いて，レム睡眠が現れます．レムとは，前述のように急速眼球運動，英語でrapid eye movement（REM）のことで，急速な眼球運動のみられる睡眠をレム睡眠と呼んでいます．眠っている人をこの状態で起こしてみると，多くの人が夢を見ていたという報告をしたことから，この

名前が有名になりました．しかし，急速眼球運動のあまりみられない失明者でも夢を見る（聞く）ことはできます．ヨーロッパでは，眠っているのに目覚めているような，不思議で矛盾した睡眠という意味で「逆説睡眠」と呼んでいます．

8. レム睡眠の発生

　この睡眠では，急速眼球運動のほかに，覚醒時に類似した脳波の低振幅化と，6〜8 Hz 程度の緩徐な波が観察されます．つまり覚醒時ほどではありませんが，ある程度の脳の持続的な活性化がみられます．レム睡眠の発生源は，脳幹に存在するアセチルコリン細胞の一部であることが知られています．覚醒時にはヒスタミン細胞やオレキシン細胞のほかに，セロトニン細胞やノルアドレナリン細胞，一部のアセチルコリン細胞が活動していますが，徐波睡眠に入るとGABAによって活動を停止するか，低下してしまいます．さらに，セロトニン細胞やノルアドレナリン細胞が活動を停止すると，脳幹にある一部のアセチルコリン細胞の抑制がとれて活動を始めて，持続的に大脳皮質や視床を刺激するようになるので，脳全体が覚醒に類似した状態を示すようになります．しかし，覚醒とは同じレベルではありません．脳血流も増加しますが，覚醒時とは同じではなく，また血液が供給される部位も均一ではなく，部位によって多かったり少なかったりと，ムラがみられます．例えば，前頭葉では内側が血液供給不足になっていますが，情動に関与する**扁桃体**などでは供給が過剰になっています．脳の各部位の連絡は不完全な状態になっています．

9. レム睡眠時の間歇的な刺激と視覚像

　持続的な刺激のほかに，強い間歇的な刺激も脳幹のアセチルコリン細胞から発生して大脳皮質を刺激します．このとき，刺激の発生源に近い外転神経核が刺激されますから，眼球が急速に水平に動くのです．脳幹の橋（pons）に間歇的に発生するこの刺激は，視床を介して大脳皮質に伝えられます．発見当時に，レム睡眠発生部位である橋（pons）と，視覚中継部位である視床の外側膝状体（lateral geniculate body）と，視覚領のある後頭皮質（occipital cortex）に強い反応がみられたので，**PGO波**と名づけられました（図2）．現在では，他の部位も刺激していることが知られていますが，視覚系が強く刺激されることは現在でも変わっていません．夢に主として映像が現れる理由が，このPGO波の存在です．

　眠っている間は，外界からの映像刺激が脳内に入ってこないので，第一次視覚野は働いていません．PGO波が記憶領域を刺激して，その情報が第二次視覚野など高次視覚野に流入してくると，この刺激によって，記憶，特に視覚的記憶が引き出され，記憶が分析されたり，合成されたりして，夢の映像として現

📖 **PGO波**
レム睡眠中に橋（pons）から外側膝状体（lateral geniculate body）を経て後頭皮質（occipital cortex）に伝達されるスパイク状の脳波．急速眼球運動や夢見と密接な関係があるとされている．

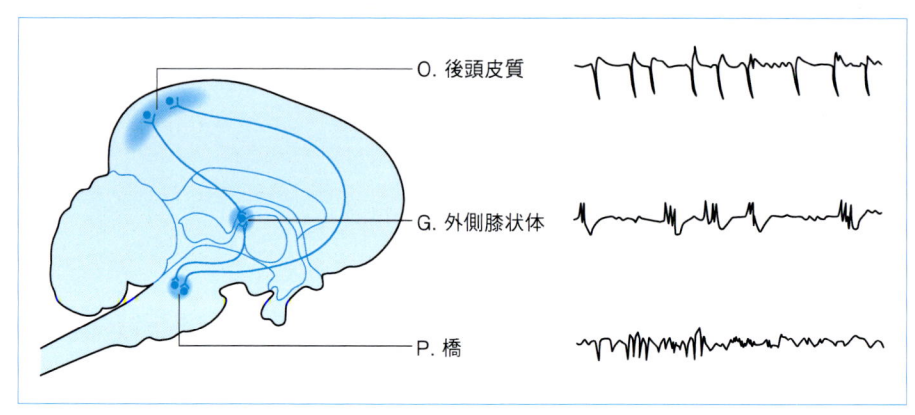

図2　脳内のレム睡眠発生系

れてくることになります．その大きな説明理由として，目覚めているヒトの側頭葉を弱い電流で刺激すると，夢を見ているような状態になり，過去に体験した情景が現れたり，人物と会話したりするという報告があります．例え弱い電流やPGO波のような意味のない刺激でも，一部の記憶が引き出され，その展開に従って，次の記憶が引き出されてくることは大いに考えられるのです．

　では，なぜ夢のストーリーが荒唐無稽だったり，ちぐはぐだったりするのでしょうか．なぜ，それに何の疑問も抱かずに夢を見ていられるのでしょうか．荒唐無稽なストーリーは，記憶の引き出し方に一貫性がないからです．記憶は，新皮質や海馬，扁桃体というような部位にたくわえられています．目覚めているときには，必要に応じて記憶が引き出されてきますが，夢を見ているときには，間歇的に現れるPGO波が記憶部位をランダムに刺激するので，どのような記憶が出てくるかわかりません．目覚めているときには，ばらばらな情報が入ってきても，前頭前野がそれらを順序立ててまとめてくれますが，夢を見ているときには前頭前野の機能が低下していて，うまく順序立てることができません．実際，前頭前野の血流は覚醒時よりはるかに低下しています．また，前述のように，注意を払うのに必要なノルアドレナリン神経も働いていませんから，目の前で起きている事象に集中することができません．したがって，夢の内容を考えたり，吟味したり，批判したりすることはできません．ですから，突然情景が変化しても，ストーリーが変化しても，足し算をして答えが合わなくても，死んだ人が登場しても，不思議には思わないのです．そして，自分の存在を確認する自意識とは，「自分が自分に注意を払うこと」ですから，ノルアドレナリン神経が全く働かない状態では「自分が夢を見ている」という状態も認識できません．

　それでも，ときに，脈絡はなくても一貫性のある夢を見ることがあります．砂漠に突然泉が湧いて出たり，飛行機が地下鉄の線路の上を走るような荒唐無稽な内容でも，一貫性のあるストーリーを作り上げることがあります．これは，前頭葉において，場面が変化すると，以前の場面を忘れてその場面に集中して

しまったり，その場その場の変化に応じて都合のよい記憶データを引き出して，つじつまを合わせてしまうからであると考えられます．

10. 怖い夢と金縛り

　怖い夢を見ることがあります．お化けに追いかけられたり，溺れそうになったり，身体が動かなくなったり，腰が抜けたりします．特に，寝入りばなに金縛りにあうこともあります．金縛りは，レム睡眠下で筋力は脱力しているため体は動かせない状態です．布団に入ってまだ目が覚めているのに，外から誰かが入ってきて胸の上に乗り，苦しい思いをしても声を上げて助けを呼ぶこともできません．幽霊や悪魔が本当にいると信じ込んでしまう人も少なくありません．大食をした後やマスターベーションの後にみられるほか，不規則な生活をしている人，不安の強い人によく起こります．青年期によくみられますが，年をとると金縛りの回数は減少していきます．

　夜間の恐怖の夢は，不安から引き起こされる場合が多いのです．これは，生存のために，二度と失敗を繰り返さないために，有害となるものや不利な状況から回避するために機能する扁桃体が興奮するからであると考えられます．

　目覚めているときに扁桃体が興奮すると，不安が引き起こされて危険を回避することができます．前頭前野の一部が扁桃体を抑制的にコントロールしていますから，不安を抑えることができるのです．

　しかし，レム睡眠時には前頭前野の責任部位は活動を低下させていますから，扁桃体をコントロールできません．そして，この状態では平静心を生み出すセロトニン細胞の活動が消失しているだけではなく，扁桃体は覚醒時よりも活動が上がっていますから，不安は，記憶から不安に関連した情報を引き出してきて，ますます不安な内容の夢を見ることになります．

　したがって，悪夢を見ないためには，現実の不安やストレスを取り除くことが必要です．といっても，現代社会では，受験，就職，残業，ノルマ，失業などのストレスから逃れることは不可能です．呼吸，ストレッチ，適度な運動，ヨガ，座禅などで交感神経系の働きを抑えて，副交感神経系が優位になるような訓練が勧められます．早朝に陽光を浴びて，リズム体操をしたり，規則正しい生活をすることも，セロトニン神経系を鍛えて平常心を養うのに勧められます．

　交通事故，戦争，レイプなどで心に傷を負った PTSD の患者の精神状態の治療には時間がかかります．目覚めているときにも常に不安と恐怖があり，ノルアドレナリンが過剰に分泌されて，常に交感神経系が興奮しています．したがって，不眠，あるいは入眠困難か，中途覚醒が多くなります．ノルアドレナリン細胞が働き，レム睡眠発現が抑えられるので，夢は減りますが，ノルアドレナリン細胞による抑制が低下して，不安の源泉である扁桃体が興奮すると，悪夢を見ることになります．時間の経過や認知行動療法などで目覚めている間の不安を取り除くことにより，時間はかかりますが，悪夢は少しずつ減少していき

ます．近年では，眼球運動を利用して恐怖体験から注意をそらす療法も試みられています．

11．明晰夢

　悪夢を見ている間は夢であることに気がつかないので，現実であると思いこんでしまっています．しかし，死んだ人が夢に出てきた場合，そのまま受け入れるか，場合によっては，「死んでいるはずなのにおかしいが，それはそれで構わない」という経験のある人は多いと思います．これは，覚醒水準が少し上昇して，前頭葉による状況判断や批判機能が少し回復してきているからです．もう少し覚醒水準が上昇すると「これは夢だ」と気づくことができます．「気づく」のは前頭葉の働きなのです．

　朝方のレム睡眠では睡眠状態は非常に浅く，覚醒に近い水準なので，このように「気づく」ことができます．空中を浮遊する夢はかなり多くの人が見る夢ですが，さらに好きな場所に飛んでいくことも意志次第でできるようになります．身体が軽いと判断した前頭葉が，意志の力で運動野から飛ぶ命令を出します．幸いなことに筋肉は弛緩しているので，実際にベッドから飛び出ることはありません．怖い夢を見ているときに「夢と気づく」ことで，悪夢をよい夢に変えることのできる人もいます．

12．レム睡眠時での運動

　夢を見ている間も，脳の中では日常生活と同じように運動をしています．走ったり，話したり，食べたり，ケンカしたりです．そして，それらの運動に対応する神経細胞も働いています．しかし，夢を見ている人を観察していても実際に走りだすことはありません．それは，その運動に対応する筋肉が働かないようになっているからです．それは抗重力筋，すなわち骨格筋が弛緩しているからです．その原因は，レム睡眠時に脳幹のアセチルコリン細胞が命令を出し，様々な経路を経て脊髄の運動神経細胞が働かないように抑制しているため，大脳皮質からの運動命令が実行されないのです．

　この抑制経路が脳幹の病気で障害を受けると，大脳皮質からの運動命令が実行されてしまいます．静かに眠っていて，夢を見る状態になると，大声を出したり，突然起き上がって歩き回ったり，横で眠っている人に乱暴を働いたりします．これは**レム睡眠行動障害**と呼ばれています（P.189〜『睡眠時随伴症』参照）．

13．夢と忘却

　夢の特徴の一つに，「目覚めると忘れてしまう」ことがあります．夢に興味の

ない人は「夢を見たことがない」と言いますが，これは「忘れてしまう」からなので，ポリグラフで記録しながら，レム睡眠状態で起こすと「夢を見ていた」と報告します．レム睡眠は一晩に4～5回みられますが，続けて眠っていると，はじめのレム睡眠時の夢は，よほど怖くない限り覚えていません．レム睡眠時には，体験したことを記憶する能力が低下しています．朝方の夢は覚えていることが多いのですが，少し時間が経つと消えてしまいます．暗算の途中経過と同じように，記憶として固定されないからです．それでも，印象的な夢を思い出すことができるのは，目覚めてから脳が断片を編集して，一部を記憶にしまい込むからです．

14. 陰茎や陰核の勃起

朝，目覚めたときに，陰茎や陰核の勃起がみられます．いわゆる「朝だち」や「朝まら」といわれる現象です．朝，目覚めてから夢を見ていないときにもみられますが，レム睡眠時には必ずみられる現象です．これは，海綿体から血液が流出されないことから引き起こされる機械的な勃起で，胎児や乳児，高齢者でもみられ，性欲とは関係がありません．インポテンツと考えている人にこの現象が観察できれば，インポテンツは精神的な理由からであり，なんらかの努力で改善がみられるでしょう．

15. レム睡眠発現の異常

本来目が覚めていなければならないときに突然眠ってしまったり，日中でも耐え難い眠気に襲われる**ナルコレプシー**という疾患があります（P. 159～『過眠症』参照）．睡眠時間が多いというよりも，むしろ覚醒が安定的に維持されず，昼夜を問わず徐波睡眠やレム睡眠の発現回数の多い，多相性の睡眠覚醒を示します．そして，目が覚めているはずなのに，いつのまにか夢見状態に入っていて，現実と区別がつかずに不安・混乱状態になり，筋肉の緊張もなくなって倒れ込んでしまうのが特徴です．金縛りの場合は入眠してからですが，大笑いするなどの情動変化があると引き起こされやすいナルコレプシーの発作では，患者は覚醒から直接レム睡眠に入ります．

家族性に発現するので，ヒトやイヌで遺伝が調べられ，いくつかの遺伝子の複雑な組み合わせで発現することがわかっています．また，オレキシンが脳内に欠如しているか，オレキシン受容体が欠如している場合に，ナルコレプシー特有の発作が現れることが知られています．オレキシン細胞は，視床下部後部の背側部に存在しています．オレキシン細胞はポジティブ・フィードバックによってお互い同士活動を高めあっているので，覚醒が維持されるのですが，オレキシン細胞や受容体が欠如すると，覚醒の維持が困難になるのです．また，オレキシン細胞は脳内に多くの線維を送っていて，ノルアドレナリン細胞やセ

ロトニン細胞を活性化しますが，反対にそこから抑制を受けるので，過剰な興奮が起きずに平衡状態が保たれるという，ネガティブ・フィードバック回路が構成されています．

また，扁桃体からの入力が多く，扁桃体が活性化すると，オレキシン細胞も活性化され，ついでノルアドレナリン細胞も活性化されるわけで，不安や恐怖を感じると，あるいは好奇心をそそられると，覚醒水準が上がります．覚醒から睡眠へ移行する場合，視床下部前部からのGABA入力によって抑制されると考えられています．

本来，人類は採集狩猟や農耕牧畜で生活していた時代は，季節に順応し，昼夜のリズムに従って暮らしていました．それが，本来の生物としての生き方だったのです．確かに，栄養状態も悪く，ウイルスなど病原菌にも無力で，外敵も多く，生存は大変だったのに違いありません．医学の進歩で，栄養状態も良くなり，平均寿命ものびてきました．その反面，エジソンの発明した照明の発達，その後の電子機器の発展などにより，昼夜のリズムがかえりみられなくなり，生活習慣の乱れによる多くの問題が引き起こされています．文明病といわれるストレスによる交感神経系の過剰興奮や，飽食による肥満，運動不足などの生活習慣病が引き起こされ，肉体的に不健康な状態にあります．これらの弊害は不眠を引き起こし，精神的にも不健康な状態を導きます．

早朝に起床することで覚醒時間が延長し，夜間の睡眠の質が向上します．日内リズムの安定化によって，睡眠・覚醒の発現リズムも調整されるからです．精神的・身体的に健康であるためには，早朝に明るい光を浴び，リズムのある運動をして，セロトニン神経を鍛え，リラックスし，平静心を保ち，笑うこと，感動すること，モラルを高めることが大切です．

（北浜邦夫）

ポイント

- 覚醒・睡眠は基本的に脳内部のシステムにより引き起こされている．
- 大脳皮質の多くの部位が活動低下しているのが睡眠，脳波は徐波を示す．
- 大脳皮質の一部が不完全に機能している間に見る夢は，不合理で忘却されやすい．

文　献
1) 北浜邦夫：ヒトはなぜ，夢を見るのか．文藝春秋，2000．
2) 北浜邦夫：脳と睡眠．朝倉書店，2009．
3) 堀　忠雄：睡眠心理学．北大路書房，2008．

Ⅱ．睡眠の基礎知識
2．睡眠構築

1．睡眠段階

1）覚醒レベルと脳波

　被検者がリラックスした状態で目を閉じていると，頭頂部から後頭部にかけて，規則正しい**脳波**である**アルファ波**が連続して現れます（図1）．アルファ波の周波数は8〜13ヘルツ（Hz）で，目を開けると，ほぼ消失します．アルファ波が消失したり，小さくなったりする現象を**アルファ減衰**と呼びます．目を閉じていても，被検者の緊張が高い場合や，暗算などの精神作業を行ったりすると，アルファ減衰が起こります．このときに周波数が14 Hz以上で，小さく不規則なベータ波が現れます．このように，脳波は覚醒レベルが上がるほど振幅が小さくなるとともに周波数も上がります．

　逆に，被検者が眠気を覚えて覚醒レベルが低下した場合でもアルファ減衰が起こります．アルファ減衰が起こった直後は，脳波はベータ波で占められていますが，やがて4〜7 Hzのシータ波が現れます．アルファ減衰が起こる頃から被検者は眠りかかった状態になり，目も自分の意思とは無関係に左右にゆっく

> **脳波**
> 脳の神経細胞が活動するときに現れる電気変動を，脳波計を用いて測定したもの．波の長さは，ミリ秒などの時間の単位ではなく，1秒間あたり何個の波が出現するかという周波数（単位はHz）で表現する．

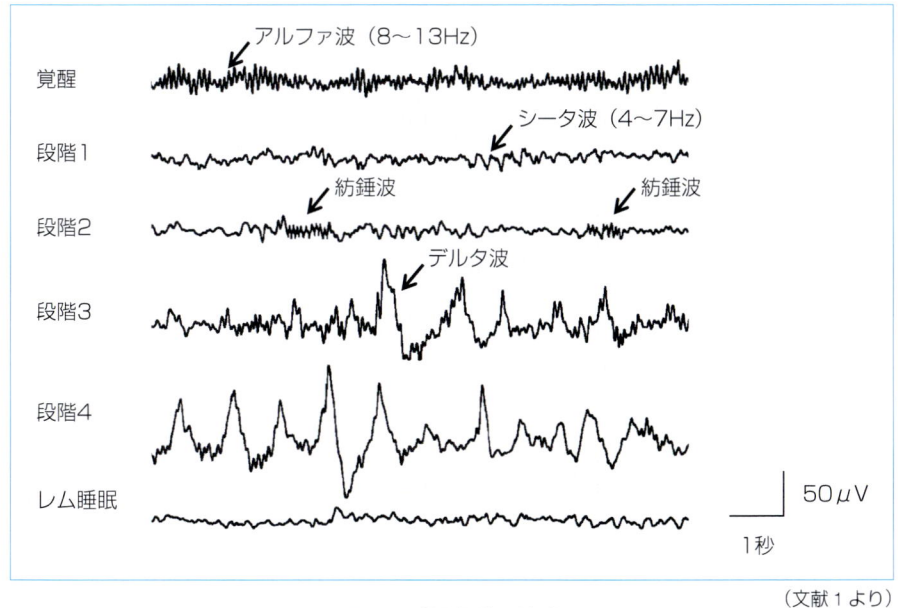

図1　睡眠段階と脳波

（文献1より）

りと動き出します．このような眼球にみられるゆっくりとした振子運動を，緩徐眼球運動（slow eye movement）と呼びます．やがて目の動きが止まり，本格的な睡眠に入っていくと，脳波はますます大きくなり，高振幅の**デルタ波**が現れます．デルタ波は 1～3 Hz のゆっくりとした脳波で，**徐波**とも呼ばれています．デルタ波が出現すると，被検者は熟睡状態になっており，呼びかけてもなかなか目を覚ましません．このように，脳波は覚醒レベルが下がるほど振幅が大きくなるとともに周波数が下がります．

2）国際判定基準と睡眠ポリグラム

先述のように，覚醒レベルの変動に伴って脳波が変化しますので，脳波を用いて睡眠の深さを判定する睡眠段階判定基準が 1968 年に策定されました[2]．睡眠段階の判定には，**脳波のほか，眼球運動と，あごにあるオトガイ筋の筋電図の 3 つを同時に測定**することが必須となっています（図2）．この 3 つを同時に測定した図のことを，**睡眠ポリグラム（polysomnogram；PSG）**と呼びます．睡眠段階は，睡眠ポリグラムを 20 秒ないし 30 秒ごとに分けて判定します（p.146『睡眠の評価』参照）．

3）各睡眠段階の特徴

(1) 睡眠段階1

判定区間のうち，アルファ波の出現率が 50％以上であれば覚醒，50％に達しない場合を睡眠段階1と判定します．睡眠段階1の最中にはシータ波が出現しますが，シータ波は睡眠段階の判定には用いません．緩徐眼球運動は，睡眠段階1が始まる少し前から出現し始め，睡眠段階1の最中に多く現れます．また，睡眠段階1の最中には，夢によく似た**入眠時心像**がしばしば発生します[3]．

このように，睡眠段階1は覚醒している状態とは明らかに異なりますが，2種類の音を鳴らして，その片方の音が鳴ったらボタンを押す，という課題を行うと，ほとんどボタンを押すことができます[4]．そのうえ，睡眠段階1の最中に

ポリグラム・ポリグラフ

脳波計のことを「ポリグラフ」という．ポリグラフを使用して計測された波形のことを「ポリグラム」という．睡眠医療の場面では，「睡眠ポリグラフ検査」（polysomnography：PSG 検査）と表現することが多い．得られた結果を「睡眠ポリグラフ記録」（polysomnogram：ポリソムノグラム）と表現することもあるが，この項での「睡眠ポリグラム」と同義である．

入眠時心像

入眠期に生じる夢に似た心理的体験．鮮明で幻覚に類似しており，睡眠麻痺（p.159～『過眠症』参照）を伴うことが多い．何かが見えたという視覚体験が 80％以上を占めており，色彩や幾何学模様，人物や風景などの様々な映像が浮かぶ．特にシータ波が発生する時期に頻発する．

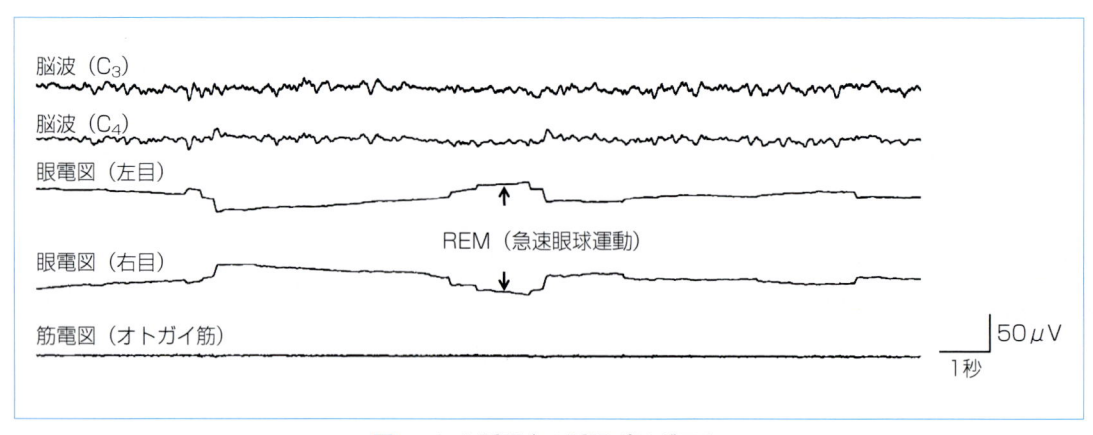

図2　レム睡眠中の睡眠ポリグラム

起こしても眠ったという睡眠感もあまりありません[5]．このことから，睡眠段階1は睡眠に含めるべきでないと主張する研究者もいます．

(2) 睡眠段階2

さらに睡眠が進むと，糸巻の形をした**紡錘波**が現れます（図1）．紡錘波が出現する頃には，緩徐眼球運動は止まります．この紡錘波か**K複合波**が出現すると，睡眠段階2と判定されます．睡眠段階2になると，外部刺激への応答が著しく低下し[4]，眠ったという睡眠感も出てきます[5]．このように，睡眠段階2は確実に眠ったといえる状態であり，睡眠段階2の開始点を入眠と判断する研究も多くあります．

(3) 睡眠段階3と4

睡眠段階2の後半になると，デルタ波が現れてきます．デルタ波の中でも特に大きな，周波数 0.5～2 Hz，振幅 75 μV 以上のものが判定区間の 20% 以上を占めると，睡眠段階3と判定されます．これが 50% 以上を占めると，睡眠段階4と判定されます．睡眠段階3と4はどちらもデルタ波（徐波）の量によって判定されますので，両者を合わせて**徐波睡眠**（slow wave sleep；SWS）とも呼ばれています．一般に，**睡眠段階1と2が浅い睡眠，睡眠段階3と4が深い睡眠**といえます．

睡眠段階3と4は，外的刺激に対する応答性が著しく低く[4]，起こそうとしてもなかなか目が覚めません．目覚めたとしても起床直後は眠気が強く，作業成績も上がりません．このように，目覚めているにも関わらず，まるで睡眠が続いているような状態を**睡眠慣性**と呼びます．

(4) レム睡眠

入眠からおよそ1時間経過すると，デルタ波は出なくなり，睡眠段階1と同じような脳波に変わります（図2）．しかし，睡眠段階1とは違って，骨格筋や身体の姿勢を保つ働きをする抗重力筋の筋緊張が著しく低下します．抗重力筋の一つである，あごのオトガイ筋の筋電位は，最低レベルにまで低下します．さらに，目がキョロキョロと動く，急速眼球運動（rapid eye movement；**REM**）が現れるようになります．この区間がレム睡眠です．睡眠中に急速眼球運動（レム）が生じるのが**レム睡眠**，レムが生じないのが**ノンレム**（non-REM；NREM）**睡眠**です．**睡眠段階1～4がノンレム睡眠に相当**します．レム睡眠と睡眠段階1は，脳波が非常によく似ているので，脳波だけで区別するのが困難です．そこで，睡眠ポリグラムでは，脳波のほかに，眼球運動とオトガイ筋の筋電図を測定する必要があるのです．

レム睡眠中の脳波は睡眠段階1とほとんど同じですので，一見，浅い睡眠のように思えます．しかし，**レム睡眠中は，外部刺激に対する応答は著しく低下しているので，必ずしも浅い睡眠とはいえません**．このことから，脳波と睡眠

📖 **紡錘波**
周波数 12～16 Hz，振幅 10 マイクロボルト（μV）以上の波形が連続して 6 つ以上あるいは 0.5 秒以上出現する．

📖 **K複合波**
頭蓋頂鋭波に似た二相性の高振幅の徐波とそれに続く速波で構成される複合波．睡眠段階2の最中に音刺激を鳴らしても出現し，体の内部から生じる内的刺激や，体の外部からの外的刺激に対して生じる誘発反応と考えられている．

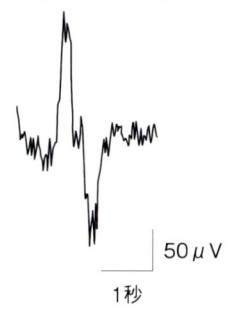

50 μV
1秒

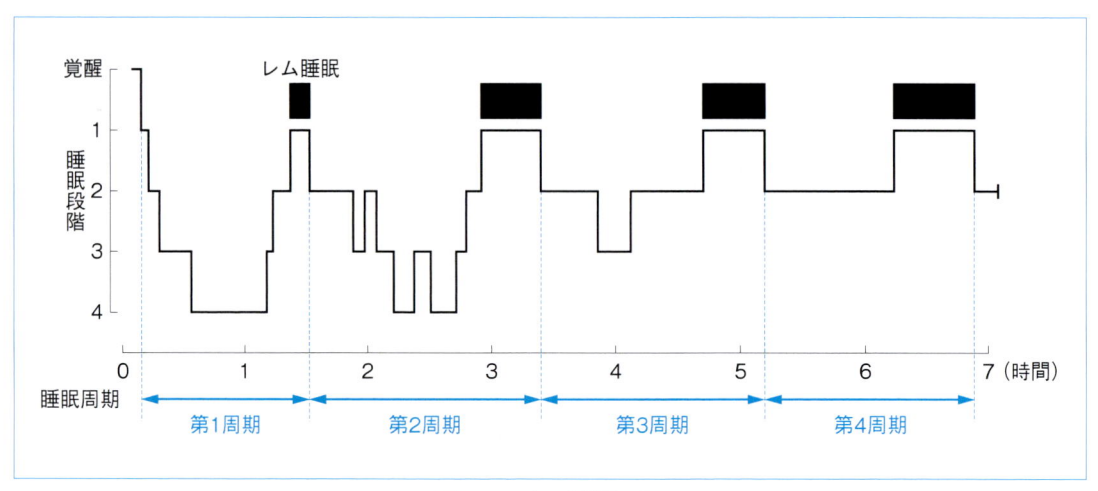

図3　一夜の睡眠経過

の深さが一致していませんので，レム睡眠は**逆説睡眠**（paradoxical sleep）と呼ばれることもあります．

レム睡眠中は，急速眼球運動が頻発する時期（phasic 期）と，ほとんど出現しない時期（tonic 期）があります．私たちが睡眠中に見る生々しい夢体験は，レム睡眠中に生じますが，phasic 期で起こすと夢を見ていたという報告率が高まり，夢内容の明晰度も高くなります．

4）一夜の睡眠経過の特徴

(1) 睡眠周期

図3は，一夜の睡眠段階の経過を示しています．睡眠段階1〜4はノンレム睡眠です．ノンレム睡眠のあとにレム睡眠が続き，これが一夜のなかで4〜5回繰り返しています．ノンレム睡眠とレム睡眠を合わせると，およそ80〜100分の周期で交代しており，これを**睡眠周期**と呼びます．

(2) 徐波睡眠の経過

徐波睡眠（睡眠段階3＋4）は，睡眠の前半に集中して出現します．第1睡眠周期で一夜の50％以上，第2睡眠周期までで一夜の80〜90％に達します．また，徐波睡眠の長さは，睡眠をとるまでの覚醒時間が長いほど長くなり，覚醒時間が短いほど短くなります．徹夜したあとは徐波睡眠が長くなり，逆に，昼寝をすると夜眠れなくなるのは，徐波睡眠が短くなってしまうためです．このような性質から，**徐波睡眠は睡眠のホメオスタシス（恒常性）を担っている**と考えられています．

(3) レム睡眠の経過

レム睡眠は睡眠中にノンレム睡眠と交代して現れますが，その長さは体温の

概日リズムと関連しています．体温が高くなるとレム睡眠は短くなり，体温が低くなるとレム睡眠は長くなります．体温は夕方に高く，明け方に最低となりますので，夜眠ってすぐの時間ではレム睡眠は短く，明け方になるとレム睡眠は長くなります．朝に夢を見ることが多いのも，朝はレム睡眠が長いことによります．

（4）一晩の睡眠段階の割合

成人期においては，一晩あたりの各睡眠段階のおよその割合は，睡眠段階1が5％，睡眠段階2が50％，徐波睡眠（睡眠段階3＋4）が20％，レム睡眠が25％程度です．高齢になるにつれて睡眠段階1と2が増え，徐波睡眠が減少していきます．また，レム睡眠も分断されるなど，睡眠構造が変化していきます．

2. 睡眠と体温

睡眠は，体温と密接な関係にあります．夜間睡眠中には体温が低下しますが，それには3つの要因があります．

1）概日リズムの影響

体温には，午後7～8時頃が最高となり，午前4～5時頃が最低となる概日リズムがみられます．このような体温変化が，睡眠の発現に強い影響を及ぼしています．午後7～8時以降，体温が低下し始め，およそ最高体温と最低体温の中間地点になった頃に，私たちは就床しています．このように，体温が低下しているときに床に就くと眠りやすいのですが，体温が高いままではなかなか眠れません．ふだんより早く眠ろうとしても眠れないのは，まだ体温が十分に低下していないからです．

体温は，夜間睡眠の中間付近で最低となり，その後は概日リズムに従って徐々に上昇していきます．私たちは，最低体温からおよそ2～3時間経過したところで起床します．

2）入眠期における放熱

睡眠中には，副交感神経系の作用によっても体温低下が起こります．起きている最中に活発に活動していた交感神経系は，睡眠中には活動が低下していきます．逆に，睡眠中は副交感神経系の活動が高まります．副交感神経系は，末梢の皮膚の血管を拡張させますので，これによって手足や顔など，外気に触れている皮膚から放熱が起こりやすくなります．乳幼児が眠くなると手が温かくなるのは，このためです．成人でも，手の皮膚温は入眠期に約1.5℃上昇します．このように，入眠期には放熱が盛んになることによって，**深部体温**がさらに低下していくことになります．

📖 **概日リズム**
およそ1日周期の生体リズムで，サーカディアンリズム（circadian rhythm）とも呼ばれる．サーカは「約」，ディアンは「日」を意味する．人間の概日リズムは，もともと24時間よりも少し長いのが特徴で，毎日，朝日を浴びることや，決められた時刻に従って生活することで，24時間周期の生活ができている．

📖 **深部体温**
体内の温度のことで，直腸に10cm程度差し込んだプローブの先の温度（直腸温）で測定される．

Ⅱ．睡眠の基礎知識　2．睡眠構築

3) 睡眠中の発汗

睡眠中には温熱性の発汗が生じます．温熱性発汗は，入眠後に手背や胸部で活発化します．汗腺は交感神経系の支配を受けていますが，睡眠が深くなるにつれて交感神経系の活動が低下していき，徐波睡眠中には大脳からの抑制が解除されます．そのため，温熱性発汗は徐波睡眠中に最も活発化します．汗が蒸発するときに生じる気化熱によって体表面が冷やされるので，発汗は体温を低下させるのに最も効率のよい方法です．徐波睡眠は睡眠前半で生じるため，睡眠中の体温低下は睡眠前半で著しくなります．睡眠中の発汗を促進するためには，就床前に 100 ml 程度の水を飲んでおくことが大切です．

3. 睡眠中の自律神経系活動

ノンレム睡眠中は交感神経系活動が低下し，副交感神経系が優位となるため，心臓血管系の活動は落ち着き，体温や代謝も低下します．夜間睡眠全体でみると，就床から最低体温時までの体温下降期では，血圧や呼吸数，脈拍数は低下していきます．その逆に，最低体温時から起床に向けての体温上昇期では，心拍数や血圧は上昇していきます．ただし，これらの変化はノンレム睡眠中の現象です．レム睡眠中では，心拍数や呼吸数，血圧などの自律神経系活動が激しく動揺します．この現象は，「自律神経系の嵐」とも呼ばれています．

4. 睡眠中の内分泌活動

睡眠中には，様々なホルモンが分泌されますが，なかでも**成長ホルモンとコルチゾール，メラトニン**は睡眠に関係するホルモンとしてよく知られています．

1) 成長ホルモン

成長ホルモンは，1日の中で1〜3時間ごとにスパイク状に分泌されますが，第1睡眠周期の徐波睡眠中に分泌量が最大となります．成長ホルモンの分泌は，デルタ波の出現が契機となっていると考えられています．このことが，徐波睡眠がホメオスタシスを担っているという論拠の一つになっています．

2) コルチゾール

コルチゾールの分泌量は，睡眠の開始時点では1日の中で最低ですが，睡眠中に徐々に増えていき，起床前後で最大となります．コルチゾールの増大によって血糖値が十分上昇すると，朝，すみやかに活動することができます．

3) メラトニン

メラトニンは日中には分泌されず，夜間に分泌されます．メラトニンの分泌

📖 **成長ホルモン**
脳下垂体前葉から分泌されるホルモンで，タンパク質合成を促進する．体の成長や修復，疲労回復に重要な役割を果たしている．

📖 **コルチゾール**
副腎皮質から分泌されるホルモンで，血糖値の上昇のほか，抗炎症作用をもつ．ストレス事態では，脳下垂体前葉から副腎皮質刺激ホルモン（ACTH）が合成され，これによってコルチゾール分泌が増加するため，ストレスの指標として用いられることもある．

は，ふだんの入眠時刻の1〜2時間前から始まり，徐々に増加していきます．最低体温の1〜2時間前が最大となり，その後は減少していきます．しかし，夜間でも明るい光にさらされると，その分泌が抑制されます．夜間の室内照明の明るさに相当する200ルクス（lx）程度の光でもメラトニン抑制が起こり，体温，覚醒レベルともに上昇することが報告されています．特に，波長約460ナノメートル（nm）の青色光は，メラトニン抑制効果が高いことが報告されています．

（林　光緒）

> **ポイント**
> ・睡眠段階は，脳波，眼球運動，筋電図の3つを用いて判定される．
> ・徐波睡眠は睡眠のホメオスタシスを担っており，レム睡眠の長さは概日リズムと関係している．
> ・夜間睡眠の発現は，体温と密接に関係している．

文　献
1) 林　光緒：生体リズムと睡眠．青木孝夫ほか編：53-62, 21世紀の教養5, 知の根源を問う．培風館, 2008.
2) Rechtschaffen A, Kales A：A manual of standardized terminology, techniques and scoring system for sleep stages of human subjects. Public Health Service, US Government Printing Office, 1968.
3) Hori T, et al：The topographical changes of EEG and the hypnagogic experience. RD Ogilvie & JR Harsh（eds）：237-257, Sleep onset：normal and abnormal processes. American Psychological Association, 1994.
4) Williams HL：The problem of defining depth of sleep. SS Kety, et al（eds）：277-287, Sleep and altered states of consciousness. Willams & Wilkins, 1967.
5) Webb WB：The natural onset of sleep. Popoviciu L, et al（eds）：19-23, Sleep 1978. S. Karger, 1980.

II. 睡眠の基礎知識

3. 睡眠時間

1. 日本人の睡眠時間

　我が国の睡眠時間に関する疫学調査としては，総務省が5年ごとに実施している**社会生活基本調査**[1]，NHKが5年ごとに実施している**国民生活時間調査**[2]，厚生労働省の保健福祉動向調査や国民健康・栄養調査などがあります．このうち，総務省の社会生活基本調査は，全国から抽出された調査地区の世帯員を対象とする大規模な調査です．調査項目には，生活時間に関する質問があり，日本国民の睡眠時間，起床時刻，就寝時刻を類推することができます．平成23年社会生活基本調査は，全国の世帯から無作為に選定した約8万3千世帯に居住する10歳以上の世帯員約20万人を対象にしています．

　その報告書をみると，日本人の平均睡眠時間は総数で**7時間42分**，男性で**7時間49分**，女性で**7時間36分**となっています[1]．日本人女性の睡眠時間は，日本人男性に比べて13分短くなっています．年齢層別の睡眠時間（図1）をみると，男女共通して，45〜49歳で最も短くなっています．

　睡眠時間を曜日別にみると，平日が7時間31分，土曜日が8時間2分，日曜日が8時間16分となっており，平日に比べて日曜日は45分長くなっています．比較可能な年齢区分である15歳以上の人について，過去25年間の睡眠時間の推移を男女別にみると，男女ともに減少傾向となっており，1986年と比べて男

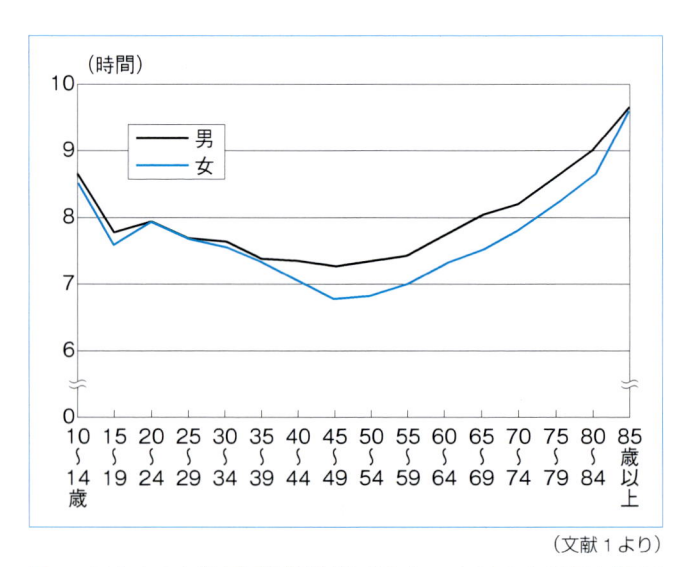

（文献1より）

図1　日本人の年齢層別睡眠時間（平成23年社会生活基本調査）

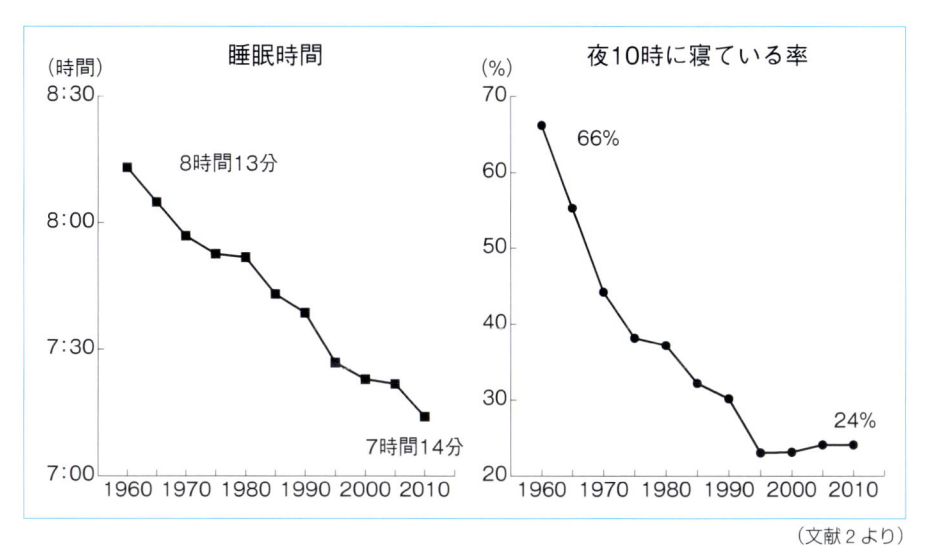

図2　日本人の睡眠時間の短縮と夜型化

性は10分，女性は6分減少しています．

NHKの国民生活調査[2]によると，1960年には約70％の人が夜10時に眠っていたのが，2010年には24％に激減し，睡眠時間は60分少なくなっています（図2）．工業化，都市化，情報化に加えて，日本社会の夜型化または24時間型化など，様々な社会環境の変化が，国民の睡眠時間の短縮をもたらしていると推測されます．

2. 睡眠時間の国際比較

オーストリア，ベルギー，ブラジル，中国，ドイツ，日本，ポルトガル，スロバキア，南アフリカ，スペインの10か国で実施された**睡眠時間と昼寝習慣**の調査（2002年）[3]において，日本人の睡眠時間が最も短く，習慣的に昼寝をとる人の割合も最も少ないことが報告されています（表1）．また，ヨーロッパ諸国（EU）の統一生活時間調査と日本の社会生活基本調査の比較[4]からは，日本は男女ともにヨーロッパ諸国に比べて睡眠時間が短いことがわかります（表2）．

3. 睡眠時間と疾病

近年，睡眠時間が，肥満[5]（図3），糖尿病，高血圧，脂質代謝異常，虚血性心疾患[6]（図4）などの生活習慣病の発症と密接に関連していることが複数の疫学研究から報告されています．特に，**短い睡眠時間は共通して生活習慣病のリスクファクター**となっていますが，**長い睡眠時間も生活習慣病のリスクを高める**とする研究報告もあります．

米国で実施された疫学研究[7]によって，短い睡眠時間と長い睡眠時間の両方

表1　睡眠時間と昼寝習慣の国際比較

	睡眠時間 （時間．分）	昼寝の習慣を 有する人（%）
ポルトガル	8.24	13.4
中国	8.04	32.6
オーストリア	8.00	19.4
スペイン	7.58	22.9
ベルギー	7.58	21.5
スロバキア	7.51	22.0
南アフリカ	7.47	25.0
ブラジル	7.44	42.4
ドイツ	7.32	25.5
日本	6.53	12.0

（文献3より）

表2　日本とEU諸国の睡眠時間

（時間．分）

	男性	女性
フランス	8.24	8.38
エストニア	8.22	8.23
フィンランド	8.12	8.22
イギリス	8.11	8.25
ハンガリー	8.08	8.18
スロベニア	8.06	8.12
ベルギー	8.01	8.16
ドイツ	8.00	8.11
ノルウェー	7.53	8.07
スウェーデン	7.52	8.05
日本	7.52	7.33

（文献4より）

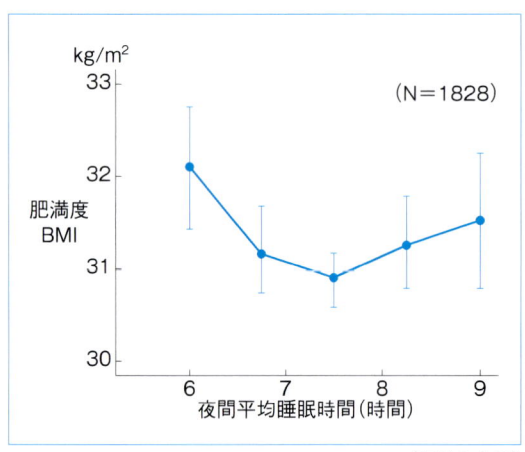

図3　肥満度と睡眠時間

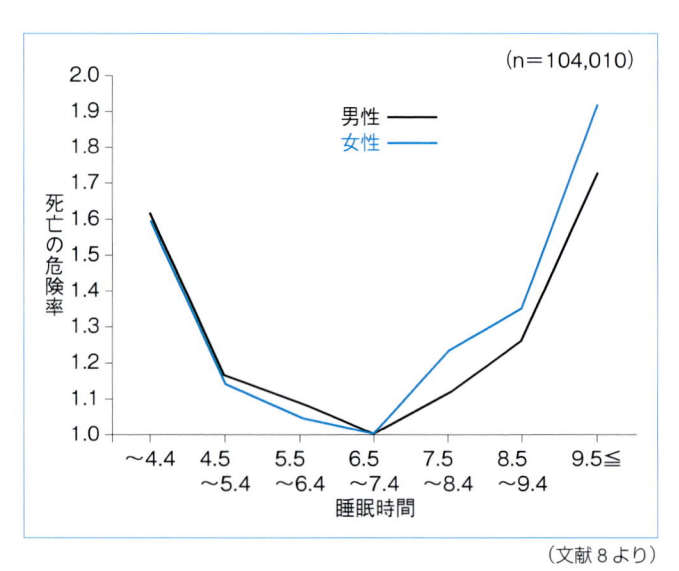

図4　睡眠不足と虚血性心疾患

図5　日本人の睡眠時間と死亡の危険率

で死亡リスクが高く，**睡眠時間と死亡リスクとの間にはU字型の関連性**が認められることが広く知られています．日本人を対象にした疫学研究でも，名古屋大学などの24研究機関の共同調査が実施され，男女合計104,010人の約10年間の追跡研究から，睡眠時間と死亡率にはU字型の関連性が認められています[8]（図5）．いずれにしても，睡眠時間は短すぎても，長すぎても健康にはよくないことがわかります．

（宮崎総一郎）

ポイント

- 日本人の平均睡眠時間は7時間42分であり，女性は男性に比べて睡眠時間が13分短い．
- 1960年には約70%の人は夜10時に眠っていたのが，2010年には24%に激減し，睡眠時間は60分少なくなっている．
- 男女共通して，睡眠時間は45～49歳で最も短くなる．
- 睡眠時間の国際比較では，日本人の睡眠時間が最も短く，習慣的に昼寝をとる人の割合も最も少ない．
- 睡眠時間と疾病，死亡リスクの間にはU字型の関係がみられ，睡眠時間は短すぎても，長すぎても健康によくない．

文献

1) 統計局ホームページ/平成23年社会生活基本調査, http://www.stat.go.jp/data/shakai/2011/
2) NHK放送文化研究所：日本人の生活時間2010 NHK国民生活時間調査. NHK出版, 2011.
3) Saldatos CR, et al：How do individuals sleep around the world? Results from a single-day survey in the countries. Sleep Med, 6：5-13, 2005.
4) 太田美音：さらなる利活用を目指して—平成18年社会生活基本調査の集計および13年社会生活基本調査特別集計から—. 統計, 57(7)：35-40, 2006.
5) Taheri S, et al：Short sleep duration is associated with reduced leptin, elevated ghrelin, and increased body mass index. PLoS Med, 1(3)：e62, 2004.
6) Ayas NT, et al：A prospective study of sleep duration and coronary heart disease in women. Arch Intern Med, 163：205-209, 2003.
7) Kripke DF, et al：Mortality associated with sleep duration and insomnia. Arch Gen Psychiatry, 59：131-136, 2002.
8) Tamakoshi A, et al：Self-reported sleep duration as a predictor of all-cause mortality：result from the JACC study, Japan. Sleep, 27：51-54, 2004.

II. 睡眠の基礎知識

4. 睡眠の個人差

　市民講座などでは,「何時間眠るのがよいのでしょう?」という質問が最も多く寄せられます．ひとくちに睡眠といっても, 年齢によって大きな差があり, 睡眠の質と量が大きく異なります．睡眠は個人差の大きいものであり, 柔軟性に富むものです．睡眠の個人差は, 量（長時間睡眠者と短時間睡眠者）, 質（安眠型と不眠型）, 位相（朝型と夜型）, 規則性（規則型と不規則型）などに認められますが, 健常人の睡眠の個人差は, ほとんどが量と位相の差によっています．

1. 睡眠・覚醒パターンと睡眠時間の年齢推移

　図1は, 新生児期から老人に至るまでの各年齢層の1日の睡眠・覚醒パターンを模式図的に示したものです．

　新生児は1日中ほとんど眠っており, 3〜4時間おきに哺乳や排泄のために短時間目覚めるだけの**多相性睡眠**です．3か月頃には, 昼間睡眠が4〜5時間, 夜間睡眠が10時間前後となり, 徐々に単相性睡眠へ移行していきます．新生児期や乳児期に, 睡眠時間の総量が多く, かつレム睡眠が多いのは, 脳の発育のために必要であると考えられています．

　6か月〜1歳児では, 昼間の眠りは午前と午後の昼寝として残ります．4歳頃には昼寝は午後だけになります．10歳頃の学童期には, 学校に通学するために昼寝はなくなります．幼児期から学童期にかけては, 生涯のうちで最も深いノンレム睡眠が多く, 熟睡します．深いノンレム睡眠期には, 下垂体から成長ホ

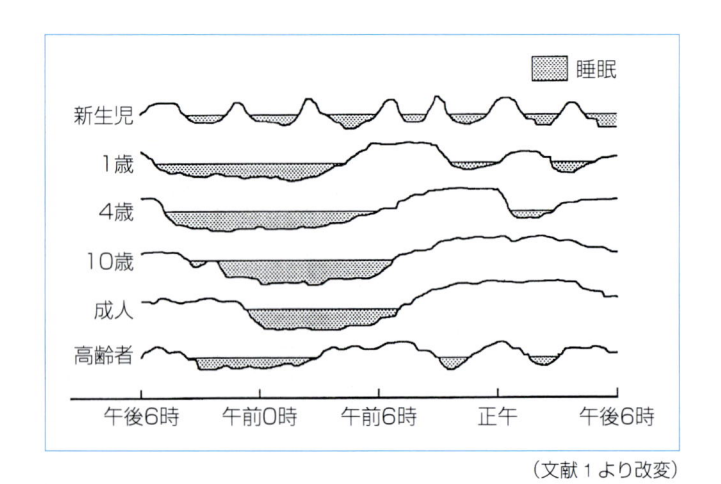

（文献1より改変）

図1　年齢層別の睡眠・覚醒パターン

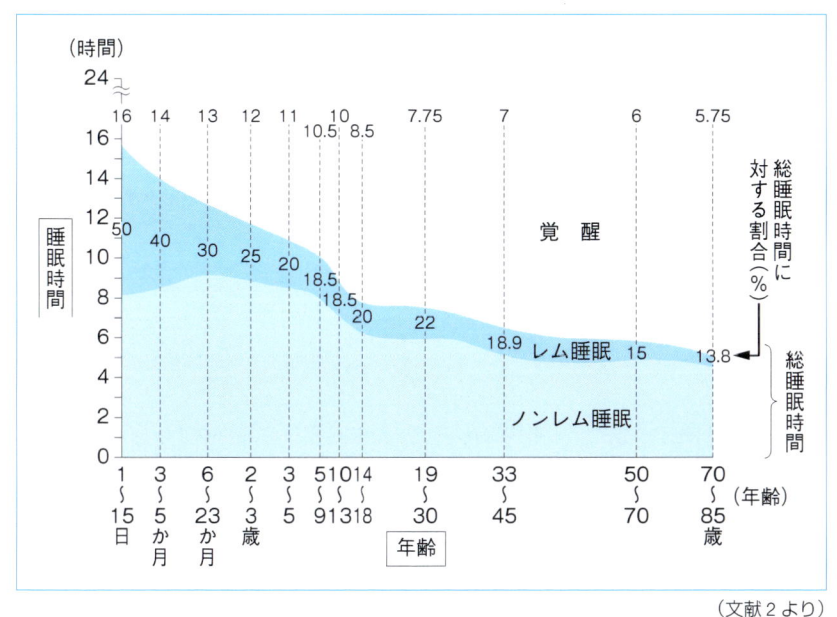

図2　睡眠時間の年齢推移

ルモンが大量に分泌され，成長期の子どもの骨を伸ばし，筋肉を大きくします．文字どおり「寝る子は育つ」のです．

成人になると，夜間の睡眠時間は短縮し，1日1回の**単相性睡眠**になります．老人になると，夜は早く眠りますが，睡眠は浅く，早朝に覚醒します．昼間は居眠りが多く，小児期に似た多相性睡眠になります．

図2は年齢による総睡眠時間，レム睡眠，ノンレム睡眠，覚醒時間を示しています．生理的にみた1日の総睡眠時間は，新生児で16時間，小児期で10～12時間，青少年期で8.5～10.5時間と次第に短縮し，青年期～中年期にかけては7～8時間とほぼ安定します．その後は，加齢とともに短縮する傾向にあります．

しかし，睡眠時間や睡眠時間帯などの睡眠習慣には個人差があります．また，季節でも変動します．春先には多くの人たちが，眠気を強く感じます．この眠気は，韓国では「**春困病**」，ヨーロッパでは「春の眠気」と呼ばれています．また，夏には眠れなくて睡眠不足気味になりますが，秋には気候も良くなり，長めに眠れるようになります．冬は，寒さのために眠りが浅く，何度も目を覚まします．実際，私たちの**睡眠時間は7～8月に短く，11～12月に長く**なります．

2. 長時間睡眠者と短時間睡眠者

レオナルド・ダ・ヴィンチは4時間仕事をして30分眠ることを生涯続けたといわれ，エジソンやナポレオンとともに短時間睡眠者として知られています．一方，相対性理論を眠っている間に発想したことで知られているアインシュタインは，10時間以上眠る長時間睡眠者の代表としてよく取り上げられます．

普段の睡眠時間が人々の平均的な値より長い者を**長時間睡眠者（long sleeper）**，短い者を**短時間睡眠者（short sleeper）**としています．一般的には，少なくとも6か月以上の間，睡眠時間が9時間以上である者を長時間睡眠者，6時間以下である者を短時間睡眠者と分類しています[1]．

近年，世界的にみても睡眠時間の短縮化があり，特に日本ではその傾向が顕著になっています．長・短時間睡眠者の分類基準は，年齢層だけでなく，その時代によっても異なる可能性があります．エジソンが電灯を発明するまでは，米国での平均睡眠時間は9～10時間と推定されていますが，その時代に先ほどの基準を当てはめると，過半数の国民が長時間睡眠者となってしまいます．

3. 長時間睡眠者と短時間睡眠者の睡眠内容

長・短時間睡眠者の睡眠内容を調べると，短時間睡眠者と比較して，長時間睡眠者では浅睡眠（睡眠段階2）とレム睡眠が長く，深睡眠（睡眠段階3＋4）には，ほとんど差がみられません（図3）[1]．深睡眠は睡眠前半に集中して出現するので，5時間以上の睡眠時間をとっていると，深睡眠の長さはほとんど変わらないことになります．

短時間睡眠者は，深睡眠が長時間睡眠者とほぼ同量が出現していること，さらにレム睡眠が効率よく出現していることから，長時間睡眠者よりも効率的な睡眠をとっているとも考えられます．

睡眠に関する5項目の愁訴（入眠困難，中途覚醒，早朝覚醒，目覚めの悪さ，日中の眠気）と平日の睡眠時間との関係を調べた研究[2]では，5項目すべてが**睡眠時間とU字型の関係**にあり，睡眠時間が8時間台の人が最も愁訴が少なく，

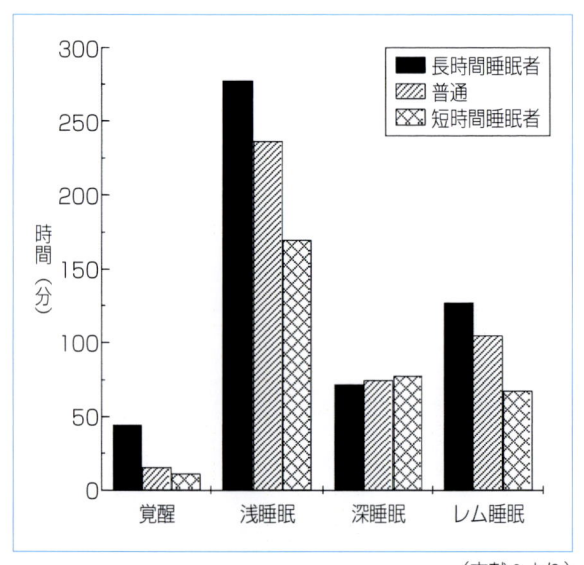

（文献3より）

図3　長時間睡眠者と短時間睡眠者の睡眠内容の比較

睡眠時間が9～10時間台の長時間睡眠者でも，4～6時間台の短時間睡眠者でも，愁訴は多くなっていました．主観的な睡眠の満足感は生活の質の高さと正の相関関係にあるので[3]，長時間および短時間睡眠者は，平均的な睡眠時間をとっている者と比べ，日常生活の質が低下している可能性があるとも考えられます．

4. 朝型と夜型

早寝早起きの人や，宵っ張りの朝寝坊の人など，睡眠をとる時間帯についても個人差がみられます．早寝早起きの人は，1日の中で，朝に調子がよいという人が多く，このような人を**朝型**と呼びます．これに対して宵っ張りの人は，夜に調子がよいという人が多く，このような人を**夜型**と呼びます．朝型と夜型では，睡眠をとる時刻が異なるばかりでなく，1日のうち**体温が最高となる時刻と最低となる時刻に数時間の差**がみられます．

健常者の**深部体温**（直腸温）を連続的に計測し，朝型と夜型の比較を行うと(図4)，深部体温の最低時刻は，**朝型のほうが約2時間早く**なっています（朝型で午前3時50分，夜型で午前6時1分）[4]．**朝型の人は，体温リズムの位相が前進**していることが多くの研究で報告されています．

就床・起床時刻は，深部体温リズムに依存し，私たちは体温の下降期に入眠し，深部体温の上昇期に起床します．朝型の人は，深部体温が比較的上昇した時間帯で起床するために目覚めがよく，午前中は主観的覚醒度や作業効率が高く，気分が良好に保たれます．しかし，朝型の人は，夜間は急激に深部体温が

📖 **朝型・夜型**
朝型・夜型は単なる生活習慣というだけでなく，ある程度生理的に決まった要因であることがわかっている．夜型の人間が突然，早寝・早起きに移行しても，ホルモンや深部体温等の生体リズムはなかなか朝型にならず，しばらくは夜型のまま持続する．

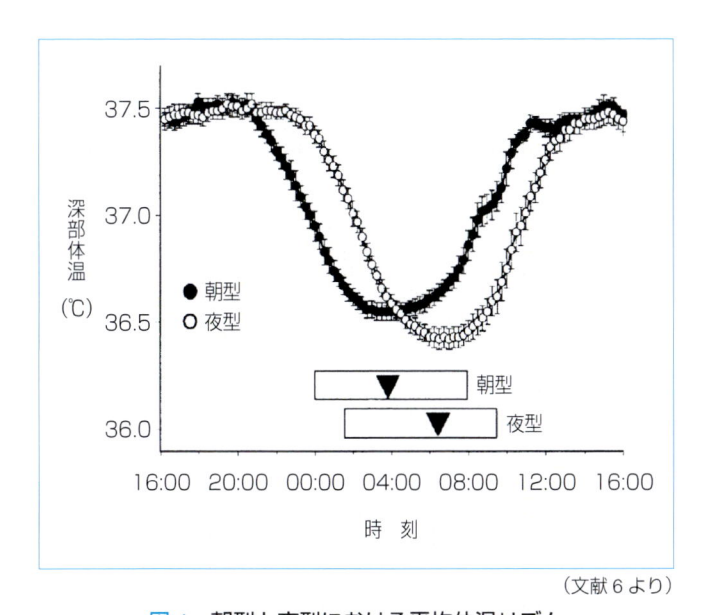

(文献6より)

図4 朝型と夜型における平均体温リズム
長方形は実験室における睡眠時間帯を示し，逆三角形は体温の最低値を示す．

低下するため，夜遅くまでに覚醒していることは困難です．逆に，夜型の人では，深部体温が十分に上昇する前に起床するために目覚めが悪く，主観的覚醒度や作業効率，気分の向上がみられる時刻は，朝型の人に比べて遅くなります．しかし，夜間は深部体温の低下が緩やかであるため，夜遅くまで覚醒していることが比較的容易です．つまり，朝型と夜型の差は，概日リズム（P. 35～『睡眠構築』参照）の**位相の個人差**を反映していると考えることができます[5]．

（宮崎総一郎，林　光緒）

ポイント

- 睡眠は個人差の大きいものであり，柔軟性に富むものである．
- 健常人の睡眠の個人差は，ほとんどが量（長時間睡眠者と短時間睡眠者）と位相の差（朝型と夜型）である．
- 朝型と夜型では，睡眠をとる時刻が異なるばかりでなく，体温リズムの位相が2時間程度ズレている．
- 新生児期や乳児期は多相性睡眠で，成人では単相性睡眠となる．
- 睡眠時間は，新生児で16時間，小児期で10～12時間，青少年期で8.5～10.5時間と次第に短縮し，青年期～中年期にかけては7～8時間，その後は加齢とともに短縮する．

文　献

1) 大熊輝雄：睡眠の臨床．医学書院，1977．
2) Roffwarg HP, et al：Ontogenic developement of the human sleep-dream cycle. Science, 152：604-619, 1966.
3) Hartmann E, et al：Psychological differences between long and short sleepers. Arch Gen Psychiatry, 26：463-468, 1972.
4) Grandner MA, et al：Self-reported sleep complaints with long and short sleep：a nationally representative sample. Psychosom Med, 66：239-241, 2004.
5) Jean-Louis G, et al：Sleep and quality of well-being. Sleep, 23：1115-1121, 2000.
6) Baehr EK, et al：Individual differences in the phase and amplitude of the human circadian temperature rhythm：with an emphasis on morninguess-eveninguess. J Sleep Res, 9：117-127, 2000.
7) 滋賀医科大学睡眠学講座：Ⅳ　正常睡眠．宮崎総一郎ほか編著：29-46，睡眠学概論第2版．2011．

II. 睡眠の基礎知識
5. 生体リズム

1. 生体におけるリズム現象

1）生物時計と生体リズム

　私たちは，朝になると目覚め，日中は活動し，夜になると眠ります．このような1日のリズム現象は，睡眠や行動だけでなく，体温や様々なホルモン分泌にも認められます．日中と夜間では，明るさなどの環境が変化しますが，環境条件を1日中，一定に保った場合でも変わらずにリズム現象がみられます．このようなリズム現象を，生物リズムまたは生体リズムといいます．生体リズムは，私たちが体内にもっている**生物時計**によって駆動されています．

2）生体リズムの種類

　生体リズムは，その長さによって3種類に区分されています．およそ24時間を1周期とする生体リズムを，概日リズム（**サーカディアンリズム**）といいます．1日よりも長いリズムをインフラディアンリズム，1日よりも短いリズムをウルトラディアンリズムといいます（後述）．

3）内因性リズムと外因性リズム

　もともと生物がもっているリズムを内因性リズムといいます．これは，生物時計によって駆動されているリズム現象です．これに対して，生物時計とは無関係で，単に環境変化に合わせているだけで生じているリズム現象を外因性リズムといいます．生物にみられるリズム現象が内因性か外因性かを判別するには，明るさや温度などの環境条件を一定に保つ必要があります．このような環境条件を恒常環境といいます．恒常環境下でもリズム現象がみられれば，内因性リズムと考えることができますし，恒常環境下でリズム現象が消失すれば，そのリズム現象は外因性リズムと考えられます．恒常環境下では，その生物固有のリズムである自由継続リズムがみられます．

　これとは逆に，恒常環境下ではリズム現象がみられるのに，通常の環境下ではそのリズム現象が消失する場合があります．これは，外的環境要因が内因性リズムを覆い隠していることを示しています．この現象をマスキングといいます．見かけ上，リズム現象が見えなくなっているだけで，リズムそのものが消失しているわけではありません．

📖 **生物時計**
生体リズムの中枢機構．体内時計ともいう．自律的にリズムを刻み，様々な生理機能におけるリズム現象を生み出している．

📖 **サーカディアンリズム**
概日リズム（P.39）参照

4）同調因子

　内因性リズムは，その生物がもともと持っているリズム現象ですが，環境の変化と全く無関係というわけではありません．生物は，環境の周期的な変化に応じて内因性リズムを調整することができます．このように，環境の周期と生体リズムが一致した状態を同調といいます．生体リズムを環境の周期に同調させる環境要因を同調因子，または時間手がかりといいます．例えば，人間の内因性の概日リズムは 24 時間よりもやや長いことが知られています．しかし，この周期のまま自由継続していくと，徐々に 24 時間の生活と乖離してしまいます．毎日決まった時刻に朝日を浴びることや，時計に合わせて社会的なスケジュールで活動することなどによって，私たちは生体リズムを 24 時間に合わせています．特に太陽の光は，動物の概日リズムにおける最も重要な同調因子となっています．

2．概日リズム

1）概日リズムの中枢

(1) 視交叉上核

　概日リズムの中枢は，視床下部にある**視交叉上核**であると考えられています．視交叉上核を含む脳部位を他の部位と分断して神経活動を調べると，視交叉上核を含む脳部位では概日リズムが維持されますが，他の脳部位では概日リズムが消失します．また，視交叉上核を破壊すると概日リズムが消失しますが，その動物に他の個体の視交叉上核を移植すると概日リズムが再開します．これらの結果は，**視交叉上核が概日リズムの中枢**であることを示しています．

(2) 時計遺伝子

　遺伝子によるタンパク質合成においても概日リズムがみられます．このような概日リズムに関する遺伝子は，時計遺伝子と呼ばれています．時計遺伝子は，視交叉上核だけでなく，脳の他の部位や，筋肉，内臓などにも存在しています．このことから，概日リズムは視交叉上核にある中枢時計と，末梢組織にある末梢時計によって調節されていると考えられています．視交叉上核を破壊しても，末梢時計遺伝子による概日リズムは残りますが，そのリズムの**位相**はバラバラになります．このことから，中枢時計である視交叉上核は末梢時計による概日リズムを同調させる働きをもっており，さらに末梢時計は種々の生理機能の概日リズムを調整していると考えられています[1]．

(3) 光受容体

　視交叉上核による概日リズムの同調は，目から入ってきた光の情報に基づい

視交叉上核
視交叉の直上の視床下部にある神経細胞の集団からなる小さな核．概日リズムを刻む体内時計の機能をもつ．左右の視神経が脳下垂体のすぐ前方で交叉する部分を視交叉といい，視交叉上核はその真上にあるため，このように呼ばれる．

位相
リズムのタイミングのこと．

て行われています．目の網膜にある視細胞は光を感知します．視細胞の中には，色や形の識別に関与する杆体細胞や錐体細胞のほか，色覚には関与しない神経節細胞があります．これらの細胞には，様々な波長の光に応答する色素タンパク質であるロドプシン，フォトプシン，メラノプシンが含まれています．

　杆体細胞にはロドプシンが含まれており，波長約500ナノメートル（nm）の青緑光を最もよく吸収します．錐体細胞に含まれるフォトプシンには，青（約420 nm をピークとする波長の光），緑（約530 nm），赤（約560 nm）の各色に応答する3種類があります．杆体細胞と錐体細胞が感受した光情報は，視神経を通って後頭部にある大脳の後頭視覚野に送られます．

　これに対して，神経節細胞に含まれるメラノプシンが感受した光情報は視覚野には伝達されず，直接，視交叉上核に送られます．メラノプシンは約480 nm をピークとする460～500 nm の青色の波長の光を感受します．このように，青色光の情報がメラノプシンを通して視交叉上核に送られることによって，概日リズムの同調が行われています．

2）人間の概日リズム

(1) 概日リズムの周期

　人間の生体リズムに関する研究は，ドイツのマックスプランク研究所で精力的に行われてきました．1970年代までに同研究所で行われた147名の参加者の自由継続リズムは，平均25.0時間でした．また，全盲の人の中には，24時間周期の社会生活に同調できず，睡眠時間帯が毎日30分から1時間ずれていく人が多くみられます．これを概日リズム睡眠障害自由継続型（非同調型）といいます（P.166-図1参照）．これらの人の多くには，約25時間周期の自由継続リズムがみられます．これらの結果から，人間に備わっている概日リズムは約25時間であると長い間考えられてきました．しかし，マックスプランク研究所の実験では，覚醒中は明るい室内灯が点いており，睡眠中は完全な暗闇ではなく，机と床の照明が点いていました．

　あとで詳しく述べますが，夜間の光は，室内光程度のものであっても概日リズムの**位相を後退**させます．したがって，人間の概日リズムの周期を測定するためには，光の影響を極力抑えることが必要となります．そこで，8ルクス（lx）という豆球程度の薄暗い中で生活してもらったところ，自由継続リズムは平均24.26時間となりました．また，毎日の就床時刻を4時間遅らせ，強制的に28時間周期になるよう生活してもらったところ，体温リズムは28時間リズムには同調せず，24.18時間の周期を示しました．これらの結果から，人間の概日リズムの周期は25時間よりももっと24時間に近い周期であると考えられるようになってきました．

(2) 光の影響

　光を浴びると覚醒レベルが上がりますが，日中の体温が高い時期に光を浴び

> **位相後退**
> 位相が時間軸にそって遅くなること．例えば，睡眠相後退症候群では，一般的な人と比べて就床・起床時刻が2時間以上遅くなっている．

ても，人間の生体リズムにはほとんど影響がありません．これを光不応期といいます．しかし，夜から朝にかけての体温が低い時期に光を浴びると，生体リズムの位相が変化します．その変化の仕方は，早朝の最低体温の前後で大きく変わります．

　最低体温までの体温下降期に光を浴びると，概日リズムの周期が長くなり，位相が後退します．例えば，夜間の3時間，80～160 lxの光を浴びるだけで，概日リズムの位相が後退することが報告されています．これは，やや暗めの室内の明るさに相当する光量です．夜遅くまで部屋の明かりを点けているだけで，宵っ張りの朝寝坊の生活が助長されることになるのです．

　これに対して，最低体温以降の体温上昇期に光を浴びると，概日リズムの周期が短くなり，**位相が前進**します．先述のように，人間の概日リズムはもともと24時間よりも長いので，体温上昇時に光を浴びるとおよそ24時間周期になります．さらに，通常，私たちは体温上昇期に日の出を迎えることになりますので，毎朝，**決まった時刻に朝日を浴びることによって，私たちの概日リズムは24時間周期にリセットされている**のです．

　このような光による概日リズムの調整は，先述のとおり，青色波長の光が関与しています．青色波長の光は太陽の光だけでなく，蛍光灯やLEDなどの人工照明にも含まれています．特に昼光色の蛍光ランプや昼光色LEDでは，青色成分が強調して作られています．朝にこれらの光を浴びることは，24時間周期の同調に効果的ですが，夜間に浴びると逆効果になります．夜間睡眠を良好に保つための光環境としては，夜間は青色波長光が少ない白熱灯を用いたうえで，夜間活動時は100 lx程度，就床直前は30 lx程度に照度を抑えることが推奨されています[2]．

> 📖 **位相前進**
> 位相が時間軸にそって早くなること．例えば睡眠相前進症候群では，一般的な人と比べて就床・起床時刻が数時間早くなっている．

3）同調と脱同調

(1) 概日リズムの同調因子

　人間や動物にとって光は最も強力な同調因子です．先述のとおり，光は視交叉上核の中枢時計に作用します．また，食事も同調因子として作用することが指摘されており，肝臓や小腸などの内臓における末梢時計は，朝食によって概日リズムの位相がリセットされると考えられています．

　また，人間の場合は，始業時刻や他者との社会的接触，時刻を知ることなどの社会的要因も同調因子として作用すると考えられています．社会的要因は体温の概日リズムに直接的に影響することはなさそうですが，睡眠・覚醒リズムの同調因子になっています．

(2) 内的脱同調

　代表的な概日リズムは，睡眠・覚醒リズムと体温リズムです．P.35～『睡眠構築』やP.59～『睡眠環境』の稿で述べられているように，体温下降期に夜間睡眠が始まり，体温上昇期に夜間睡眠が終了し目が覚めます．このように，この

2つのリズムは同調し，互いに影響を及ぼしあっています．恒常環境下でも，このような関係はたいてい同じように認められますが，なかには，睡眠・覚醒リズムと体温リズムが分かれてしまう人もいます．この場合，体温下降期だけでなく体温上昇期にも睡眠がみられるようになります．このように，2つのリズムが分離する現象を脱同調といいます．その中でも，2つの生体リズムの間で起こる脱同調を内的脱同調といいます．

　睡眠・覚醒リズムと体温リズムとの間に内的脱同調が生じる場合があるということは，睡眠・覚醒の概日リズムをつかさどる機構と，体温の概日リズムをつかさどる機構が別々にあることを意味しています．ただし，内的脱同調が起こっているときでも，これら2つのリズムをつかさどる機構が，全くバラバラに動いているというわけではありません．体温下降期に始まる睡眠は長くなり，体温上昇期に始まる睡眠は短くなります．このように，体温が睡眠の長さに強い影響を及ぼしているのです．

(3) 外的脱同調

　睡眠・覚醒リズムと体温リズムの間に脱同調が起きると，不快感や疲労感，集中困難や抑うつなど，心身の不調が起こる場合があります．このような症状は，時差症状や交代制勤務者によく認められます．時差症状や交代制勤務者においては，作業しているときに猛烈に眠くなったり，逆に，眠ろうとしても眠れなかったりします．これは，日中が明るく夜間が暗いという環境のサイクルや，いつ寝ていつ起きるかという生活のサイクルが生体リズムと一致していないことが原因です．このように，生体リズムと環境のサイクルとの間で脱同調が起こることを外的脱同調といいます．時差症状と交代制勤務の詳細については，P.84〜『睡眠と社会』，P.165〜『概日リズム睡眠障害』を参照してください．

3. 概日リズム以外の生体リズム

1) インフラディアンリズム

(1) 1週間のリズム
①**サーカセプタンリズム**

　約1週間のリズムをサーカセプタンリズムといいます．男性ホルモンの代謝産物で，性腺や副腎皮質の疾患の検査に用いられているケトステロイドを，毎朝採取した尿から測定すると，1週間のリズムがみられます．週の初めは分泌量が少なく，週の半ばに増大し，ふたたび週末に向けて減少します．この傾向は4年間にわたって安定して認められたことが報告されています．しかし，私たちは1週間単位で生活しているので，これが内因性リズムであるという直接的な証拠はありません．

②ブルーマンデー

　平日の朝，私たちは仕事や学業などの始業時間に間に合うよう，毎朝決まった時刻に起きています．このような社会的スケジュールによって，私たちの生活リズムは24時間に固定されています．しかし，休日は平日と同じ時刻に起きる必要はありません．さらに日本人は世界的にみても睡眠時間が短いことで知られているので，休日になると普段の睡眠不足を解消しようとして朝寝坊しがちです．こうして，週末の睡眠・覚醒リズムの周期は24時間よりも長くなります．夜間は白熱灯にしたり，室内光の照度を下げたりして夜間照明を十分に考慮した生活を送らなければ，通常25時間の周期が現れます．

　こうして休日は，平日に比べて1時間程度，就床・起床時刻が遅くなります．週休2日で土日が休みの学生や労働者では，日曜日になると，この倍，2時間遅くなります．そこで，日曜日の夜になると，週末にずれたリズムを2時間戻さなければなりません．しかし，就床時刻を2時間早めようとすると，まだ体温が高いためになかなか眠れません．その結果，睡眠不足に陥ります．さらに，ふだん私たちは最低体温から2〜3時間経過したところで起床しているので，2時間早く起きようとすると，最低体温付近で起床しなければならなくなります．まだ体温が低いため眠気や疲労感が強く，なかなか目が覚めません．こうして月曜日の朝は睡眠不足と低体温による眠気が著しく，とてもブルーな気分になります．

　このように週末に朝寝坊を繰り返していると，ブルーマンデーが生じます．ブルーマンデーは1週間単位で発生しますが，生体リズムと生活リズムのズレによる概日リズムの外的脱同調が原因ですので，サーカセプタンリズムとは呼べません．なお，概日リズムのズレを戻すには，ズレ1時間につき1日程度かかりますので，2時間ずれた場合は，体調が戻るのは水曜日頃ということになります．

(2) 1か月のリズム

　約1か月のリズムを概月リズムといいます．人間では月経周期が有名です．女性の月経周期はおよそ28日間で，月経開始の約14日後に排卵が起こります．月経から排卵までを卵胞期，排卵から月経までを黄体期といいます．黄体期には女性ホルモンの一つであるプロゲステロンの分泌量が増加します．このホルモンには体温上昇作用があるので，卵胞期と比べて0.3〜0.4℃の体温上昇がみられます．特に月経直前の黄体後期になると，夜間に体温が十分低下しませんし，朝の体温上昇も緩やかになります．その結果，睡眠が深くなりにくく，徐波睡眠とレム睡眠が減り，睡眠段階2が増えます．このように，睡眠内容が悪化することに加え，プロゲステロンの影響でさらに眠気が強くなります．このような眠気や睡眠内容の変化は，月経2〜3日後以降に消失します．

(3) 1年のリズム

1年周期のリズムを概年リズムといいます．概年リズムは内因性のリズムで，季節の変化によって生じる季節リズムとは区別されます．概年リズムは，鳥の渡りやげっ歯類の冬眠などで，1日の光の長さや温度を1年中一定に維持しても出現します．

人間の場合は，1年中恒常環境下で生活することはできませんので，概年リズムが存在するかどうかは不明ですが，睡眠は季節によって変わることが報告されています．札幌市で四季ごとに学生を隔離環境下においたところ，就床時刻には季節差がほとんどありませんでしたが，起床時刻は冬になると遅くなり，それに伴って睡眠時間が長くなっていました．メラトニンの分泌リズムも冬になると位相後退していました．また，冬季うつ病として知られている季節性感情障害の場合は，うつ症状が秋から冬にかけて発症し，春から夏にかけて寛解します．

2) ウルトラディアンリズム

20時間以下の周期の生体リズムをウルトラディアンリズムといいます．長いものでは，数時間周期のものから，短いものでは，呼吸や心拍などがあります．ここでは数時間周期のリズムを取り上げます．

(1) 午後の眠気とサーカセミディアンリズム

午後の眠気は，世界中の人たちに共通して認められ，昼寝をとっている人も多くいます．地中海沿岸地方や南米では，昼食後の昼寝をシエスタと呼んでいます．1日の中で最も眠気が強いのは，早朝の最低体温付近ですが，午後の眠気は，そのおよそ半日後に起こることから，半日周期の**サーカセミディアンリズム**が存在するのではないかと考えられています．5つの異なる研究機関で別々に測定された眠気のリズムをまとめた報告によると，これらの研究に共通して眠気のピークが1日に2回みられました．最大のピークは明け方付近で，2番目のピークは昼下がりでした．このような**眠気のピークは，居眠り運転事故の発生時刻と一致**しています．

> **サーカセミディアンリズム**
> サーカディアン（約1日）に「半分」を意味するセミを組み合わせた言葉で，半日リズムのこと．

(2) 睡眠周期

睡眠中には，ノンレム睡眠とレム睡眠が交代して現れます．動物の種類によってその間隔は異なりますが，人間の場合は，80〜100分です（P.38-図3参照）．これを睡眠周期といい，これもウルトラディアンリズムです．夜間睡眠の場合，第1周期では徐波睡眠が長く現れますが，第2周期以降では徐波睡眠が減少していきます．その逆に，睡眠後半の睡眠周期ではレム睡眠が長くなります．

(3) 覚醒レベルのウルトラディアンリズム

恒常環境下で脳波を1日中測定すると，2〜3時間の周期で覚醒レベルが変動

することが報告されています．このような日中のウルトラディアンリズムは比較的不安定な現象で，容易にマスキングされます．退屈で興味のわかない作業を1日中行うと，周期的に眠気が起こりますが，興味深くて楽しい作業や，出来高に応じて報酬が与えられる作業を行う場合には，覚醒レベルは長時間にわたって一定レベルが保たれ，数時間周期の覚醒変動はみられなくなります．このように，作業に対する動機づけはウルトラディアンリズムをマスキングさせる要因として作用しています．

（林　光緒）

ポイント

- 概日リズムを駆動する生物時計は，視交叉上核に存在する．
- 人間の概日リズムの周期は元来24時間よりも長く，朝日を浴びることで24時間にリセットされている．
- 生体リズムによって早朝と昼食後に強い眠気が生じ，これが居眠り事故の原因となっている．

文　献
1) 山崎　普：末梢時計．睡眠医療，5：55-61，2011．
2) 小山恵美：良質睡眠に向けての光環境制御と光源選択について．本多和樹監修：249-257，眠りの科学とその応用Ⅱ．シーエムシー出版，2011．

Ⅱ. 睡眠の基礎知識
6. 睡眠環境

1. 温湿度と睡眠

1）温熱環境下における睡眠

(1) 室温の影響

　蒸し暑い夏の夜は，冷房をつけないとなかなか寝つけません．そもそも，暑いと眠れなくなるのは，睡眠が体温と密接な関係にあるからです．P.35～『睡眠構築』でふれたように，夜間睡眠の前半には体温が低下していきますが，その逆に，体温が低下していかないと睡眠が始まりにくいのです．

　裸になって寝具を用いずに眠る場合は，室温を29℃に設定すると，暑くも寒くも感じることなく，よい睡眠をとることができます．この温度を中性温度と呼びます．熱帯夜を想定して，室温を中性温度よりも高い35℃，湿度75％に設定して，裸のままで眠ってもらったところ，高温多湿な環境のため放熱できず，夜間にもかかわらず体温低下がほとんど起こりませんでした．睡眠も極端に妨害されました．全夜にわたって中途覚醒が増え，睡眠が細かく分断されました．徐波睡眠（睡眠段階3＋4）はほとんど出現せず，レム睡眠も減少しました[1]．

　1日の最低気温が25℃を超える熱帯夜は，気温が高くて放熱しにくいので，体温が下がりにくく，そのために寝苦しくなります．特に，コンクリートやアスファルトなどの人工的な建造物が多い街中では，緑豊かな郊外に比べて気温が高い，いわゆる「ヒートアイランド現象」が起こっています．街中では，夜になっても気温が下がりにくいことや，熱帯夜が何十日も続くこともありますので，都会では冷房なしに夏の夜を過ごすことは，ほとんど不可能ともいえるでしょう．

(2) 湿度の影響

　日本の夏で問題なのは，気温の高さだけではありません．湿度が高いことも睡眠に大きな影響を及ぼしています．通常，徐波睡眠中に発汗することで夜間睡眠の前半に体温低下が促進されますが，湿度が高いと汗をかいても蒸発しませんので，体温低下が起こりにくくなります．実際，裸のままで室温を29℃にした中性温度で眠ってもらった場合，湿度を50％から75％へと上げると，夜間睡眠中であるにもかかわらず，体温は約0.1℃上昇しました．さらに，室温を35℃に設定した場合，湿度を50％から75％に上げると，体温は約0.4℃上昇しました．このような高温多湿環境下では，体温が全く低下しませんので，ほと

んど眠れません．しかし，この逆に，室温が同じ35℃でも，湿度を75％から50％に下げると，睡眠内容はかなり改善されます．徐波睡眠は長く続くようになりますし，レム睡眠の長さは中性温度の場合とほとんど変わらなくなります[1]．

　これらの実験結果から，熱帯夜の対策としては，単に室温を下げるだけでなく，湿度を下げることも重要であることがわかります．

(3) 夏季における適切な温湿度と寝床内気候
　熱帯夜といっても，早朝には気温や室温が低下しますので，裸のままで寝るわけにはいきません．夏でも寝衣や寝具が必要になります．しかし，寝衣や寝具を使うと，中性温度の29℃でも暑くて睡眠が妨害されることになります．環境省は夏のオフィス空調の設定温度を28℃にするよう提唱していますが，寝衣や寝具を用いて眠る場合，室温はそれよりも2℃低い**26℃**，湿度は**50～60％**に設定すれば，睡眠は妨害されません．寝具と人との間にできる空間の温度や湿度のことを**寝床内気候**と呼びますが，温湿度をこのように設定すれば，快適に眠れる寝床内気候である温度32～34℃，湿度50±5％を保つことができます[1]．

(4) 冷房の効果
　熱帯夜であっても，明け方は比較的快適な温度まで気温が低下するので，タイマーを用いて冷房を利用する人が多いようです．快眠のために冷房のタイマー設定を利用するには，いくつかのポイントがあります．

　一つは，冷房は就床時につけるのではなく，就床の数時間前からつけておくことです．冷房を入れると，すぐに寝室の空気は冷やされますが，部屋の壁や天井，家具はすぐには冷えません．これらが十分に冷えていない状態で冷房が止まると，輻射熱が放出され，寝室内の空気が再び暖められます．その結果，室内の温度が高くなり，睡眠が妨害されることになります．目が覚めて冷房をつけ，冷房が止まると，また目が覚めて冷房をつけて，一晩中これを繰り返すことになります．これを避けるには，日没以降，就床の数時間前から寝室の冷房をつけておき，壁や天井，家具を十分に冷やしておくことが必要になります．

　熱帯夜では，特に睡眠前半に冷房をつけることが重要です．睡眠前半で快適な温湿度になっていれば，睡眠前半に生じる体温低下や徐波睡眠の出現が妨害されることがないからです．睡眠後半に冷房をつけていなくても，早朝の最低体温時付近になれば，気温が低下して熱帯夜でも比較的過ごしやすくなりますし，睡眠後半ではそもそも概日リズムに従って体温が上昇しますので，比較的快適に目覚めることができます．

　その逆に，睡眠前半は暑さを我慢し，睡眠後半で冷房をつけた場合には，夜間睡眠と起床時の覚醒レベルに大きな影響が現れます．睡眠前半が高温多湿になっていると，体温が低下しませんので，ほとんど眠れません．中途覚醒が頻繁に起こり，徐波睡眠が極端に減少しますので，睡眠不足が起こります．冷房

を入れた睡眠後半では，中途覚醒は起こりにくいのですが，冷房そのものだけでなく，睡眠前半にかいた汗が蒸発するときの気化熱によってさらに体表面が冷やされ，体温上昇が起こらず，低下したままになります．このときの体温は，一晩中，快適な温湿度に設定した場合よりも低くなります．そのため，起床時にはとても体がだるく，疲労や眠気も強く残ります．

(5) 扇風機と冷却枕の効果

扇風機の効果を調べた実験によれば，室温32℃，湿度80％の環境下で眠ると，暑くて何度も目が覚め，**睡眠効率**が78％となりましたが，足元から秒速1.7 mのそよ風を送ると中途覚醒が少なくなり，睡眠効率が95％へと大幅に改善しました．この結果は，室温26℃，湿度50％の快適環境下のもとで眠ったときの96％と同等でした．このことから，冷房をつけずに扇風機を用いた場合でも，睡眠によい効果をもたらすといえます．ただし，一晩中扇風機をつけていると体が冷えた状態のままとなり，起床前の体温上昇期に体温上昇が起こりにくくなりますので，タイマーなどを利用したほうがよいでしょう．

冷却枕を使った場合でも，入眠が促進されます．普段の**入眠潜時**が30分以上の人に対して枕の表面温度を16℃にした冷却枕を使用したところ，体温低下が促進され，入眠潜時が10分間短縮したことが報告されています．ただし，枕が冷たいと，かえって睡眠が妨害されますので，冷やしすぎないことや，タオルで枕を巻くことなどの工夫が必要となります．

2) 寒冷環境下における睡眠

(1) 冬季における適切な温湿度と寝床内気候

寝具を用いて眠った場合，最も寝心地のよい室温は**16〜19℃**です．寝床内気候が10℃より下がると睡眠が妨害されますので，布団の中が10℃以下にならないようにすることが必要です．また，湿度は冬でも**50〜60％**が理想的です[1]．

(2) 暖房の効果

寒いと交感神経系活動が高まるだけでなく，手足の末梢血管が収縮しますので，皮膚からの放熱が起こりにくくなります．その結果，覚醒が高まり，入眠が妨害されます．そこで，就床直前にぬるめのお湯にさっとつかるか，手足を軽く温めると寝つきがよくなります．古くから，頭を冷やして足を温めるという「頭寒足熱」が健康によいといわれてきました．実際，手足を温めることで末梢からの放熱を促すと同時に，頭を直接冷やすことで脳の温度（深部体温）を下げると，寝つきがよくなり，睡眠が促進されます．ただし，体が温まりすぎると，体温が上昇して覚醒レベルが高まります．その結果，かえって眠りにくくなりますので，就床直前に熱いお湯につかることや，長時間の入浴は避けるべきです．

寝るときに手足の温度を上げる方法として，電気毛布や電気アンカも有効で

📖 **睡眠効率**
就床している時間のうち，実際に眠っている時間（総睡眠時間）の占める割合．睡眠が良好な人では90％以上になる．

📖 **入眠潜時**
消灯してから，寝つくまでの時間．

す．ただし，一晩中，布団の中を暖め続けると，布団の中の寝床内気候は夏の高温環境と同じになります．体温が下がりにくくなり，睡眠が妨害されます．そこで，電気毛布や電気アンカは，寝る前までにスイッチを入れて布団の中を暖めておき，寝るときにはスイッチを切るようにします．そうすれば，就床時は布団の中が暖かくて皮膚温が上がりますから，体から放熱しやすくなり，入眠が促進されます．寝ている最中には布団の中の温度が徐々に下がっていきますので，睡眠を妨害しません．

寒冷地の場合では，部屋全体を暖めようとすると暖房費がかさみますから，特に高齢者では，夜は布団の中だけを暖めようとする傾向があります．電気毛布や電気アンカを使うだけでなく，下着や寝具を重ねることで対処しようとします．しかし，高齢になると頻尿になりやすいので，夜間でもトイレに行く回数が増えます．暖かい寝床から出るたびに低温にさらされることになりますので，血管が急に収縮し，血圧が急上昇します．このように，体に大きな負担がかかるばかりでなく，トイレに行っている間に手足が冷えますので，再入眠しようとしても寝つきが悪くなります．経済的な問題もあり，寝室全体を暖めるのは難しい場合もありますが，夜間でもなるべく寝室の温度を16℃以上に保つようにしたほうがよいでしょう．

2. 光環境と睡眠

1）就床前の光環境

概日リズムを調整する作用をもつメラトニンは，日没とともに合成が始まります（P.35〜『睡眠構築』参照）．夜間に徐々に分泌量が増えていき，早朝の最低体温時のおよそ1時間前に分泌量が最大となります．その後は分泌量が減っていき，日の出とともに分泌が止まります．日中は分泌されませんが，夜間でも強い光にさらされると，その分泌が止まります．夜間は日中に比べて光に対する感受性が高まりますので，照度200ルクス（lx）の**室内照明程度の光でもメラトニンが抑制される**との報告もあります．この程度の光でも覚醒レベルが高まりますので，就床直前まで室内を明るくしていると，就床時刻が遅くなりやすく，夜型の生活が助長されます．

ただし，同じ照度であってもメラトニンの抑制効果は，**色温度**によって異なります．波長約460ナノメートル（nm）にピークをもつ青色光は，メラトニン抑制効果が特に高いことが明らかにされています．また，就床前に青色光を強調したコンピュータ画面で作業を行うと，赤色光を強調した場合よりも作業成績が上がりますが，その後の睡眠中には中途覚醒時間が増加し，睡眠が妨害されます．

世界の中でも日本人の睡眠時間は短いことで知られていますが，就床前に寒色系の光や明るい光を浴びると，さらに睡眠不足が助長されることになります．

📖 **色温度**
光の色を数値で表したもので，単位はケルビン（K）を用いる．青白い寒色系の色ほど色温度が高く，赤い暖色系の色ほど色温度が低い．

就床前は間接照明に切り替えるか，暖色系の蛍光灯や白熱灯を用いると，このような悪影響を避けることができます．

2）就床中の光環境

0, 0.3, 5, 30, 50, 120, 180, 300 lx の 8 段階の**照度**の光が睡眠に及ぼす影響を調べた研究によると，0.3 lx のときが睡眠の深さが最高で，目覚めたときの睡眠感も良好でした．30 lx 以上になると睡眠が浅くなり，徐波睡眠やレム睡眠が減少しました．照度が上がるにつれて，手や布団で顔を覆う行動がみられるようになり，このような遮光行動は 50 lx 以上で顕著にみられました．逆に，0 lx のほうが 0.3 lx よりも睡眠深度が低下していました．真っ暗にすると不安になってかえって眠れないという人の場合は，10 lx 程度の足元灯を点けておけばよいでしょう．天井灯では目に直接光が入り，眠りにくい場合もありますので注意が必要です．

高齢者では，頻尿によって就床後にトイレに行く機会が増えますが，室内灯を点けると，覚醒レベルが上がり，再入眠に時間がかかりますので，寝室だけでなく廊下にも足元灯を点けておくとよいでしょう．それぐらいの光でも視認性は十分確保できますし，光による覚醒レベルの上昇は起こりません．

> **照度**
> 光に照らされた物体の明るさの程度を表す尺度．単位はルクス（lx）．晴れた日の屋外では数万〜10万 lx，曇り空でも 2,000〜数万 lx，室内の照明下では 500 lx 程度，夜間の室内では 200 lx 程度である．

3）起床時の光環境

起床時に太陽光を浴びることは，よりよい目覚めと生体リズムの調整に重要です．2,000 lx 以上の高照度光には，覚醒作用や交感神経系活動の亢進作用，体内時計の位相調節作用があります．高照度光による生体リズムへの影響については，どのタイミングで光を浴びるかによって異なります．早朝の最低体温前に光を浴びると，位相後退が起き，「宵っ張りの朝寝坊」が助長されることになります．逆に，最低体温後に光を浴びると，位相前進が起こり，早寝早起きの生活リズムになります．通常，日の出の時刻は体温が最低となる時刻よりも後ですので，朝日を浴びると概日リズムの位相前進が起こり，早寝早起を促進します．

日中は夜間と比べて光に対する感受性が低くなりますので，朝は，室内光程度の光では，上記のような効果はあまり期待できません．しかし，必ずしも直射日光を浴びる必要はありません．曇天でも屋外では 2,000〜数万 lx 程度の照度になりますので，朝起きたときにカーテンを開け，目に外の光を取り入れることが大切です．

3．騒音と睡眠

1）騒音の大きさと睡眠

騒音の中で最も多い訴えは，交通騒音と隣人の生活騒音です．このような騒

音が睡眠にどのように影響を及ぼすかについては，連続音，間欠音，衝撃音などのような騒音の種類や，騒音の大きさ，周波数，持続時間などの物理的特性や，年齢，性別，性格特性などの個人特性によって異なります．一概には言えないところもありますが，一般的に，40デシベル（dB）を超えると睡眠に悪影響が出てきます．

騒音の大きさは，dB単位で測定します．これは，人の耳に聞こえる一番小さな音に対して，どの程度の大きさの音かを表しています．20 dBは，木の葉のふれあう音です．これぐらいの小さな音であれば，睡眠には全く影響はありません．40 dBは，図書館や市内の深夜の状態に相当します．40 dB以下であれば，睡眠に適した状態であるといえます．40 dBを超えると，不眠感が強くなり，中途覚醒が増えます．45 dB以上になると，入眠潜時が数分から20分間延長します．50 dBは，エアコンの室外機の音に相当しますが，45〜55 dBの音が続きますと，中途覚醒が増加します．55 dBを超えると，さらに中途覚醒が増え，軽い睡眠障害が起こります．熟睡できなくなりますので，起床時に不快感が高まります．なお，人の声はこれを超える騒音で，ふつうの会話でもおよそ50〜60 dBあります．80 dBは，地下鉄や電車の中の車内騒音のレベルです．これほどの大きさでは，会話している相手の声が聞こえにくくなります．ほとんどの人は眠れなくなり，入眠困難，熟眠困難，早朝覚醒など重度の不眠症状が現れます．電車の中でも眠れる人はいますが，このような騒音が一晩中続いている環境のもとでは，朝まで目覚めることなく眠り続けることは困難です．

2）交通騒音と睡眠

主要幹線道路の沿道に住んでいる中高年の女性を対象とした研究によると，夜間の交通量が多く，交通騒音の大きい寝室で寝ている人ほど中途覚醒が頻繁に起こり，不眠症の発症率が高まっていました．また，交通騒音のレベルが55 dBを超えると，徐波睡眠が減少することも報告されています．

このような交通騒音では，乗用車がひっきりなしに通っている状態よりも，たまにトラックやバスなどの大型車が通ったときのほうが，睡眠が妨害されます．連続音に対しては，ある程度の慣れが起こりますが，突然の大きな間欠音には，慣れが起こりにくいからです．

3）騒音の環境基準

人の健康状態を保護するために，騒音の環境基準が定められています[2]．田園や郊外の住宅地か，都市の住宅地かで多少の違いはありますが，屋外における夜間騒音の基準は，住宅地では **45 dB以下** です．世界保健機構（WHO）では，寝室の騒音基準を平均30 dB以下，最大でも45 dB以下となるよう推奨しています．いずれも，睡眠が妨害されないための基準となっています．

4. アロマと睡眠

1）アロマによる鎮静効果

　ミント，ジャスミン，柑橘類，シナモンなどの香りには覚醒作用が，白檀，沈香，ラベンダーなどの香りには沈静作用があると考えられています．睡眠ポリグラフ記録などを用いて，これらの香りが睡眠に及ぼす効果を調べた実証研究は少ないのが実状ですが，ペパーミントに覚醒作用があることや，ラベンダーや，フィトンチッド（樹木などが発散する化学物質）の一つである微香性のセドロール，バニラに似た香りのする合成香料ヘリオトロピンには鎮静作用があることが実証されています[3]．

2）アロマによる睡眠促進効果

　ラベンダーの香りを提示すると，健常者で徐波睡眠が増え，熟眠感が高まったことや，中等度の不眠傾向者のうちの半数で不眠傾向が改善したことが報告されています．セドロールは入眠潜時と中途覚醒の短縮，睡眠効率の向上をもたらすことや，ヘリオトロピンは入眠潜時の短縮，睡眠効率の向上のほか，睡眠段階4を増加させることも報告されています．

3）香りの効果の個人差

　香りの好みは人によって異なりますので，同じ香りでも，ある人にとって快適で睡眠に促進的に作用しても，ほかの人にとっては不快で睡眠に妨害的に作用する場合もあります．例えば，ペパーミントの香りを提示すると，睡眠内容が悪化する人もいれば，睡眠が改善する人もいます．

4）睡眠中の嗅覚

　睡眠中は，嗅覚が著しく低下します．微香性のセドロールを提示したとき，香りをほとんど感知できない人においても睡眠改善効果が認められていますが，その一方で，慣れることのないような強い臭気がしても，ほとんど目が覚めないことも報告されています．例えば，臭気が非常に不快に感じられる8 ppmの濃度の硫化水素を提示した場合でも，覚醒反応はほとんど起こりません．また，コールタールの成分で刺激臭が強く，木材の防腐剤として用いられているピリジンを提示した場合でも，覚醒反応は低いままです．深夜の火事で激しい刺激臭があるにもかかわらず，それに気づかない人がいるのも，このような睡眠中の嗅覚の低さが原因であると考えられています[3]．このことから，香りが睡眠に直接的に影響を及ぼしているというよりも，むしろ就床時に生じた快適な気分の喚起や鎮静作用による間接的な効果のほうが大きいと考えられます．

5. 音楽と睡眠

1）音楽による覚醒調整効果

　大学生を対象とした調査によれば，31％の学生が就床時に音楽を聴いていました．しかし，音楽が入眠に及ぼす効果を調べた研究のほとんどは，音楽が睡眠に妨害的に作用することを報告しています．

　音楽には覚醒調整効果があります．覚醒レベルが高いときに鎮静的な音楽を聴くと，覚醒レベルが下がり，気持ちが落ち着きます．その逆に，眠気が強いときなどの覚醒レベルが低いときに音楽を聴くと覚醒レベルが上がり，目が覚めます．このような音楽の特性によって，就床時に音楽をかけていると，就床直後は覚醒レベルが下がっていき，入眠が促進されます．しかし，入眠後も音楽が続いている状態では覚醒レベルが上がり，睡眠が妨害されることになります．入眠した時点で音楽を止めることは，自身ではできませんので，就床時の音楽は長くならないようにタイマーで設定しておく必要があります．

2）音楽の好み

　一般に，興奮的な音楽を聴くと覚醒レベルが上がり，鎮静的な音楽を聴くと覚醒レベルが下がりますが，このような音楽の効果は，好みの程度が強く影響します．自分の好きな音楽を聴くとリラックス感やリフレッシュ感が喚起されますので，就床時に音楽を聴く場合は自分の好きな鎮静的な曲を選択し，起床時に聴く場合は自分の好きな興奮的な曲を選択するようにするとよいでしょう．

（林　光緒）

ポイント

- 快眠のための室温は，夏季は約 26℃，冬季は 16〜19℃であり，年間を通して湿度を 50〜60％に保つことが好ましい．
- 夜間は光の感受性が高く，室内照明程度の光でも睡眠に影響を及ぼす．
- 快眠のための夜間騒音の基準は，45 dB 以下である．

文　献
1) 水野一枝：睡眠と環境．白川修一郎編：135-156，睡眠とメンタルヘルス．ゆまに書房，2006．
2) 日科技連官能検査委員会：官能検査ハンドブック．1973．
3) 小川景子ほか：快適な睡眠をサポートする香り．本多和樹監修：258-267，眠りの科学とその応用Ⅱ．シーエムシー出版，2011．

Ⅱ．睡眠の基礎知識

7．睡眠と嗜好品

1．カフェイン

1）カフェインの含有量

　コーヒーやお茶に含まれるカフェインの量は，生産地や，製法，コーヒー豆や茶葉の種類，使用量，湯温，抽出時間，抽出量など様々な要因で異なり，正確に推定することは困難ですが，およそコーヒー 1 杯で 60〜80 mg，紅茶 1 杯で 20〜40 mg，緑茶 1 杯で 30〜50 mg 含まれています．また，コーラなどのソフトドリンクに添加されたカフェイン量は 350 ml 缶で 40〜50 mg です．医薬品の中にも，眠気防止薬には 100〜200 mg，解熱鎮痛消炎薬，感冒薬，鎮咳去痰薬，鼻炎用内服薬，乗物酔防止薬などには 1 回分で 20〜50 mg，強壮ドリンク剤では 1 本あたり 50 mg 程度のカフェインが含まれています[1]．

2）カフェインの薬理作用

　お茶には鎮静効果のあるテアニンが含まれていますので，寝る前にお茶を飲むと気分が落ち着きます．しかし，お茶に含まれるカフェインは睡眠を妨害しますので，就寝前の摂取は控えるべきです．カフェインの主な薬理作用は，アデノシン A1 および A2$_A$ 受容体の遮断です．アデノシン A1，A2$_A$ は，報酬系のドパミン作動性神経を抑制しますので，この作用を阻害するカフェインは，報酬系を興奮させ，覚醒を高めます．また，アデノシン A2$_A$ は，視床下部にある**腹外側視索前野**に作用してノンレム睡眠を発現させます．カフェインはこの作用を阻害しますので，睡眠が妨害されます．さらに，カフェインは強心作用と血管拡張作用を持ちます．これによって腎臓を通過する血液量も増大しますので，尿量が増え，利尿作用が起こります．このように，カフェインを摂取すると，中枢神経系活動の興奮によって入眠困難が生じるとともに，利尿作用によって頻尿が起こり，中途覚醒も増加します．

📖 腹外側視索前野
ここにはアデノシン A2$_A$ 受容体が存在し，前脳基底部にあるプロスタグランジン D$_2$ 受容体から放出されたアデノシンに応答してノンレム睡眠を誘発する．それと同時に，覚醒中枢である結節乳頭核や，覚醒調節系の縫線核，青斑核，被蓋核の活動も抑制する．

3）カフェインの代謝

　カフェインの大部分は小腸から吸収されるので，小腸への移動時間によって，その効果の現れ方が異なります．空腹では移動時間が短いため効果が早く，胃の中に食物があると移動に時間がかかるため効果が遅れます．通常，経口投与してからおよそ 45 分以内で 99％ が吸収されます．ただし，コーヒーやお茶を温めた場合と，冷やした場合では，カフェインの吸収速度は異なります．温め

た場合では，血中のカフェイン濃度は摂取後 30～60 分後に最高になります．逆に，冷やして摂取した場合は，冷刺激によって胃の活動性が低下し，小腸の毛細血管も収縮します．その結果，体内へのカフェイン吸収は遅くなり，カフェインの血中濃度は服用後 1～2 時間後に最高になります[1]．

健康な成人では，**カフェインの血中濃度の半減期は 2.5～4.5 時間**ですので，少なくとも寝る 4 時間前からは，カフェイン飲料を飲むのは控えたほうがよいでしょう．ただし，体内における半減期は年齢や肝機能によって異なります．カフェインは，肝臓にあるチトクローム P450 酵素群によって分解されますので，肝機能障害があると代謝が著しく遅れ，半減期も延長します．子どもや高齢者は肝機能が低く，カフェイン代謝が遅れますので，夕方 6 時以降はカフェイン摂取を控えるべきです．さらに，胎児や乳児では肝臓の代謝機能が未完成であるため，カフェインの効果が強く，長時間持続します．カフェインは母乳にも排出されますので，妊娠中や授乳中はカフェインの摂取を控えるべきです．

2．ニコチン

1）ニコチンの薬理作用

ニコチンは，骨格筋の神経筋接合部や，自律神経系の神経節，そして中枢神経系に広範囲に分布するニコチン性アセチルコリン受容体に作用します．この受容体は，神経と筋肉間や神経間のシナプス伝達を調整しています．この受容体にアセチルコリンやニコチンが結合すると，骨格筋では，筋肉が収縮し，中枢神経系では，アセチルコリン，ノルアドレナリン，ドパミン，セロトニン，バソプレッシン，成長ホルモン，副腎皮質刺激ホルモンなどの複数の神経伝達物質の放出が促進されます．このようにして，ニコチン摂取によって大脳皮質全体に覚醒がもたらされます．また，ニコチンは黒質線条体と中脳辺縁系のドパミン作動性ニューロンにも結合し，これによって脳では快感情が生じますので，気分や認知機能が向上するとともに，依存性が形成されることになります．また，ニコチンを摂取すると，血管収縮により血圧が上昇し，心拍数も増加します．

2）ニコチンの代謝

ニコチンは，喫煙によって肺胞壁を通過し，肺の毛細血管から急速に吸収されます．血中濃度は数分でピークに達します．大脳でのニコチン濃度は喫煙後，急激に増加し，20～30 分かけて減少します．5～10％はそのまま尿中に排泄され，その他のほとんどが肝臓で分解されます．分解速度には個人差がありますが，**体内における半減期は平均 2 時間**です．

3）ニコチンが睡眠に及ぼす影響

　ニコチンは，非喫煙者においても，喫煙者においても，入眠潜時の延長や中途覚醒の増加をもたらし，睡眠を悪化させます．非喫煙者2,916人，断煙者2,705人，喫煙者779人を対象とした調査[2]によると，非喫煙者に比べて，喫煙者の入眠潜時は平均5分長く，総睡眠時間が14分短くなっていました．喫煙者の睡眠段階1は非喫煙者よりも24％多く，徐波睡眠は14％少なくなっていました．また，非喫煙者に比べて，喫煙者が睡眠時無呼吸症になる危険率は2.5倍でした．

　眠れないときにタバコを吸うと快感情が生じ，気分が落ち着きます．しかし，同時に覚醒が高まり，さらに眠れなくなります．ニコチンの半減期を考慮すると，就床2時間前には，喫煙は控えたほうがよいでしょう．

3. アルコール

1）アルコールの薬理作用

　アルコールは，中枢神経抑制作用を持ちます．興奮性神経伝達物質であるグルタミン酸のNMDA受容体を抑制すると同時に，抑制性神経伝達物質であるガンマアミノ酪酸（GABA）受容体を刺激します．これによって，鎮静・催眠作用をもたらします．

2）アルコールが睡眠に及ぼす影響

　一般に，適量のアルコールは入眠を早め，徐波睡眠を増加させます．しかし，アルコールの代謝と排泄は素早く行われますので，睡眠後半にはアルコールの血中濃度が低下し，離脱傾向が現れます．睡眠が浅くなり中途覚醒が増えるとともに，レム睡眠が増加します．夢や悪夢が増え，交感神経系活動が高まり，頻脈や発汗が生じます．このように，**アルコールは睡眠の前半には入眠を促進しますが，睡眠後半では睡眠内容を悪化させます．**

　日本人24,686人を対象として行われた調査[3]によると，男性の48.3％，女性の18.3％が1週間に1回以上，寝酒を飲んでいました．このような寝酒は，男女ともに睡眠維持困難と関連していました．快眠のための寝酒が，現実には睡眠を妨害していることになります．睡眠薬代わりに寝酒をたしなんでいる人は多いのですが，アルコールは睡眠薬代わりにはなりません．

　また，飲酒を続けているとアルコールに対する耐性が上昇し，催眠作用が低下します．飲酒しても十分な睡眠が確保できなくなり，不眠が発生します．このような不眠を解消するためには，酒量を増やすことが必要となり，アルコールに対して依存性が促進されることになります．アルコール依存症患者では，徐波睡眠はほとんど出現せず，中途覚醒や体動が頻繁に起こり，睡眠が細かく

分断します．しかし，飲酒を突然中断すると，強い不眠のほか，振戦，発汗，幻覚，痙攣発作，見当識障害など，種々の離断症状が発生します．

(林　光緒)

> **ポイント**
> ・カフェインの体内半減期は2.5〜4.5時間である．
> ・ニコチンの体内半減期は平均2時間である．
> ・アルコールは睡眠前半に入眠を促進するが，睡眠後半では睡眠内容を悪化させる．

文　献
1) 栗原　久：カフェインの科学．学会出版センター，2004．
2) Zhang L, et al：Cigarette smoking and nocturnal sleep architecture. American Journal of Epidemiology, 164：529-537, 2006.
3) Kaneita Y, et al：Use of alcohol and hypnotic medication as aids to sleep among the Japanese general population. Sleep Medicine, 8：723-732, 2007.

II. 睡眠の基礎知識

8. 睡眠と運動

「身体をよく動かした日や，忙しく過ごした日にはよく寝られた」という体験は，誰もが持っています．これは，昼間の活動が夜間の睡眠の構築に密接に関係していることを暗示しています．ここでは，昼間の活動を身体運動で高めたときに，夜の睡眠がどのように変化するかについて，運動生理学，温熱生理学，そして睡眠生理学の観点から述べます．

そもそも，睡眠や覚醒という意識活動は脳でのエネルギー代謝と密接に関係しており，脳での代謝が高まると目覚め，低下すると眠くなって睡眠をとります．身体の中心部で観測される深部体温は，この脳代謝を間接的に反映していますので，深部体温リズムと私たちの24時間の意識活動である睡眠覚醒リズムは，図1に示すように，相互に密接に関係しているのです[1]．図の上段は睡眠覚醒リズム（覚醒度）を，下段は深部体温の概日リズムを示していますが，覚醒度がゼロに近づけば睡眠状態であり，高くなれば覚醒状態にあることを意味しています．図からわかるように，私たちの意識活動は，体温が上昇期にあると覚醒度が高まり，下降期にあると低くなります．温熱生理学では，体温が上昇期にあるときには脳代謝が高まり，熱を生産するので，**産熱過程**と呼び，下降期には脳代謝が低下して，脳に蓄積されていた熱が体外に放出されるので，

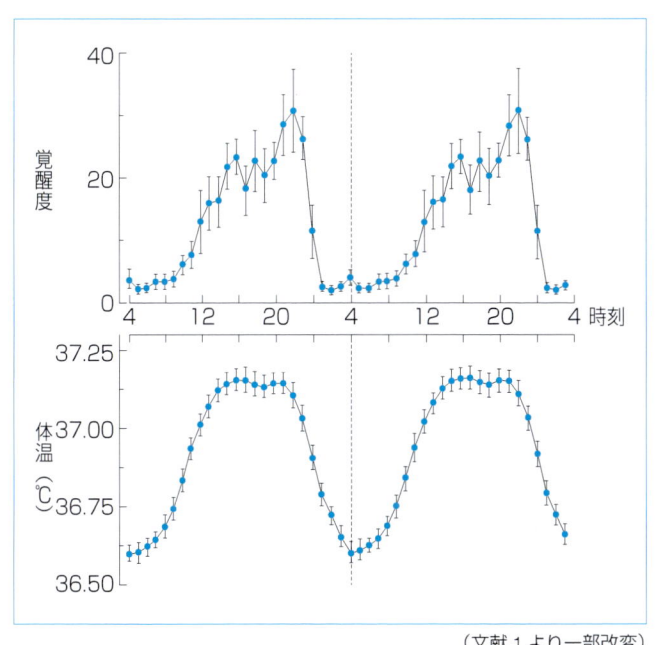

（文献1より一部改変）

図1　睡眠覚醒リズム（覚醒度）と体温の概日リズムの関係

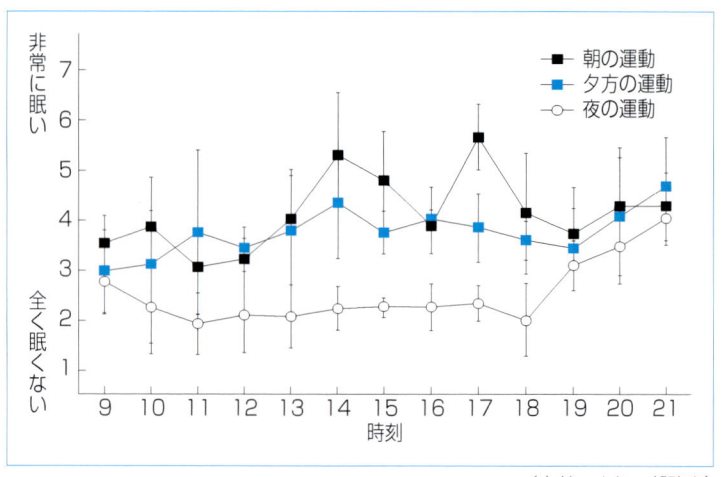

図2 運動のタイミング（実施時間帯）と運動した翌日の昼間の眠気

（文献3より一部改変）

熱放散過程（the heat loss process）と呼びます．つまり，覚醒という意識状態は産熱過程を積極的に作り出し，睡眠という意識状態は熱放散過程で生じることがわかります．特に覚醒から睡眠に意識状態が大きく切り替わる入眠期の前後では，皮膚の血流を介して大きな熱放散現象が必ずみられます．これは，手足の皮膚温が上昇すると眠くなるという生理心理現象として，私たちが日常的に体験することなのです．このように睡眠は脳における**温熱制御**（thermo-regulation）に大きく依存しており，熱放散過程で生じる生理心理現象なのです．

次に，睡眠と運動の関係についてですが，身体運動によって昼間の活動を高めて，夜間の睡眠を改善しようという試みが1960年代から多く行われています．これらの研究を総観すると，昼間の運動は徐波睡眠（slow wave sleep；SWS）（P.35～『睡眠構築』参照）や総睡眠時間の増加，レム睡眠の減少，そして入眠潜時を短縮させる効果があるといわれています[2]．このような効果は，本来睡眠構造が充実している健康な群よりも，むしろ入眠困難や中途覚醒が認められる不眠傾向にある不眠群のほうが顕著に現れるようです．しかしながら，運動と睡眠の関係に関する研究の中には，このような睡眠改善効果は得られないという研究もあり，統一的見解が得られていない側面もあります．その原因として，運動を負荷するタイミング（時間帯），運動強度と持続時間，運動の種類，運動環境（野外あるいは屋外）などによって睡眠への影響が異なること，さらに運動習慣の有無，男女差などの個人差も，その結果に影響を与える変数として考えられています[2]．

そこで，これらの変数の中から，運動のタイミングがその後の睡眠に及ぼす影響について検討した興味深い研究を紹介します[3]．運動習慣のない男子大学生7名に対して**無酸素性作業閾値レベル**での60分の歩行運動を，朝（7:30～8:30），夕方（16:30～17:30），そして夜（20:30～21:30）に負荷して，運

📖 **無酸素性作業閾値レベル（ATレベル；anaerobic threshold）**
運動強度を示すもので，運動強度を順次上げていった際，有酸素運動から無酸素運動に変化する変換点をいう．ATレベルの運動とは，疲労物質である乳酸が発生しない程度の有酸素運動で，感覚的に「つらい」という感じがしない運動強度である．

動が夜間の睡眠に及ぼす影響を調べたものです．その結果は，夜の運動で入眠潜時が有意に短縮して，睡眠前半の徐波睡眠が有意に増加しました．睡眠の心理的評価でも，入眠感（寝つき感）や熟眠感が有意に改善されました．さらに，図2に示すように，翌日の日中の眠気をみると，夜の運動は朝や夕方の運動よりも有意に低下しており，日中の眠気が改善されていました．これらのことから，夜の運動はその後の夜間睡眠を改善する効果があると考えられます．

　この睡眠改善効果を温熱生理学と睡眠生理学の観点から考察すると，この運動のタイミングは体温の概日リズムの最高温付近から下降期に位置しており，ここで運動を負荷して，身体を加熱すると，体温が一過性に上昇し，その後の体温の概日リズムの下降期と相まって，体温は急速に低下します．ここで大きな熱放散過程が発生しており，これが大きな眠気を誘発しているものと考えられます．この大きな熱放散過程は，入眠潜時の短縮や睡眠前半に徐波睡眠を集中して出現させるので，入眠感や熟眠感が改善しているものと考えられます．そして，夜の睡眠が改善されると，その結果として，翌日の昼間の覚醒の質も改善されるのです．

　これらの結果を，成人の健康づくりの観点から考えると，昼間忙しいビジネスマンなどが夜の運動で快適な睡眠を得ようとするならば，**就床時刻の3時間前**までに汗ばむ程度のウォーキングを30分程度行うのがよいでしょう．しかし，就床直前の運動や夜間の激しい運動は過剰な体温上昇と覚醒水準の上昇を招き，その後の睡眠を障害することもありますので，注意しましょう．

（小林敏孝）

ポイント

・睡眠は，脳における温熱制御に大きく依存する．
・睡眠は，熱放散過程で生じる生理心理現象である．
・就床時刻3時間前の汗ばむ程度の夜の運動は，その後の夜間睡眠を改善する．

文献

1) Dijk DJ, et al：Circadian and homeostatic control wakefulness and sleep. Turek FW, et al (eds)：111-147, In Regulation of sleep and circadian rhythms. Marcel Dekker, 1999.
2) Youngerstedt SD：Effect of exercise on sleep. Clin Sports Med, 24(2)：355-365, 2005.
3) Yoshida H, et al：Effects of the timing of exercise on the night sleep. Psychiatry Clin Neurosci, 52(2)：139-140, 1998.

II. 睡眠の基礎知識

9. 睡眠と学習

1. 記憶の種類

📖 **宣言的記憶**
言葉で表現できる記憶．さらにエピソード記憶と意味記憶に分けられる．

📖 **手続き的記憶**
体が動作として覚えている記憶．自転車の乗り方など言葉で表現することが難しい記憶．

📖 **エピソード記憶**
特定の時間的・空間的文脈（いつ・どこで）のなかに位置づけることのできる出来事（エピソード）に関する記憶．

📖 **意味記憶**
知識としての記憶．

📖 **プライミング**
すでにある記憶があとの事柄に影響を与える現象．先入観．

図1は，長期記憶の種類を分類したものです．**長期記憶**は，**宣言的記憶**と**手続き的記憶**に分けられます．宣言的記憶は意識的に学習し，思い出した（想起した）記憶内容を言葉で表現することができます．意識的に学習し想起できる記憶であるところから，**顕在記憶**とも呼ばれます．さらに，宣言的記憶は「友人と食事に行った」などの自分の生活や社会の出来事に関する記憶と，単語や概念などの事典や辞典のような知識の記憶に分けられ，前者を「**エピソード記憶**」，後者を「**意味記憶**」と呼びます．手続き的記憶は「自転車の乗り方」のように「やり方の記憶」であり，内容を言葉で説明することができません．体験の反復により技能が獲得されることは確かですが，それを意識することも意図的に想起することもできません．このような特徴から，**潜在記憶**とも呼ばれます．手続き的記憶は，さらに技能と条件反射，**プライミング**に分類され，技能は**認知技能**と**運動技能**に分けられます．

最近の20年間で注目すべきトピックスは，睡眠中に記憶内容が再生・再処理されて記憶向上が起こることです．

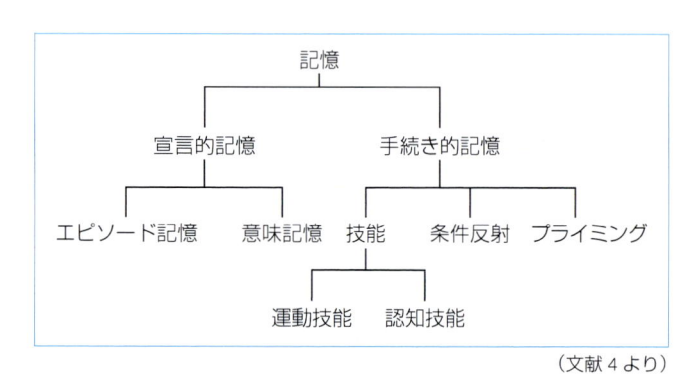

```
                      記憶
              ┌────────┴────────┐
          宣言的記憶          手続き的記憶
         ┌────┴────┐      ┌──────┼──────┐
     エピソード記憶  意味記憶  技能   条件反射  プライミング
                            ┌──┴──┐
                         運動技能 認知技能
```
（文献4より）

図1　長期記憶の分類

2. 宣言的記憶は徐波睡眠で再処理される

1）単語の記憶

Plihalら（1997）は，単語の記憶は**徐波睡眠**（P. 35～『睡眠構築』参照）で再

処理されて記憶向上が起こると考えました．徐波睡眠は，睡眠前半に集中して出現します．3時間眠ってから一度起きて再び眠ると，徐波睡眠は現れず，睡眠後半の睡眠が現れます．この性質を利用して，単語の学習をしてから3時間眠る条件（前半睡眠条件；徐波睡眠が多い）と，3時間眠ってから覚醒し，単語の学習をしてから再び眠る条件（後半睡眠条件；レム睡眠と睡眠段階2が多い）で，学習直後と覚醒後のテストの成績から向上率を求め，条件間で比べました．単語の学習では「鳥-鷲」などの24対の単語リストを用い，「鳥」という文字が提示されたら「鷲」と答えます．単語の暗記によく使われる「対連合学習」という記憶学習法です．ここで大事なことは，60％正答できたら，そこで学習を終了するとしたことです．当時は睡眠中に記憶が減衰することはあっても，向上するとは誰も考えていませんでしたので，それまでの実験では100％正答できたところで学習終了としていました．この方法では，睡眠中に記憶が向上しても，天井効果により向上現象を確認することができませんでした．60％正答したところでいったん学習を終了することにより，最大40％の記憶向上を確かめることができます．さらに，睡眠の効果を確かめるために，睡眠グループが眠っている同じ時間起きて過ごす覚醒グループを設けました．

　実験の結果は図2のようになりました．前半睡眠条件では，学習時の成績は平均17.6語で，睡眠後のテストでは23.3語に向上しました．向上率は32.4％です．覚醒グループでは学習時の成績は17.7語，テストでは20.6語で，向上率は16.5％でした．覚醒グループでも記憶成績に向上が認められますが，睡眠グループのほうが有意に高いことが確かめられました．一方，後半睡眠条件の向上率は睡眠グループが11.0％であり，覚醒グループの12.2％とほとんど変わりませんでした．以上の結果から，単語の記憶（意味記憶）は睡眠前半の徐

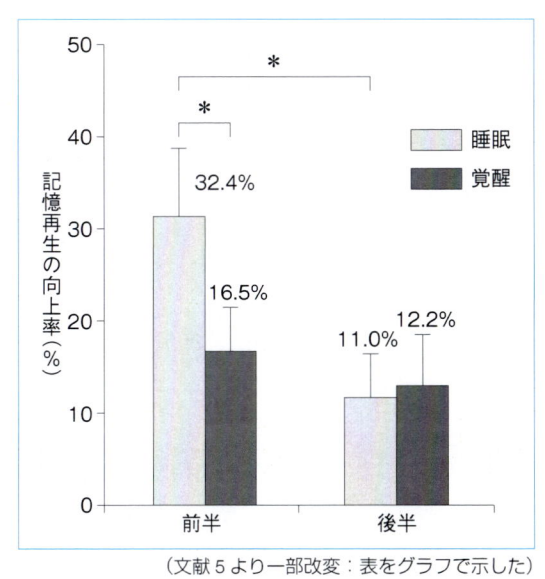

（文献5より一部改変：表をグラフで示した）

図2　単語の記憶と徐波睡眠

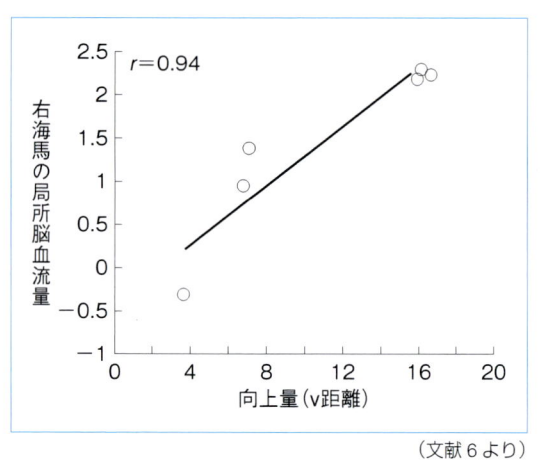

図3　場所学習の記憶向上と海馬活動

（文献6より）

波睡眠中に再処理され，向上現象が起こると考えられています．

2）場所の記憶（認知地図）も徐波睡眠中に向上する

　Peigneuxら（2004）は，バーチャル・ナビゲーション・システムを用いて，仮想都市の認知地図を作る過程にも睡眠による記憶向上が起こることを確かめています．**場所の記憶**は代表的なエピソード記憶です．ジョイスティック（レバーによる方向入力装置）を使って，仮想都市を移動して認知地図を作ります．その後，テスト試行として制限時間90秒で指定された場所から出発して，最短距離の道順で目的地に移動します．制限時間内には目的地に到達できない課題設定にして，目的地までの残りの距離を課題成績としました．したがって，残りの距離が短いほど成績はよいことになります．

　1日目の平均は28.7バーチャル距離（V距離），2日目は17.7V距離で，向上量（1日目のV距離と2日目のV距離の差）は11.0V距離でした．1日目の夜に測定した睡眠ポリグラムとMRI画像およびPET画像から，徐波睡眠中に右海馬と海馬傍回が活性化し血流量が増加すること，さらに血流量が多い人ほど成績の向上量も大きいことを確かめました．図3は右海馬の局所脳血流量と課題成績の向上量（V距離）との関係を示したものです．相関係数[*1]は$r=0.94$で，高い相関関係が認められています．

[*1] 2つのデータに関係性があるかを示す数値．
0.4〜0.7…相関がある
0.7〜0.9…強い相関がある
0.9〜1.0…極めて強い相関がある

3. 手続き的記憶の向上はさまざまな睡眠状態で起こる

1）パターン識別の技能は徐波睡眠とレム睡眠で再処理され向上する

　Stickgoldら（2000）は，図4のAとBのどちらかを17ミリ秒（ms）だけ瞬間提示し，画面中央のローマ字「T」と「L」を読みとると同時に，画面のどこかに現れる斜線「／／／」が縦並びか横並びかを識別する「パターン識別学習」

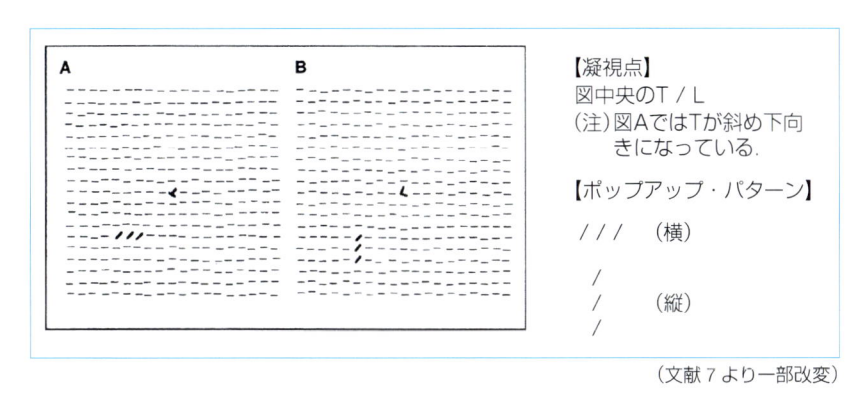

図4　パターン識別課題

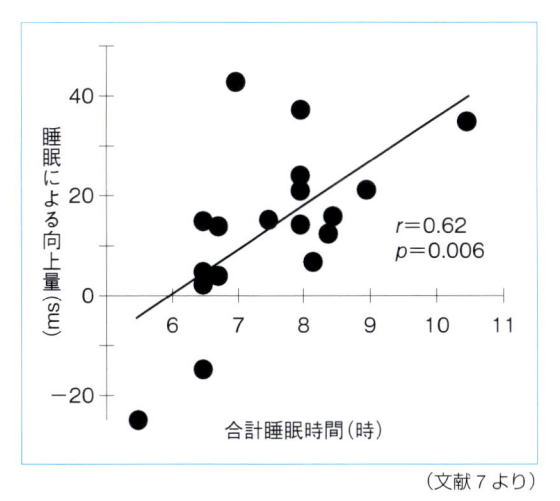

図5　睡眠による認知技能の向上と睡眠時間

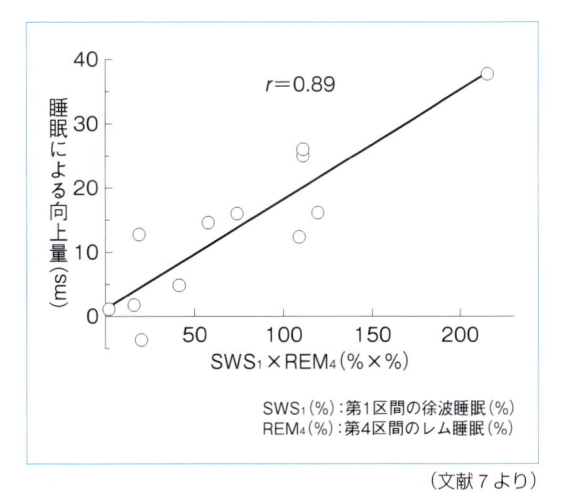

図6　認知技能の向上と徐波睡眠とレム睡眠の役割

で，睡眠による技能向上が起こることを明らかにしました．

　提示から回答するまでの時間（ms）を，学習時と翌日に計測したところ，学習後に睡眠をとらずに徹夜をすると，翌日のテストの成績は5 msの短縮にとどまり，ほとんど変化しませんでした．ところが，練習当日に睡眠をとった群では平均12.3 msの短縮が起こりました．さらに，この成績向上量と練習当日の睡眠時間の長さを調べると，図5のように睡眠時間が長いほど向上量が大きいことがわかりました．相関係数は$r=0.62$であり，成績向上は睡眠時間が6時間以上で明瞭に現れることがわかります．

　次に，この短縮はどの睡眠状態で起こったのかを調べるために，睡眠時間を4等分してそれぞれの区間の徐波睡眠とレム睡眠の割合（％）と成績の向上量を調べました．その結果，第1区間の徐波睡眠の割合（％）が大きい人ほど成績が向上しており，相関係数は$r=0.70$でした．レム睡眠は朝方の第4区間で割合が大きい人ほど成績が向上しており，相関係数は$r=0.76$でした．この記憶向上には徐波睡眠とレム睡眠の2つの睡眠状態が関与しており，入眠直後の

徐波睡眠で記憶の再統合が開始され，次に早朝のレム睡眠で記憶固定がさらに強固になると考えられています．第1区間と第4区間が重要な役割を持っていると考えると，十分な長さの睡眠が必要という図5の結果は納得のいくものです．このことを確かめるために，第1区間の徐波睡眠の割合（SWS_1%）と第4区間のレム睡眠の割合（REM_4%）を掛け合わせて，成績の向上量との関係を調べると，相関係数は $r=0.89$ と強い相関関係があることが確かめられました（図6）．2つの睡眠状態が関与していることから，記憶の2段階モデルと呼ばれています．

この記憶向上は学習日の夜に睡眠をとれば，特に練習をしなくても4日間は続きます．学習日の夜に断眠すると，睡眠による向上効果はほとんどみられません．学習当日に十分な睡眠時間を確保し，徐波睡眠とレム睡眠をとることが重要で，この時期を逃すと，その後に回復睡眠をとっても効果は現れないことが確かめられています．

2）運動技能は睡眠段階2で成績が向上する

ピアノやワープロの操作では鍵盤やキーは使う指が決まっており，複雑なタッピング動作が要求されます．Walkerら（2002）は**系列タッピング課題**を用いて，睡眠による技能向上が運動学習にも起こることを確かめています．非利き手の人差し指から小指に1から4まで番号を振り，ディスプレイに「1-4-2-3-1」という5つの数字が出たら，素早く対応する指でキーを押して入力します．これを30秒間でどれだけ入力できるかを測ります．12時間ごとに練習とテストを繰り返し，練習後に睡眠をとる条件ととらない条件でテストを行って，成績を比較しました．図7は，その結果をまとめたものです．Aは午前10時に練習して，そのまま覚醒して午後10時にテスト1をしました．1系列多く入力できましたので，増加率は3.9%です．その後はいつもの時間に眠ってから翌日

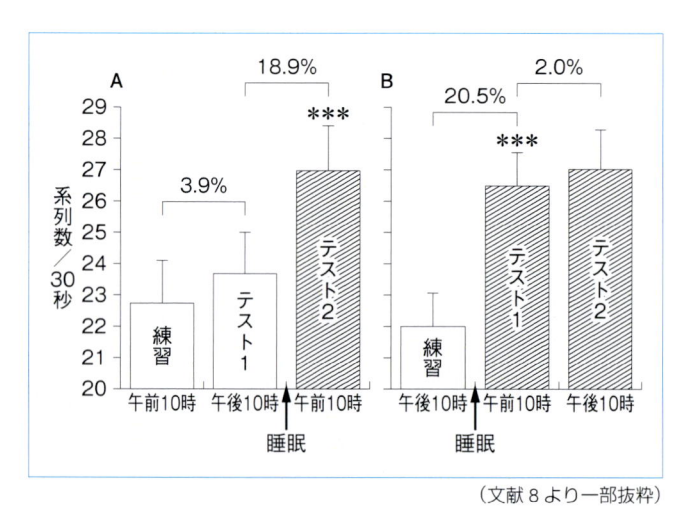

（文献8より一部抜粋）

図7　運動技能（系列タッピング課題）と睡眠による記憶向上

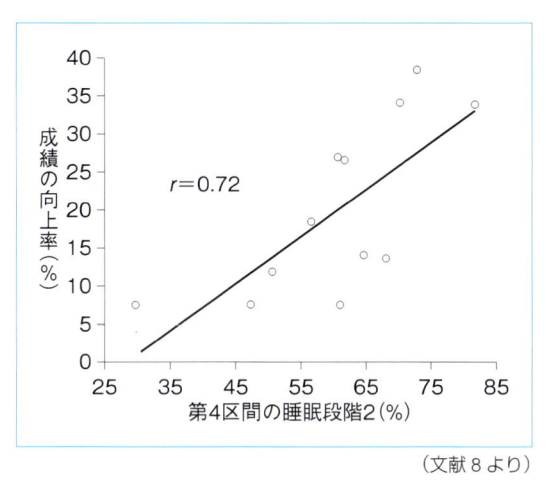

図8 運動技能の記憶と睡眠段階2
（文献8より）

の午前10時（練習から24時間後）にテスト2をしますと，27系列の入力で増加率は18.9％でした．Bは午後10時に練習してからいつもの時間に眠り，翌日の午前10時（練習から12時間後）にテスト1を行いました．入力の増加率は20.5％で，A条件とほとんど変わりませんでした．

この睡眠による成績向上はどの睡眠状態で起こったものかを調べると，睡眠段階2の占める割合と成績の向上率との間に相関関係（$r=0.66$）が認められました．そこで睡眠時間を4等分してそれぞれの区間で睡眠段階2の割合（％）と成績の向上率を調べると，朝方の第4区間の睡眠段階2の割合（％）と成績の向上率には，$r=0.72$という強い相関関係が認められました（図8）．

睡眠と記憶の研究では徐波睡眠とレム睡眠の役割が注目され，記憶学習モデルも提案されてきましたが，睡眠段階2はほとんど注目されることはありませんでした．睡眠による記憶向上の研究によって睡眠段階2やその睡眠状態を特徴づける脳波（睡眠紡錘波）（P.35～『睡眠構築』参照）活動が注目されることになり，新しい展開が期待されています．

(堀　忠雄)

> **ポイント**
> - 単語や場所の記憶などの宣言的記憶は徐波睡眠中に再処理され，記憶向上が行われている．
> - 手続き的記憶である認知技能の記憶は入眠後の徐波睡眠と朝方のレム睡眠で，運動技能の記憶は朝方の睡眠段階2で再処理されて固定される．
> - 記憶の再処理と固定には断眠や極端な睡眠短縮は妨害要因となり，十分な睡眠時間を確保することが大切である．

文　献

1) 玉置應子：睡眠と記憶．堀　忠雄編：170-181，睡眠心理学．北大路書房，2008．
2) 堀　忠雄：睡眠と記憶・学習．日本睡眠学会編：241-250，睡眠学．朝倉書店，2009．
3) 堀　忠雄：睡眠と精神機能─夢と記憶─．日野原重明ほか監修：357-365，脳とこころのプライマリケア5　意識と睡眠．シナジー，2012．
4) Squire RL：河内十郎訳：記憶と脳─心理学と神経科学の統合─．医学書院，1989．
5) Plihal W, et al：Effects of early and late nocturnal sleep on declarative and procedural memory. J Cogn Neurosci, 9：534-547, 1997.
6) Peigneux P, et al：Are spatial memories strengthened in the human hippocampus during slow wave sleep? Neuron, 44：535-545, 2004.
7) Stickgold R, et al：Visual discrimination task improvement：A multi-step process occurring during sleep. J Cogn Neurosci, 12：246-254, 2000.
8) Walker MP, et al：Practice with sleep makes perfect：sleep-dependent motor skill learning. Neuron, 35：205-211, 2002.

医療・看護・介護のための睡眠検定ハンドブック

第2章
睡眠知識の応用と指導

I．睡眠知識の応用

1．睡眠と社会

1．はじめに

　情報・通信機器，通信衛星，コンピューター等の進化によって，今や経済・文化活動は地球的規模になり，地球の裏側の情報を家庭や会社に居ながら即座に得ることができるようになりました．このグローバル社会といわれる現代において，社会環境の著しい変化と生活様式の多様化は，人々の生活環境を大きく変化させ，複雑にしています．

　また，都市への人口集中から住宅事情は悪化し，都市生活者の通勤は長時間化し，それに伴い交通機関をはじめとして，サービス業の活動時間帯は早朝から深夜にまで及び，夜間活動者は増加の一途をたどっています．さらに，テレビやラジオの24時間放送などはそれを促進するかのように夜型人間を生み，都市は24時間休みなく働き続けているのです．

　紀元前に5,000年間をかけて狩猟採集民が農耕民となる農業革命が起きました．それは人口増加による自然の食糧供給の限界から，採集効率の悪さと不確実さを解消するための改革だったのです．そこでは，夜明けとともに起きて農作業や家畜の飼育をし，夜になると眠るという生活サイクルそのものは，狩猟採集の頃とは大きな変化はなかったと想像されます．

　それから約千年を経た，今から約200年前に産業革命が起こり，農業社会が工業生産至上主義社会になっていったのです．産業革命も農業革命と同じように，人口増加に伴って，広く普及していた家内工業では効率が悪く不確実であり，商品に対する需要が満たせないことから起こったと考えられます．そして現在起こりつつあるIT社会革命も他の社会革命と同様に，爆発的な人口増加と限られた資本資源の中で，限りなく生産効率を上げる必要に迫られ，一連の発明と改革を繰り返しています．

　人間の歴史の中で社会環境やシステムは数百年，数千年という長いスパンで変化してきましたが，今日のようなわずか70年ほどの短い期間での急激な変化は誰も体験したことがなく，この先どのような影響が現れるのか，予測が困難です．私たちは今，24時間社会という社会革命の真っ直中にいるのです．

　人間は緩やかな社会環境の変化には上手に適応してきましたが，急激な環境変化に対しては身体の生理機能との間にギャップが生じ，そのギャップは人間の許容の限度を越えているように思われます．これを単にテクノストレスや疲労という言葉で片づけるわけにはいかないのです．新たな秩序が根づくまでには長い時間を要し，人間を中心とした経済，技術，社会システム相互の関係を

築き上げることが必要です．

2．時差ボケ

　グローバル・ヴィレッジ（global village）という言葉は日本語では地球村と訳され，インターネットの普及で情報や政治・経済活動を瞬時に見聞きすることができ，世界が一つの村になったといわれています．乗り物がない時代には歩いて村を一周するのに1日かかったのですが，今ではジェット機に乗って1日で地球を一周することができます．

　時差ボケは，時間帯をまたぐ移動速度が速いほど症状が強く出ます．その症状は心身の不調状態で，特に睡眠・覚醒リズムが現地の時間帯とのズレを生じる状態です．大航海時代に大西洋を横断した人々が時差ボケを経験したらしいという記録が残っているようですが，通常は5時間以上の時差がある地域に短時間で移動したときに起こりやすいのです．時差ボケでは，入眠困難，中途覚醒，早朝覚醒などから睡眠不足に陥り，日中の眠気や食欲低下，胃腸障害，思考力や作業能力の低下などが主な症状です．

1）時差ボケの原因

　タイムゾーンを横切ると，元のタイムゾーンの時間帯と新タイムゾーンの時間帯との間で，体内時計と環境とでどちらが優位に立つかの争いになります．目覚めのすっきり感や気分にとって重要な要素である睡眠・覚醒の周期と体温の周期は，移動した地域の環境に順応するペースが異なります．睡眠・覚醒の周期は現地時間に順応する速度が比較的早く，ジェット機で5〜6時間程度の移動であれば，2〜3日でいつもの時間に寝床に入ることができるようになるでしょう．しかし，いつものようにスムーズに寝入るとは限りません．なぜなら，体温の周期が現地時間に順応するまでに最低5〜6日間かかり，眠ろうとする時間帯に体温が高いままだからです．逆に，昼間に体温が下がって眠気に襲われるといった状態になります．この現象が時差ボケです．

　時差ボケでは，ほとんどの人が**東方に飛行するほうが，西方に飛行するよりもつらい**と感じます．その理由は，東方に移動すると，いつもよりも早寝早起きしなくてはならず，睡眠時間が短くなるからです．また，時差ボケには個人差があります．50歳以上の人は，若い人よりも時差ボケになりやすく，新しい環境になかなか馴染めずに寝つけなくなる傾向にあります．

2）時差ボケの対策

(1) 1，2日間の旅行の場合
　① 現地時間に体を順応させないで，自国の時間に基づいた生活をする．
　② 外出は極力避ける．
　③ できるだけ自国で寝ている時間でいつもと同じ睡眠をとる．

(2) 長期間の旅行の場合

① 睡眠時間を数日前から変更する．東回りで飛行するときはいつもより早寝早起きし，西回りでは遅く寝て遅く起きるようにする．
② 十分に休息をとってから旅行する．
③ 目的地への到着後に軽い食事をとり，現地の食事時刻を体内時計の手掛かりにする．
④ 飛行機に乗った直後に時計を現地時刻に合わせる．
⑤ 東回りで旅行するときは，大事な予定は午後に入れる．また，西回りでは午前中に予定を入れる．
⑥ できるだけ戸外で日光を浴びるようにする．戸外で時間を過ごす旅行者は，そうでない旅行者より現地に2倍速く順応できる．

以上のような対策法がありますが，時差ボケは体内時計が故障することで起こる病気の一種であると認識されるようになってきています．

3）飛行機で移動しなくても起こる時差ボケ

(1) サマータイム

休日前の金曜日や土曜日にいつもよりも遅くまで起きていると，日曜日にはいつも通りの時刻に寝つけなくなり，月曜日の朝は睡眠不足で起きるのがつらくなります．これを「**ブルー・マンデー（憂鬱な月曜日）**」といい，時差ボケのミニ版です．欧米では**サマータイム**を導入している国がありますが，サマータイムに移行（標準時間より時計を1～2時間進める）した週は，わずか1～2時間の違いでも時差ボケ症状が起こる可能性があります．アメリカ（1986～88年）

> **サマータイム制度**
> 夏の間，時刻を1時間進めたタイムゾーンを採用する制度．緯度が高く夏の日照時間が長い欧米諸国などで多く導入されている．我が国でも導入が検討されているが，日本睡眠学会は生体リズムに及ぼす影響などの理由から，2008年に導入反対の声明文を公表している．

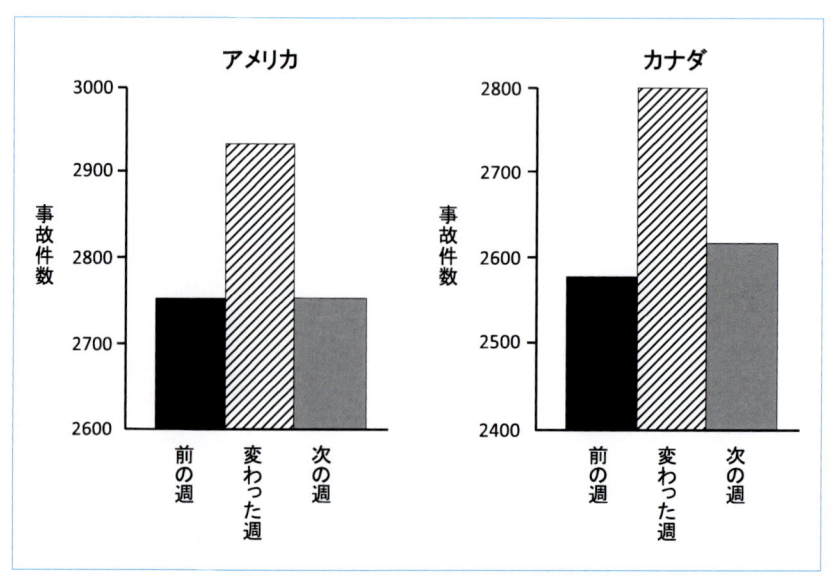

図1 アメリカおよびカナダでのサマータイムの前の週，変わった週，その次の週の各4日間に発生した交通事故件数

やカナダ(1991〜92年)での調査によると，アメリカではサマータイムに変わった週の4日間における交通事故件数が，その前後の週に比べて約6%増加し，カナダでは同じく約7%増加したと報告されています（図1）．

(2) 交代制勤務における時差ボケ症状

日本からパリへ飛び，パリで2日過ごして，それからアメリカのシカゴに飛んで，2日間滞在して，その後，日本に帰るという旅行を繰り返したらどうなるでしょうか．慢性的時差ボケ症状になるのは目に見えています．このようなシフト勤務による時差ボケ症状を industrial jetlag（産業による時差ボケ）といいます．例えば，交代制勤務の場合に日勤2日，準夜勤2日，深夜勤2日，休日2日というシフト勤務をする人は，上記の旅行をしている人と全く同じ状況に置かれているのです．つまり，6日間で世界一周していることになります（図2）．

旅行者にとっては，昼と夜の明暗サイクル，睡眠時間，食事時間などが体内時計を現地のリズムに早く合わせるのに役立っていますが，交代制勤務で働く人たちにとっては，体内時計を調節するための合図となるものは一つもないのです．

旅行者が時差8時間のタイムゾーンを超えると，体内時計が到着した地域の時計に順応するには4〜5日間要しますが，8時間交代の夜勤者が昼間のリズムを取り戻すには2週間以上要する可能性があります．ところが，夜勤から日勤の間は休日を挟んで2日間だけなので，この状態では体内時計の針はいつも違った時刻を指していることになります．

交代制勤務のシフトについては，**2日程度で交代する早い回転（fast rotation）よりも，1週間程度で交代するようなゆっくり回転するシフト（slow rotation）が望まれます**．

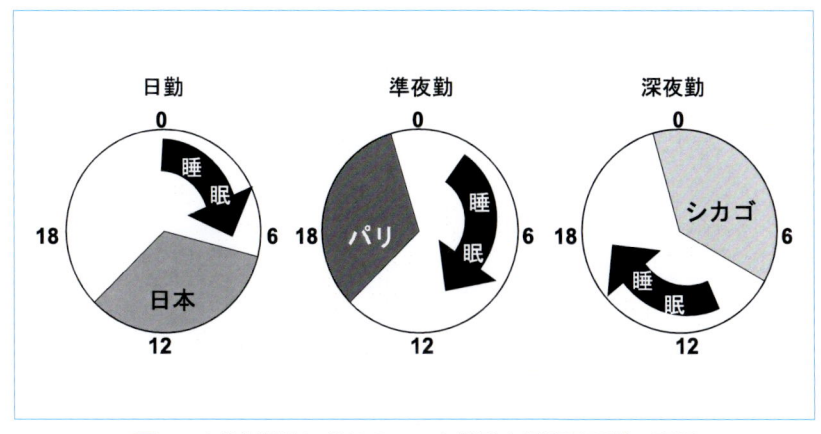

図2 交代制勤務におけるシフト勤務と睡眠時間帯の関係

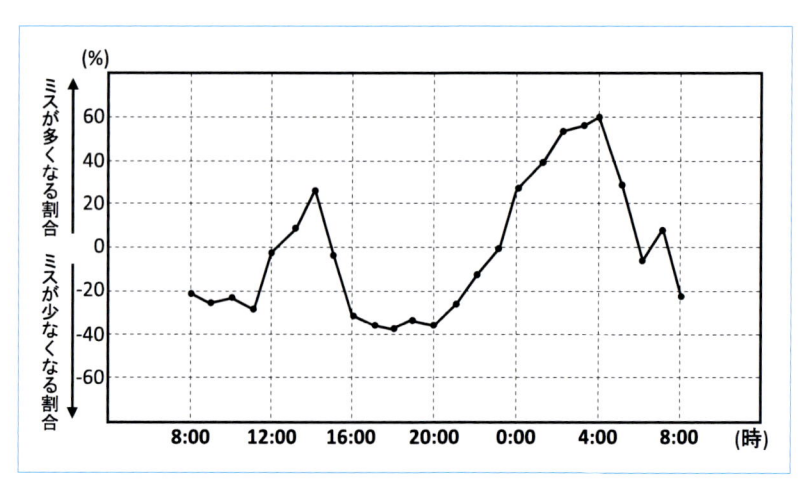

図3 交代制勤務中にミスの発生する割合

3. 生体リズムと事故

　産業事故の発生は生体リズムと深く関係しています．生体リズムで顕著に現れるリズムは睡眠・覚醒リズムと体温リズムですが，どちらも眠気のリズムに強い影響を及ぼします．眠気は1日2回，強い眠気と弱い眠気が交互に約12時間周期で起こりますが，それは最低体温の時間帯である午前3～5時頃と，昼食後の午後1～3時頃です．

　スリーマイル島原発事故(午前4時)，インドのボパール化学工場の大爆発(午前0時15分)，チェルノブイリ原発火災（午前1時23分），アラスカ沖でのエクソン石油のオイルタンカー・バルディーズ号の座礁（午前0時4分）など，いずれも現場の責任者や技術者の睡眠不足が原因で極度に疲労している時間帯に加えて，眠気が強くなった時間帯における大事故でした．

　交代制勤務での勤務中にミスが発生する確率は24時間の間で変化しています．Argonne National Laboratory の Charles F. Ehret による30年間にわたる研究結果では，午前4時が最も危険な時間帯で，交代制勤務者は手先が狂ったり，間違った決断などで平均より60%もミスの発生する割合が高くなっていました．逆に，午前8～11時までは平均より20～25%発生する割合が低くなっていました（図3）．

　深夜から明け方にかけての事故は，昼間の事故の約5～6倍に達しています．Technion-Israel of Technology in Israel の Peretz Lavie が1984～89年に調査した睡眠に関係する交通事故発生率によれば，深夜から明け方と午後の眠気の強い時間帯に2つのピークがみられます（図4）．また，全米トラック協会が1991～96年に調査した，通行量に対する相対的事故リスクによれば，深夜から早朝の事故リスクは昼間の4～5倍に達しています（図5）．

　病院で働く医師や看護師も同様に，**生体リズムの谷間**である深夜から明け方

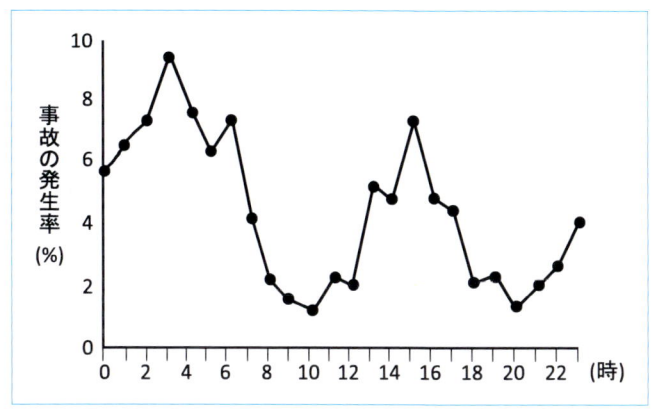

図4 イスラエルで1984～89年に睡眠と関係して起きた交通事故発生率

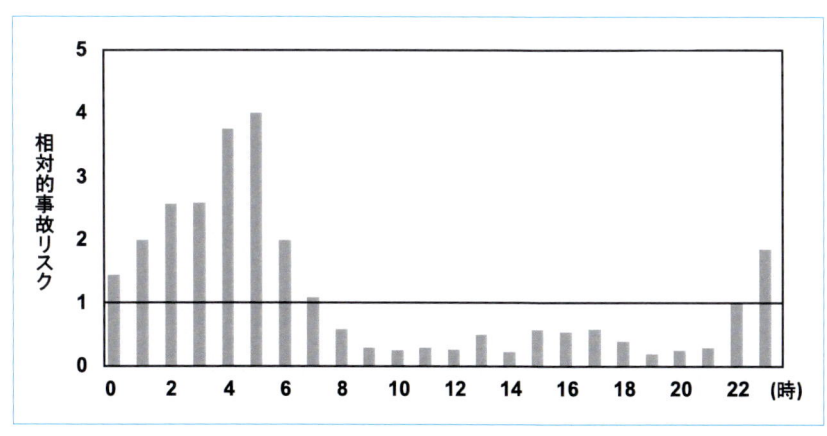

図5 全米トラック協会が1991～96年に調査した通行量に対する交通事故リスク

にかけて，睡魔と闘いながら患者の診察や看護をしなければなりません．眠気と疲労状態では，判断力が低下し，インシデント発生につながるリスクも高くなります．

4. 交代制勤務の実際

　交代制勤務は数世紀前からありました．戦場の野営地や都市の門を警備する人，海に乗り出す水夫は交代で夜勤についていたし，医師と看護師も24時間体制で病人の治療をしていたのです．しかし，夜に働いている人の数はごくわずかでした．文明が進み，1803年にガス灯が発明され，19世紀中頃には灯油ランプが発明されて，アメリカの工場では夜勤が始まり，夜食を積んだ荷馬車が道路を走っていたと伝えられています．その後，1882年にエジソンが電灯を実用化してからは，工場だけではなく，新サービス産業も数多く誕生して，そこで働く人たちが急増していったのです．

1）交代制勤務のスケジュール

　仕事の効率や生産性を高めて，継続的に合理化しようと，従業員の**アイドルタイム**（仕事に従事しないロスタイム）を最小限にすると同時に，時間外労働を減らそうと管理することが重要視されています．しかしながら，多くの製造業で活用されているバランスのとれたチームと均等な人員配置の単純なスケジューリングでは，経営的に受け入れられなくなっています．

　病院，警察署，航空会社，サービス業などは，12時間の日勤と夜勤，8時間の日勤，準夜勤，深夜勤といったシフトで，バランスのとれた人員配置では，仕事量が十分でなかったり，多すぎたりすることがよく見受けられます．これを解決するには，仕事量と従業員をより効率的にマッチさせる，あるいは仕事量の多い職場に人員を再配置するような**柔軟なスケジュール**を開発することが必要です．

(1) 労働負荷の決定と人員計画

　適切な作業量を決定するためには，過去のデータと将来の予測データが必要です．作業量は個別の業務を人員要件（業務特有の条件と経験，スキルなど）に置き換えなくてはなりません．例えば，作業量に対する時間ごと・曜日ごとの必要人員などに基づいた人員割当表の作成が重要であり，短くても3か月間の仕事のバラツキを考慮する履歴が必要です．

　作業負荷の要因には，次のようなものがあります．
① 過剰な時間外労働（12％を超える）
② 過剰なアイドルタイム
③ 作業ミスと事故の統計に対する著しい変化
④ 事業ニーズの著しい変化
⑤ 仕事量の増減
⑥ 当初のスケジュールから作業人員統計が著しく変化

(2) シフトタイプの決定

　シフトタイプと始業時刻を決定することは，思うほど簡単ではありません．第一に，仕事量とタイミングを予測することは難しく，公平に配分した仕事に範囲を与えて，時間外労働で余分の仕事を処理するほうが簡単です．仕事量と人員要件が変化する業務では，するべき仕事がないのに勤務予定が組み込まれていると，ただ単にブラブラする時間ができてしまいます．しかし，このアイドルタイムの追跡は時間外労働の追跡よりもさらに難しく，費用もかかります．

　スケジューリングのソフトウェアを導入して，最も稼働率のよいスケジュールが作られ，それを実行すると，労働者の要求と好みに合わないことがしばしば起こります．年齢，家族サービスと個人の好みはスケジュールに対する理解と協力に大きく影響します．運営上の要求だけに基づいてスケジュールを設計

するとき，生理学を理解するための教育を怠ったり，制約を加えると，結果として高い欠勤率，離職，疲労，モラルの低下，事故やインシデントの増加につながる可能性が高くなります．

参考までに，最も効率的に作業負荷をカバーするために使われる**理想的なシフト**の組み合わせを決定するときの**ガイドライン**を提示します．

① シフトの長さは6〜12時間の間で実行すべきで，短すぎるシフトでは指示，命令を理解して行動することが難しくなる．
② 深夜から午前6時の間が始業時刻や終業時刻となるシフトは避ける．これらの時間帯でのシフトにおける通勤は非常に高い事故リスクを伴う．
③ 夜勤に関しては，早い時刻に終了することができれば，早朝の睡眠を改善するためによい．
④ 準夜勤の終了時刻が遅いのは好ましくない．可能であれば，週末は余暇時間を確保するために短くすべきである．余暇時間を確保することにより勤労意欲を高め，長期欠勤や離職を減らすことができる．

(3) シフトスケジュールの設計

スケジュール設計における一般的な法則としては，**生体リズムの混乱を最小にすることと，睡眠不足の蓄積を最小にすることが望ましい**といえます．しかしながら，夜勤が固定化されたスケジュールであっても，生体リズムが決して夜間労働に順応していないという根拠が示されています．ゆっくりとしたローテーションのシフトスケジュールや固定化した夜勤に対して反対の立場をとっている研究者もいます．

一方，2週間ほどのゆっくりしたローテーションが理想的であるという研究者も多くいます．このローテーションは**シフトブロック（連続する同じ勤務）**の後の回復時間と，次のシフトブロックのための準備時間を確保して，シフトに順応できるようにするスケジューリングを推奨しています．

シフトローテーションの方向に関しては意見の一致するところで，大多数の研究者が時計回りのシフトローテーション（日勤→準夜勤→夜勤）を勧めています．交代制勤務者が関心を示す項目について，以下に列記します．

① 週末の休日数
② 固定 対 回転シフト
③ 休日の合計数
④ シフトの長さ（時間）
⑤ 休日前の連続労働日数
⑥ 連続する休日数

最も優れた数学的スケジュールであっても，過度なシフト変更回数が原因でコミュニケーションが損なわれ，生産性とパフォーマンスが減少する可能性があります．社会生活への対策が不十分なスケジュールの場合には，長期欠勤が増加するリスクも考えられます．最終スケジュール設計のときに，管理者と交

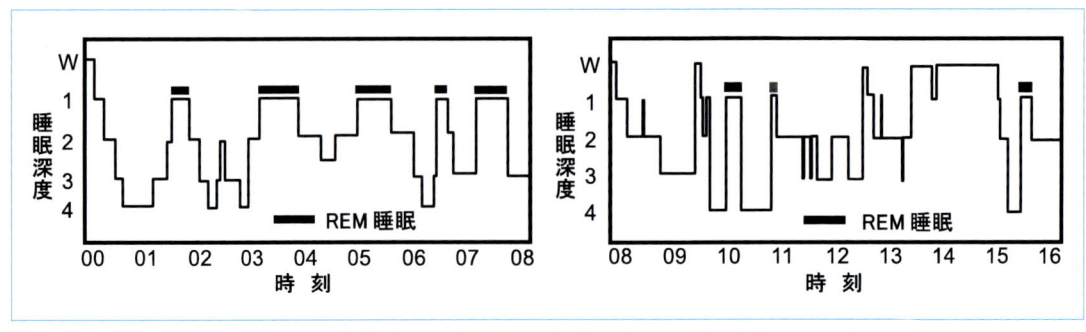

図6 交代制勤務者の夜間の睡眠（左図）と昼間の睡眠（右図）

代制勤務者の相反する要求に対して，適切な妥協案による歩み寄りは極めて重要です．

5. 交代制勤務と健康

　過度な長時間労働は睡眠不足をきたすだけではなく，精神疾患，循環器系疾患など，様々な病気を併発して，最終的には過労死を招く可能性があることがよく知られています．ここでは交代制勤務と健康について報告されている研究から，いくつか紹介します．

　交代制勤務は2つの要因から睡眠に直接影響します．第一は，人間が生来備えている生体リズムが昼間の覚醒を促進させるので，昼間にまとまった睡眠を得ることは難しくなります．第二は，騒音・太陽光などの環境条件や家庭内の雑事などによって，しばしば睡眠が妨げられることです．その結果として，交代制勤務者は夜勤後の昼間に5〜6時間しか睡眠をとれないことが多いのです．

　また，夜勤後の昼間睡眠では深い段階の睡眠時間やレム睡眠が短くなり，睡眠の質がよくないことがわかります（図6）．心身の疲労を回復させ，健康を保持するためには，適切な睡眠時間と良質な睡眠が必要です．

1）消化器疾患

　交代制勤務者に便秘や下痢，腸内ガスの過剰，腹部の痛み，胸焼けなどの消化器疾患の罹患率が高いという報告が多数あります．Cobb と Rhoads は，消化器疾患の罹患率が日勤従業員の2〜3倍と報告しています．

　また，交代制勤務は消化性潰瘍の発症を早めるという報告もあります．Costa（1996）がイタリアの労働者を対象に行った研究[5]では，働き始めてから潰瘍の診断が下されるまでの時間が，日勤労働者では12年，夜勤固定の労働者では5.6年，そして8時間の交代制勤務者では5年であったと報告しています．

　さらに，ドイツの交代制勤務者を対象にした研究でも，消化器疾患が原因で28日以上の長期欠勤をする率が日勤従業員の2倍に及ぶと報告[6]しています．消化器疾患の発生には様々な要因があります．主な要因としては，ヒトは深夜

に食べ物を消化することが難しいという生理機構が挙げられます．そのほかに，妨げられた睡眠，貧しい食習慣，過食，コーヒーの飲み過ぎ，喫煙，そして精神的なストレスなどが考えられます．

2）生活習慣病

産業衛生の研究者の間では，虚血性心疾患の発現の危険性が交代制勤務者の30〜50％にのぼるとの見解を示しています．

Knuttosonら（1986）がスウェーデンの製紙工場で行った調査から，虚血性心疾患の危険性は交代制勤務に携わった年月により増加していることがわかりました．交代制勤務経験が6〜10年の労働者ではその危険率は2倍に，16〜20年の経験を持つ者では約3倍に増加しています（図7）．また，米国のLeeが女性看護師に対して行った調査では，交代制勤務歴のない人と比べて冠状動脈性心疾患に罹る危険性が，6年以上の交代制勤務経験のある看護師では51％，交代制勤務経験が6年未満の看護師では21％高くなっています．

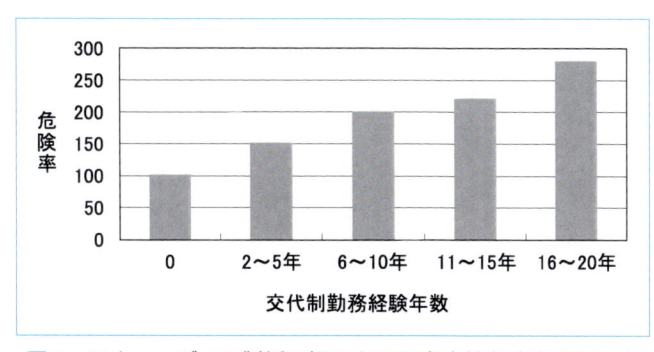

図7 スウェーデンの製紙工場における虚血性心疾患のリスク

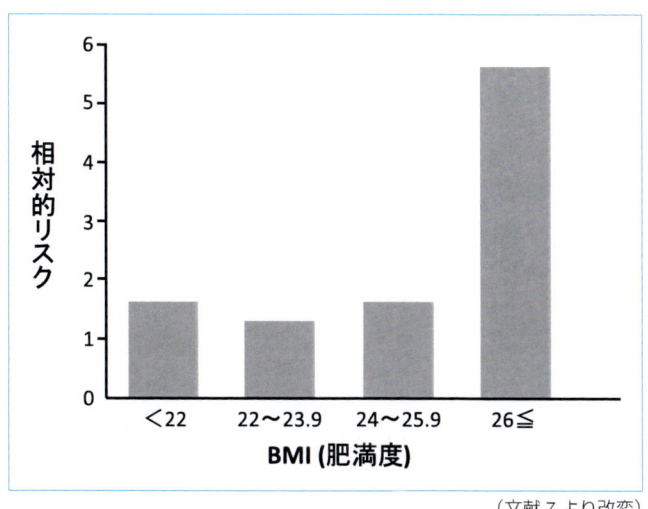

（文献7より改変）

図8 交代制勤務者の肥満リスク（日勤者を1としたときの割合）

> **BMI (body mass index)**
> 体重と身長の関係から算出される，ヒトの肥満度を表す体格指数．BMI＝体重÷（身長）^{2} で算出される．WHO（世界保健機関）では 25 以上を「標準以上（overweight）」，30 以上を「肥満（obese）」と規定しており，日本肥満学会では，BMI 22 を標準体重，25 以上の場合を肥満，18.5 未満である場合を低体重と規定している．

肥満のリスクについては，Fujino ら（2006）が図 8 のように，交代勤務者のほうが日勤労働者よりも **BMI**（肥満度：22 が標準，25 以上になると肥満）が 26 以上になる危険率がきわめて高いと報告しています．

3）心の健康

数多くの調査において，交代制勤務者は神経過敏や慢性疲労，不安，そわそわして気持ちが落ち着かない，いらいらするなどの精神的な症状を訴えることが多いことが判明しました．例えば，ドイツの化学工場の従業員に対する調査では，「あなたは神経が参っていると感じますか？」とか「あなたは自分がそうしたくないのにいらいらと反応することがありますか？」といった心の健康に関するすべての質問に対して，交代制勤務者は日勤従業員よりも高い反応を示しました．オーストリアの石油精製所での調査では，交代制勤務者の間に，気分が落ち着かない，神経過敏である，不安であるといった症状を訴えるなど，"精神神経症" が広がっていることが示されています．

さらに重大な精神障害について，交代制勤務との相関関係を調べた調査は，多くありません．今までのところ，交代制勤務そのものが精神医学の問題の原因であるとする強い証拠はありません．しかし，心の健康に問題を生じやすい人にとっては，交代制勤務がさらに重大な障害を引き起こすきっかけとなると信じている研究者もいます．

2〜3 の小規模な調査が交代制勤務とうつ病との関係を示唆しています．イタリアの織物工業の従業員に対する調査では，夜勤労働者は "3 か月以上の向精神薬（精神安定剤）での治療や入院治療を必要とする不安障害や抑うつ状態" の発生率が高いことがわかりました．また，退職者に対するフランスの調査では，以前日勤で働いていた人は 17％が抑うつ状態を呈しているのに対し，以前交代制勤務で働いていた人の 29％が抑うつ状態でした．また，主として鉄鋼産業の従業員に対するアメリカの調査では，性別が関与していることを示しています．現在交代制勤務で働いている，あるいは以前交代制勤務をしていた 98 人のうち，女性の 23％が抑うつ状態に罹ったのに対して，男性では 13.4％でした（総人口あたりでは 10％）．

4）女性特有のリスク

交代制勤務経験のある女性のほうが，不妊，流産，早産，低体重児出産，乳がん，子宮内膜がんについての危険率が高いという報告があります（表 1）．これらの調査は，交代制勤務が女性の性と生殖に関する健康と関連していることを示唆しています．危険性を立証するためには更なる調査が必要です．

6. リスクマネジメント

交代制勤務は人間本来の生体リズムを無視して，活動能力の最も低い時間帯

表1　交代制勤務経験のある女性特有の健康リスク

妊　娠	ヨーロッパの調査では，妊娠を望んでいるローテーションのある女性交代制勤務者において，日勤従業員の女性と比べて9か月以上妊娠しない人の率が2倍に達していることが判明している．
流　産	カナダの調査では，夜勤で働く女性は日勤で働く女性と比べて2倍流産の危険性があることがわかっている．イギリスの調査では，交代制勤務者は流産の危険率が44%であるといわれている．
早　産	フランスの調査では，妊婦が交代制勤務の場合，早産の危険率は60%に達することが判明している．
低体重児	フィンランドと中国の調査では，交代制勤務者の妊婦からは低体重児の生まれる可能性が高いことが判明している．
妊娠中の高血圧症	ノルウェーの調査で，交代制勤務が妊娠中に女性が高血圧症に罹る危険性を高くしていることがわかっている．危険率は全体の30%に達し，以前妊娠したことのある人では100%に達している．
乳がん	看護師，航空客室乗務員，電話オペレーターを含む職業グループにおける調査では，主に夜働く30〜54歳の女性の間で乳がんが増加するリスクを見いだした．これはメラトニンの減少をもたらす，夜間の高照度光に曝されることに関連づけられるかもしれない（Hansen 2001）． 明確な結論を得るためには，もっと多くの研究が必要とされている．

に細心の注意を必要とする行動を要求しているところに問題があるのです．まだまだ多くの人が生体リズムに関する知識を理解していません．ぐっすり眠れば起きてからシャキッとした状態になれることや，眠くなると能力が低下することは誰もが知っていることでしょう．しかし，眠気が負債のように膨れ上がってしまうことに気づいている人は少ないのです．

　2007年度の厚生労働省の労働者健康状況調査によると，我が国の労働者全体に占める交代制勤務者の割合は18.6%で，そのうち約半数は夜勤もこなしています．残りの半数は朝から夕方までの日勤と夕方から深夜までの準夜勤を交代で勤務しています．また，交代制勤務の有無にかかわらず，深夜勤務に従事する労働者は実に17.9%に及びます．したがって，深夜勤務者，交代制勤務者を合計すると，労働者のうち4人に1人以上は通常の夜間睡眠がとれていないことになります．

　人間の疲労や生体リズムを無視して，経済優先だけで施設や機械設備を24時間運営すると，疲労や睡眠不足が原因のヒューマンエラー，事故，傷害，パフォーマンスの低下を増加させることが明確に報告されています．機械や装置とは異なり，人間は自然に夜働けるようには作られていません．24時間勤務の最適化は，従業員のパフォーマンスやモラル，健康と安全性をいかに保護するかという，高度な理解を必要とします．このような職場では最適化されたスケジュールで，継続的な業務負荷の最適化が鍵になります．

　製造業の工場では仕事量が均一化され操業時間と人員配置に規則性があり，ローテーションも規則性が維持されています．不規則な仕事量と人員配置の代表例は病院勤務の看護師で，月〜金，土，日では仕事量が全く異なり，また昼

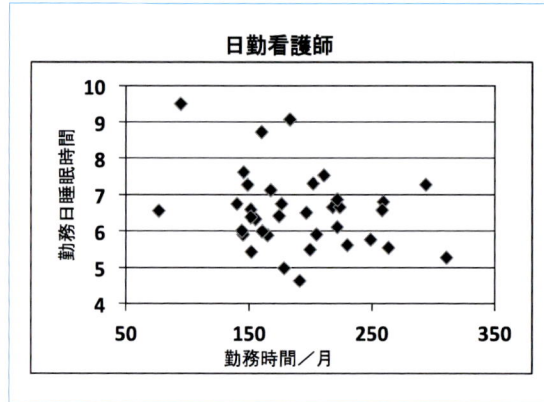

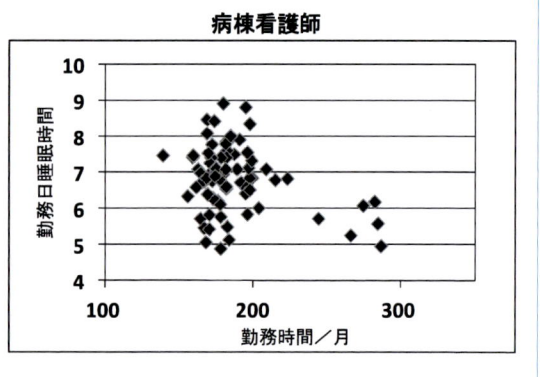

図9　日勤看護師と交代制勤務の病棟看護師における勤務時間と勤務日の睡眠時間の比較

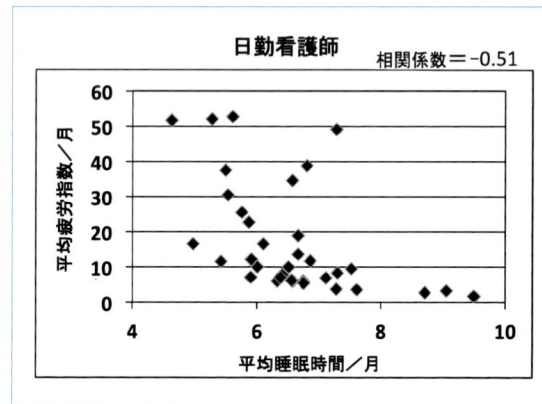

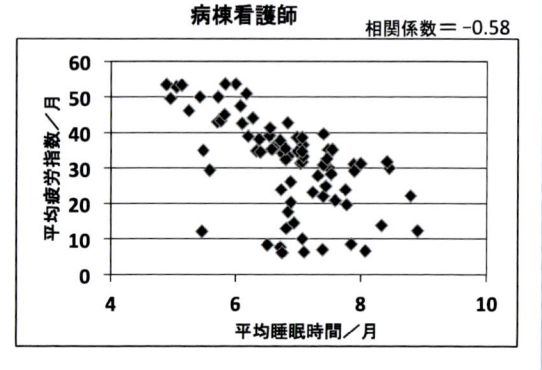

図10　睡眠時間と疲労指数の関係

間と夜間では仕事量と人員配置は大きく異なっています．そのために，一般的には規則性を維持することが難しく，新たな発想による設計が求められます．

　勤務における睡眠や疲労について，現状を把握して改善のためのデータ作りから始める必要があります．ある病院での実例を次に示します．

　ある病院に勤務する看護師113名の1か月間の勤務時間帯と睡眠時間および通勤時間の実態調査を行いました．113名の内訳は病棟勤務が77名，外来が26名，手術室が8名，管理職2名でした．これを日勤看護師（外来，手術室，管理職）と交代制勤務の病棟看護師の2グループに分けて，勤務時間と勤務日の睡眠時間の関係を図9に示します．いずれのグループとも勤務時間と睡眠時間の間に相関関係はないものの，長時間勤務の場合は睡眠時間が短くなる傾向を示していました．

　調査対象者全員の勤務日と休日の平均睡眠時間をみたところ，勤務日の平均睡眠時間が6時間44分に対して休日の平均睡眠時間は8時間16分で，勤務日の睡眠不足を休日に取り戻している様子がわかりました．

　また，睡眠時間と疲労指数の関係をみると（図10），病棟看護師では相関係数

表2 交代制勤務者のための生活習慣改善策

【交代制勤務に勝つ生活習慣10か条】
夜勤の過ごし方
1. 仕事に出かける前に1～2時間の仮眠をとる．
 ただし，10～12時，16～18時は最も眠りにくい時間帯なので避けたほうがよい．
2. 午前1～3時くらいに約20分の仮眠をとる．
3. 仮眠後は明るい場所でコーヒーなどのカフェイン類を摂取する．
4. ストレッチ体操で目覚めを確実にする．
5. ラーメンや揚げ物など高カロリーの食品を食べない．
 複合炭水化物（パスタ，ポテト），果物，野菜，低脂肪タンパク質（赤身の牛肉，魚，大豆，チーズ）などを選ぶ．
夜勤明けの睡眠のとり方
6. 帰宅時はサングラスなどをかけ，日光を避ける．
 日光は体内時計のスイッチオンにつながり，覚醒を助ける．
7. 寝る前の飲酒やカフェイン摂取は避ける．
8. 寝室は完全に暗くし，光を遮断する．
 （アイマスク，二重カーテン，遮光カーテンなど）
9. 騒音を減らす．
 （耳栓など）
10. 家族らに眠りの邪魔をしないように協力してもらう．

が−0.58，日勤看護師では相関係数が−0.51とやや相関がありますが，睡眠時間が短いと疲労指数が高くなる傾向を示しています．これは，疲労指数の計算で睡眠時間の重みづけが大きいことによるといえます．長時間勤務者は睡眠時間が短い傾向を示していることから，病棟の看護師の疲労指数が40以上の場合はシフトを見直し，ローテーションの改善が必要となります．

表2に，交代制勤務者が良質な睡眠をとるための生活習慣改善の工夫を紹介します．

（森国　功，宮崎総一郎）

ポイント

・生体リズムは，交代制勤務における事故や健康問題と密接な関係がある．
・勤務スケジュールの設計では，生体リズムの混乱と睡眠不足の蓄積を最小にすることが望ましい．

文　献
1) Lamberg L：Body-rhythms. William Morrow & Co, 1994.
2) Moore-Ede MC：The 24 Hour Society. Judy Piatkus, 1993.
3) 宮崎総一郎ほか編著：睡眠学II―睡眠障害の理解と対応―．北大路書房，2011．
4) Coren S：Sleep Thives. Free Press, 1996.
5) Costa G：The impact of shift and night work on health. APPL Ergon, 27：9-16, 1996.
6) Gordon NP：The prevalence and health impact of shiftwork. AM J Public Health, 76：1225-1228, 1986.
7) Fujino Y, et al：A prospective cohort study of shift work and risk of ischemic heart disease in Japanese male workers. Am J Epidemiol, 164(2)：128-135, 2006.

II. 睡眠相談

1. 睡眠相談のための12の指針

　医療や保健現場での睡眠指導はもとより，児童・生徒・学生や市民向けの講演会等において，広く活用されている「睡眠障害対処12の指針」について紹介します．

　この指針は，厚生労働省の精神・神経疾患の委託研究である「睡眠障害の診断・治療ガイドライン作成とその実証的研究班（主任研究者：内山真，国立精神・神経センター）」による「睡眠障害の対応と治療ガイドライン」（2002年）が，睡眠障害を専門としていない医師，看護師，臨床検査技師および薬剤師，地域医療および職域医療に関わる保健師に対して最新の知見を提供する目的で刊行され，そのなかに「睡眠障害の診断・治療ガイドライン」として，睡眠医学の最新の知見が12項目にまとめられているものです．これら12項目は，実際の生活において十分に実行が可能であり，自らの体験に照らしてもなるほどと納得できる事柄を中心に記述されています．

　ここでは，睡眠障害対処12の指針の概要について，主だったところを取り上げます．詳細については，「睡眠障害の対応と治療ガイドライン」を参考にしてください．

指針1：睡眠時間は人それぞれ，日中の眠気で困らなければ十分　（図1）

　日中しっかり覚醒して過ごせるかどうかを睡眠充足の目安として，睡眠時間自体にこだわらないことが重要である．必要な睡眠時間は個人で異なり，長ければ長いほどよいわけではない．日中の眠気がひどかったり，平日と比べて週末に3時間以上長く眠らないといられないようなら，睡眠不足と判断する．必要以上に長い時間を床に入って過ごすと，かえって睡眠が浅くなり，熟睡感が損なわれる．8時間睡眠とよくいわれるが，この学問的根拠はない．成人では，個人差はあるものの，6〜7時間前後の睡眠時間が睡眠充足の目安となる．

　睡眠時間は生活様式によって影響される．日中活発に過ごした場合，睡眠不足が続いた場合，より長い睡眠が必要になる．季節によっても睡眠時間は変化する．秋から冬にかけて日長時間（昼間の長さ：日の出〜日没）が短くなるにつれ，食欲の増進や活動性の低下などとともに，睡眠時間は長くなる．春から夏にかけて，日長時間が長くなると，睡眠時間は短くなる．

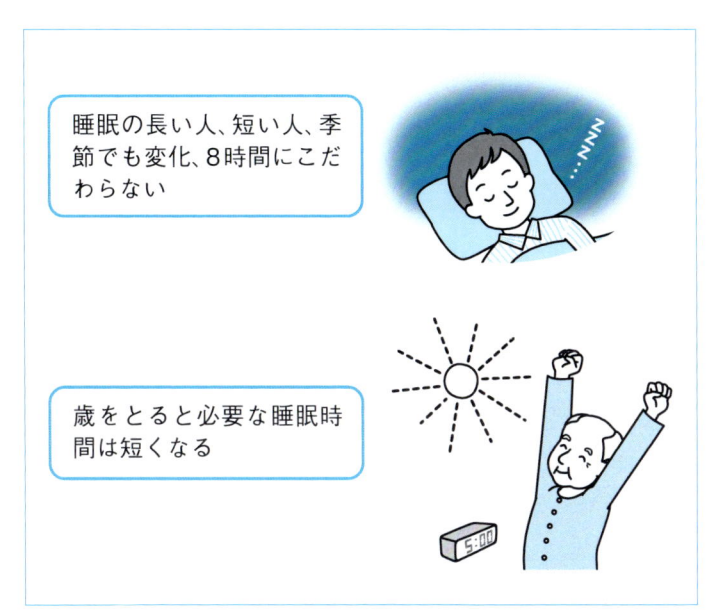

図1　指針1：睡眠時間は人それぞれ，日中の眠気で困らなければ十分

指針2：刺激物を避け，眠る前には自分なりのリラックス法　（図2）

　緊張や強い刺激があると，入眠が妨げられる．スムーズに覚醒から睡眠に移行するためには，緊張や刺激を避けることが必要である．

　入床前にリラックスできれば，睡眠に移行しやすくなる．多くのリラックス法が推奨されているが，いずれも直接的に睡眠を誘う効果はなく，入眠を妨げる要因を減らすことによる間接的効果を持つにすぎない．同じリラックス法でも，その時の状況，人によってかえって緊張が増すことがあるため，個人にあったリラックス法を見つけることが重要である．

　カフェインは覚醒作用を持つ代表的な物質であり，日本茶やコーヒー，紅茶，ココアにはもちろんのこと，コーラなどのソフトドリンク，栄養・健康ドリンク剤，チョコレートなどに多く含まれている．カフェインの覚醒作用は入眠を妨げ，中途覚醒を増加させる．ここで注意すべきことは，カフェインの作用時間である．カフェインの覚醒作用は，摂取後およそ30～40分後に発現し，4～5時間持続する．寝つきがよくない場合は，就床前4時間のカフェイン摂取を避けるべきである．さらに，カフェインは利尿効果を持つため，尿意で目が覚め，中途覚醒の原因ともなる．

　タバコに含まれるニコチンは交感神経系の働きを活発にし，睡眠を障害する．効果は吸入直後に出現し，数時間持続する．リラックスするためにタバコを吸う人が多いが，就床前のタバコは避けるべきである（P. 67～『睡眠と嗜好品』参照）．

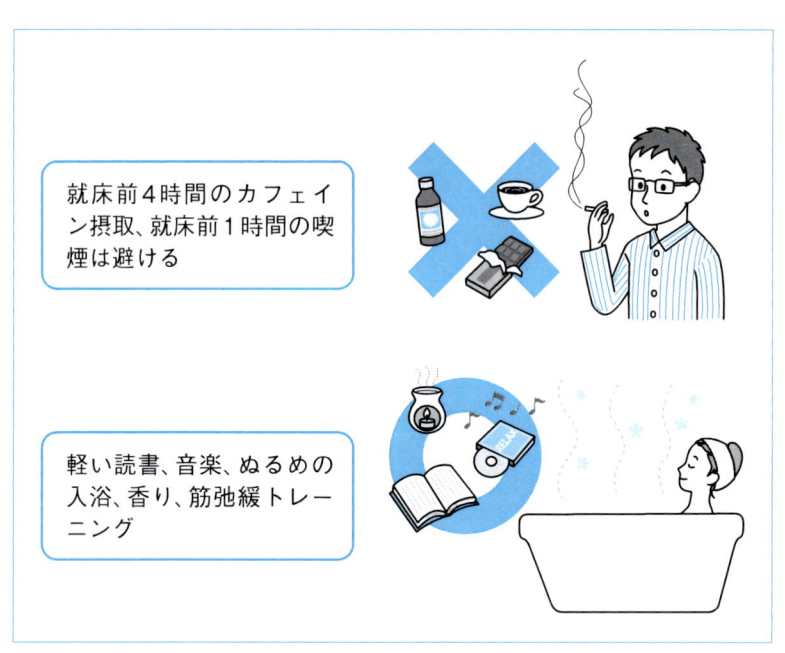

図2　指針2：刺激物を避け，眠る前には自分なりのリラックス法

指針3：眠たくなってから床に就く，就床時刻にこだわりすぎない　（図3）

　自然に寝つくことのできる時刻は，季節や日中の活動量などにより変化する．これを意志でコントロールすることはできない．最近の研究から，習慣的入眠時刻の2～4時間前の時間帯は1日の中で最も寝つきにくいことがわかっており，早起きや不眠の解消のために意識的にいつもより早く床に就いても，早く入眠することは難しい．就床時刻はあくまでも目安であり，その日の眠気に応じ，眠くなってから床に就くことが速やかでスムーズな入眠への近道である．

　不眠を自覚すると，床にいる時間を長くして不眠をカバーしようと早めに床に就くことが多いが，かえって逆効果となる．床に入って部屋の明かりを暗くすると，感覚刺激が減少するため，ちょっとした物音が気になったり，ささいなことが頭から離れなくなったりして，不安や緊張が強くなる．翌日に早起きしなくてはならない場合や，今夜は眠れるだろうかと心配している場合など，眠ろうとすればするほど，目がさえて眠れなくなってしまう．こうした場合，いったん床を出て，自分なりのリラックス法を実践し，眠気を覚えてから再度入床するようにするとよい．

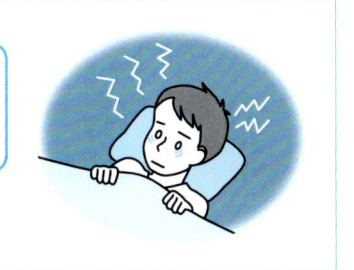

図3　指針3：眠たくなってから床に就く，就床時刻にこだわりすぎない

指針4：同じ時刻に毎日起床 （図4）

　一般的に規則正しい生活は早寝早起きと信じられてきた．しかし，毎朝同じ時刻に起床し，起床後なるべく早く太陽の光を浴びることが，速やかで快適な入眠をもたらすことがわかった．起床後に太陽の光を浴び，体内時計のリズムがリセットされると，そこから約14～16時間後に眠気が出現する．早寝早起きの生活パターンにしたい場合には，早寝から始めるのではなく，早起きして朝の散歩などで太陽の光を浴びることが第一歩である．

　週末，少しでも睡眠時間を稼ごうと，朝遅くまで床の中で過ごすと，朝の光を浴びることができないため，その夜はさらに寝つきが遅くなり，月曜日の朝に起床するのがつらくなる．このような場合は，日曜日にもいつもと同じ時刻に起床し，朝の光を浴びるようにするとよい．

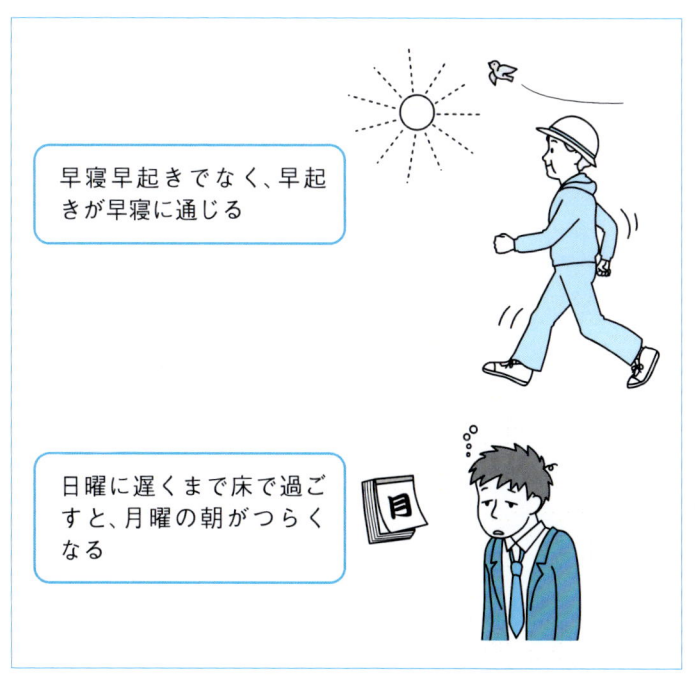

図4　指針4：同じ時刻に毎日起床

指針5：光の利用でよい睡眠　（図5）

起床後，太陽の光を浴びて体内時計のリズムがリセットされると，そこから約14～16時間後に眠気が出現する．光による朝のリセットが行われないと，その夜に寝つくことのできる時刻が約1時間遅れる．通常，室内の明るさは太陽光の10～20分の1程度で，曇りの日でも屋外では室内の5～10倍の明るさがある．このため，起床後2時間以上暗い室内にいると，体内時計のリセットが行われない．体内時計のリズムをきちんとリセットするには，起床後なるべく早く太陽の光を浴びる必要がある．

家の中にいることが多く，太陽光に曝露される時間が少ないと，実質的な日長時間が短くなり，睡眠が浅くなり，かつ延長することになる．

日本では，蛍光灯による明るめの室内照明が好まれるが，過度に明るい夜間の室内照明は，体内時計のリズムを遅らせることとなり，自然な入眠時刻が遅れる原因となる．

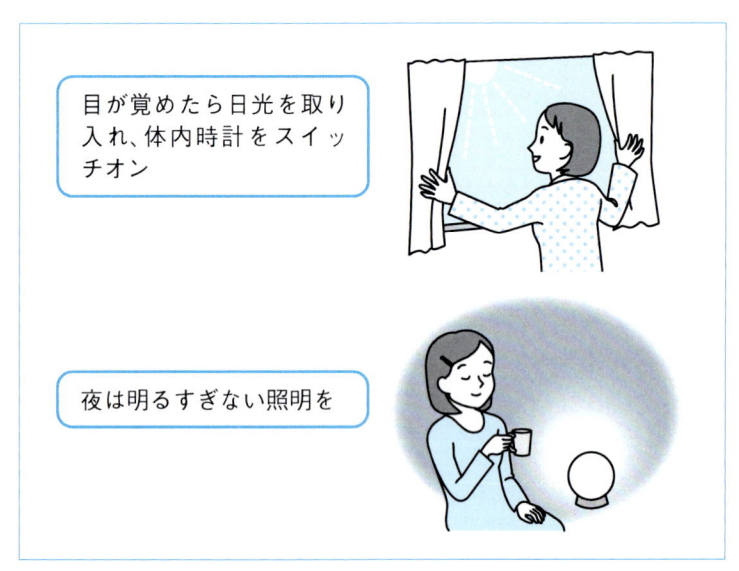

図5　指針5：光の利用でよい睡眠

指針6：規則正しい3度の食事，規則的な運動習慣　（図6）

1日が始まる朝，しっかり食べて栄養を摂取することは，脳へのエネルギー補給となり，体温を高め，活動レベルを高めることに役立っている．規則正しく朝食をとっていると，この1時間ほど前から消化器系の活動が活発になり，朝の目覚めを促進する．

夜食を食べ過ぎると，寝つきが悪くなり，夜中に目が覚め，睡眠の質が悪化することがある．食物の消化が終了せず，眠る時間帯に消化器系が活発に活動

していると，睡眠が妨げられる．特にタンパク質の多い食物でこの傾向が強い．空腹のために寝つけない場合には，消化のよいものを少量，例えば，牛乳や軽いスナックなどをとるとよい．

　昼間の運動が夜間の睡眠を安定させ，睡眠の質を改善することがわかっている．日本で成人を対象にした調査では，運動習慣のある人は不眠になりにくいという結果が出ている．運動の内容は，30分程度の散歩・ランニング・水泳・体操・ストレッチなどで，軽く汗ばむ程度がよい．好みや体力に応じて，無理のない，長続きする方法をとり，毎日規則的に行うのが効果的である．

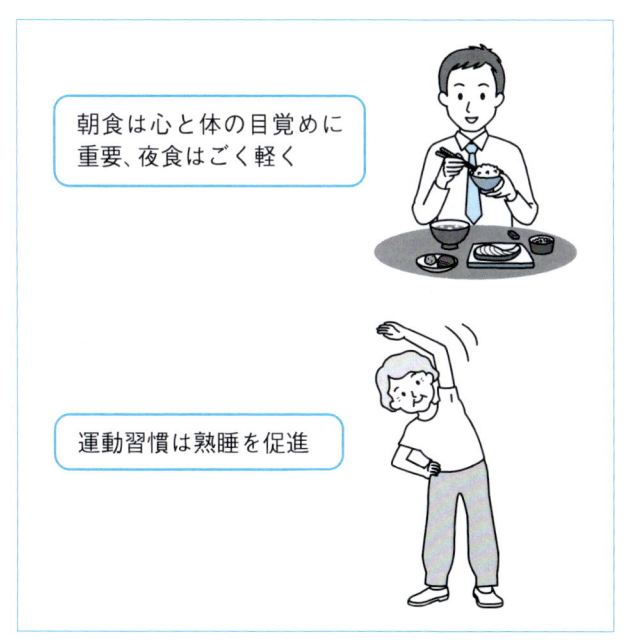

図6　指針6：規則正しい3度の食事，規則的な運動習慣

指針7：昼寝をするなら，15時前の20〜30分　（図7）

　昼寝は夜の睡眠の質を低下させるといわれてきたが，最近の研究によれば，昼食後から15時までの時間帯における30分未満の規則正しい昼寝は，夜間の睡眠に悪い影響を与えないだけでなく，日中の眠気を解消し，その後の時間をすっきりと過ごすのに役立つ．午後に一時的に眠くなるのは，体内時計のリズムと関連した，時刻に依存した現象である．放っておいてもこの時間帯を過ぎると，眠気は減少する．つまり，この時間帯をうまくやり過ごすことが重要である．30分以上の昼寝は，身体と脳を眠る態勢にしてしまい，かえって覚醒後にぼんやりして，しっかりと覚醒するのが困難になる．夕食後に居眠りをすると，その後に目がさえてしまい，いつもの就床時刻に眠れなくなることがある．

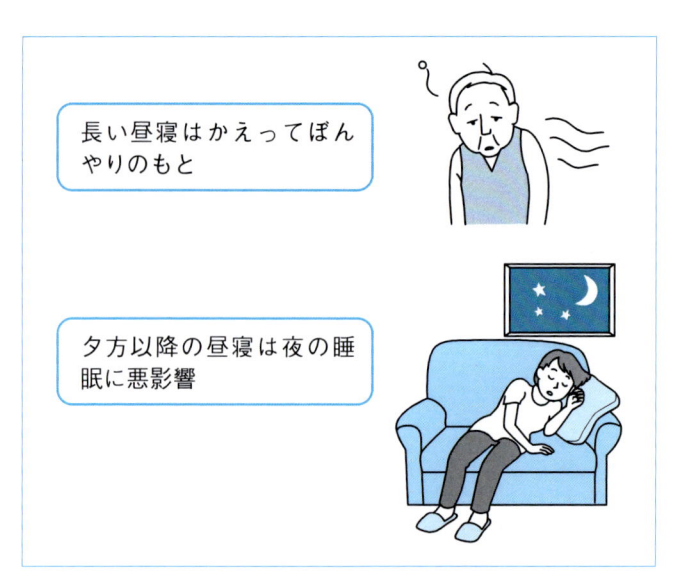

図7　指針7：昼寝をするなら，15時前の20〜30分

指針8：眠りが浅いときは，むしろ積極的に遅寝・早起きに　（図8）

　睡眠に対して意識過剰になると，少しでも眠ろうと長く床の中で過ごすようになることが多い．しかし，普段の入眠時刻の2〜4時間前が最も寝つきにくい時間帯であることから，早く床に入ってもなかなか寝つけず，かえって不眠を自覚し，不安が増強される．必要以上に長く床の中で過ごすと，睡眠は浅くなり，夜中に目覚めやすくなる．

　このような場合，むしろ遅寝・早起きにして臥床時間を減らす．これにより，必要なだけ床の上で過ごすようになるため，熟睡感が増す（睡眠時間制限法）（P. 108〜『睡眠相談技術』参照）．まず1〜2週間の睡眠日誌を記録して，実際に眠れている時間の平均（平均睡眠時間）を算出し，床上時間を平均睡眠時間に合わせて制限する．この時の睡眠時間の目標値は，6〜7時間程度に設定するが，高齢者の場合には5〜6時間とやや短めに設定したほうがよい．5日ごとに，床上時間のうちどのくらい実際に眠れたかを評価し，75%以上睡眠がとれるようになったら，15分床上時間を延長するという操作を繰り返す．治療法のゴールは，熟睡感が得られ，かつ日中に睡眠不足を感じないところとする．患者は，「8時間眠らないといけない」など，睡眠時間そのものにこだわりを持っている場合が非常に多いため，睡眠に関する理解が前提条件となる．

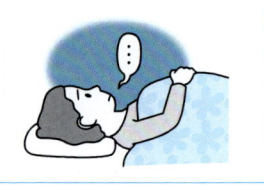

図8　指針8：眠りが浅いときは，むしろ積極的に遅寝・早起きに

指針9：睡眠中の激しいいびき・呼吸停止や足のぴくつき・むずむず感は要注意　（図9）

　睡眠と関連して起こる身体の病気により，夜間の不眠，それにより引き起こされる日中の眠気が起こることがある．こうした症状の場合は，睡眠障害の専門的治療が必要である．

　睡眠時無呼吸症候群は，激しいいびきと睡眠中の頻回の呼吸停止，呼吸再開に伴う覚醒を繰り返す疾患である．このために深い睡眠を安定してとることができなくなり，夜間の不眠あるいはこれによる日中の過剰な眠気が出現する．中年以降に，特に男性に多くみられる．

　むずむず脚症候群は，夜，入床してから数時間にわたって，じっとしていると足がむずむずしたり，ほてったりして，その不快な感覚のために，なかなか寝つけないという状態を呈する疾患である（P. 192～『睡眠関連運動障害』参照）．周期性四肢運動障害も同様に，夜，入床してから数時間にわたって，下肢が不随意運動により反り返るため，その知覚による刺激で「足がぴくんとして目が覚める」などと訴える．足がぴくついたり，むずむずしたり，ほてったりするのは，眠れない結果と考えて，なかなか訴えない場合も多いため，必ず確認すべき兆候である．

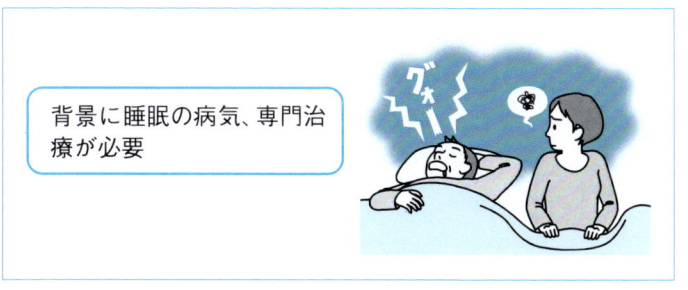

図9　指針9：睡眠中の激しいいびき・呼吸停止や足のぴくつき・むずむず感は要注意

指針10：十分眠っても日中の眠気が強い時は専門医に　（図10）

　巨大な産業事故であるスリーマイル島の原発事故（1979年）やチャレンジャー号の爆発事故（1986年）など，これらは睡眠を切り詰め，非常に眠い状態での作業ミスにより起こったと推測されている．睡眠不足で昼間の眠気が強いと，交通事故のリスクが一般人の倍近くとなる．日本の成人を対象とした調査では，日中の過剰な眠気は成人の14.9%に認められ，若年者ほど頻度が高くなる．これらは，睡眠不足（睡眠の量的低下），睡眠障害（睡眠の質的低下）によるものがほとんどである．しかし，なかにはナルコレプシーに代表される過眠症という病気が隠れている場合がある（P. 159～『過眠症』参照）．十分な睡眠時間をとるようにしても，日中の眠気が改善しない場合は，睡眠障害の専門医の受診と眠気に関する精密検査が必要である．

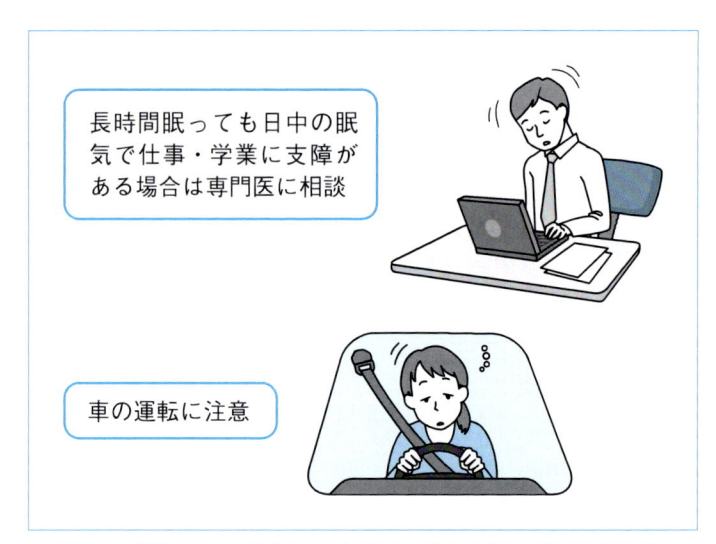

図10　指針10：十分眠っても日中の眠気が強い時は専門医に

指針11：睡眠薬代わりの寝酒は不眠のもと　（図11）

　睡眠薬代わりにアルコールを使用すると，寝つきはよくなるが，夜間後半の睡眠が浅くなり，中途覚醒が増えるために，睡眠の質的悪化を招くことになる．連用すると，容易に慣れが生じ，同じ量では寝つけないために使用量が増加していく．睡眠薬代わりの寝酒では，通常の飲酒と比べて摂取量が急速に増加しやすく，アルコール過剰摂取による精神的・身体的問題が起こりやすくなる．

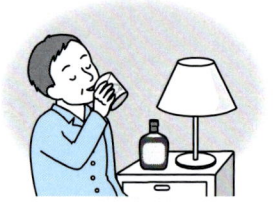

図11　指針11：睡眠薬代わりの寝酒は不眠のもと

指針12：睡眠薬は医師の指示で正しく使えば安全　（図12）

　睡眠薬について，一般に誤った認識が広がっている．「睡眠薬を飲むとぼける」「癖になってだんだん量を増やさないと効かなくなる」「寝酒のほうが安心」といったものである．昔使われていたバルビツール酸系睡眠薬は，耐性・依存性・離脱症状が強く，大量服薬によって死に至ることもあったが，現在使われてい

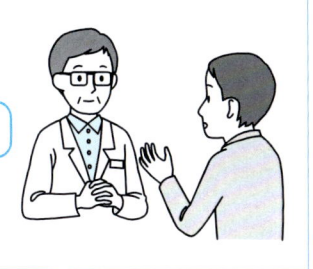

図12　指針12：睡眠薬は医師の指示で正しく使えば安全

るベンゾジアゼピン系などの睡眠薬は，正しく使用すれば，こうした性質が極めて弱く，アルコールより安全な薬剤である（P.197～『睡眠薬はどのように効くのか』参照）．

　睡眠薬投与にあたっては，睡眠中の激しいいびき・呼吸停止や足のぴくつき・むずむず感などを伴う特異的睡眠障害，あるいはうつ病などの精神疾患についてチェックをする．患者の睡眠習慣に問題がないかを確かめ，適切な睡眠習慣についての生活指導を行う．不眠の訴えを，入眠障害，中途覚醒，早朝覚醒などに分けて症状を明らかにする．これらの不眠症状に応じて，作用時間を考慮して薬剤を選択し，少量から投与を開始する．その晩からぐっすり眠れる量を投与するのではなく，2～3週間かけて不眠を改善させることを目標とする．

　睡眠薬服用の注意点としては，服用後はおよそ30分ほどで床につくこと，アルコールと併用しないことが大切である．高齢者では薬剤の代謝が遅延し，筋弛緩作用が強く出現することがあるので，筋弛緩作用の弱い睡眠薬を慎重に用いる．

　不眠が改善していないのに自己判断で急に服用を中断すると，かえって不眠が悪化する．睡眠薬の減量は，睡眠薬で良好な睡眠を得られるようになり，患者が睡眠に対する自信をつけてから徐々に行う．

〔宮崎総一郎，佐藤尚武〕

文　献
1) 睡眠障害の診断・治療ガイドライン研究会：内山　真編：睡眠障害の対応と治療ガイドライン．じほう，2002．

Ⅱ. 睡眠相談

2. 睡眠相談技術

1. 睡眠相談において必要なこと

　睡眠相談においては，①愁訴を受け止めること，②普段どのような生活習慣を送っているかを把握すること，③問題点を整理して愁訴を解消するための方策を立てること，が必要です．まずは相手の主観を大切にし，何に困っているのかをよく聴き，共感を表現することが大切です（表1）．また，生活習慣を把握・調整する際には，睡眠に重要な生活習慣のチェックリスト（表2）が有効です[1]．その際，服薬，通院，疾患等の把握も必要です．その後，問題点の整理，解決するための方策を立て，実行可能な解決法を一緒に探す，という本格的な協同作業を行います．

2. 問題点を整理して愁訴を解消するための方策を立てる

　表2のチェックリストは，日常生活に取り込み，継続することで睡眠増進に有効となる生活習慣を示しています．チェックリストには，**認知行動的介入**[*1]技法のエッセンスが日常の生活の中で実践できるように簡便な形で表現されています．頑張れそうな項目（△）を勧めることがポイントです[2]．その際，愁訴と対応させて，実行が可能と思われる目標行動を選ぶことも重要となります．

*1 認知行動的介入には，行動へのアプローチ（習慣行動の修正），認知へのアプローチ（就床時に浮かんでくる悩みを整理）や体へのアプローチ（リラックス方法を身につける）などがあり，不安と緊張等を緩和し，睡眠を促進するように働きかける．

表1　不眠相談の際の共感表現法

```
                    相談者                        相談員
会話例：「ぜんぜん眠れないんですよ」 →「眠れないとつらいですよね！」
       「昼間は眠いし，つらいんですよ」→「昼間眠たいのも，ほんとにつらいですねー」
   ⇒1）相手の言葉を繰り返す（少し言葉や語尾を変えて繰り返す）．
     2）相手の目を見てうなずく（うん！うん！と小刻みにうなずく）．
```

しかし，共感しても方向が間違っていれば悩みが深刻化することも．では，どうしたらよい？

○まずは，相手を認め，ほめましょう．思い込みや間違った方法を実施している場合も．

○方法が間違っているのに，どうやって，ほめる？
　　会話例：相談者「パソコンして時間つぶししているんですけど，なかなか眠れないんです」
　　　　　⇒相談員「一所懸命考えて，努力しているんですねー，うん！うん！」と応えましょう．

○何もやっていない人，努力できない人に対してはどうする？　どうほめる？
　　会話例：相談者「眠れないけど，どうしたらいいのか．ダメなんです」
　　　　　⇒相談員「気づくことが大切ですよ．気づいているのは，すごいことですよー」

表2 生活習慣チェックリスト

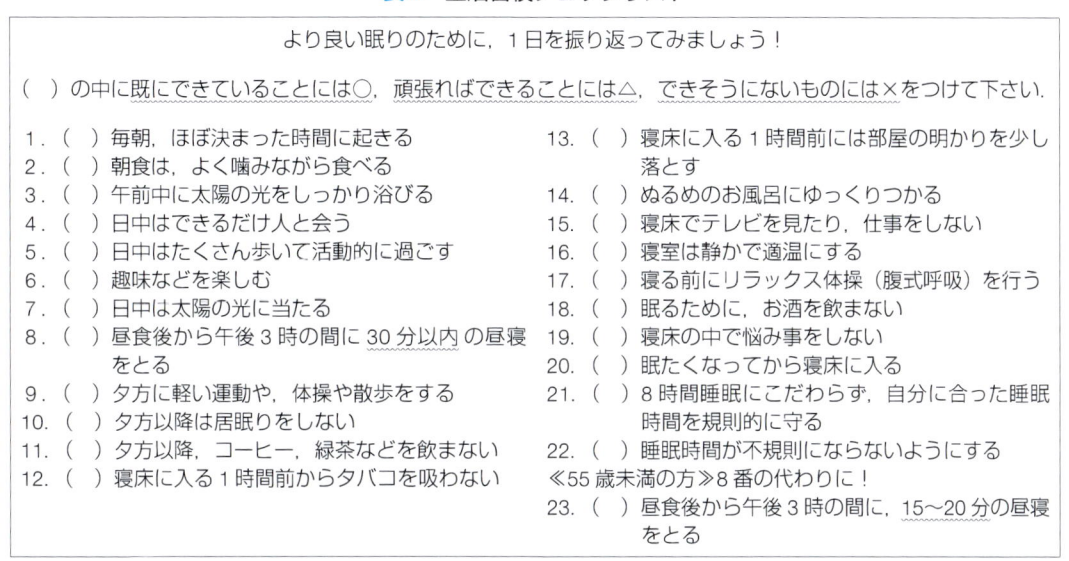

より良い眠りのために，1日を振り返ってみましょう！
（ ）の中に既にできていることには○，頑張ればできることには△，できそうにないものには×をつけて下さい．

1. （ ）毎朝，ほぼ決まった時間に起きる
2. （ ）朝食は，よく噛みながら食べる
3. （ ）午前中に太陽の光をしっかり浴びる
4. （ ）日中はできるだけ人と会う
5. （ ）日中はたくさん歩いて活動的に過ごす
6. （ ）趣味などを楽しむ
7. （ ）日中は太陽の光に当たる
8. （ ）昼食後から午後3時の間に 30分以内 の昼寝をとる
9. （ ）夕方に軽い運動や，体操や散歩をする
10. （ ）夕方以降は居眠りをしない
11. （ ）夕方以降，コーヒー，緑茶などを飲まない
12. （ ）寝床に入る1時間前からタバコを吸わない
13. （ ）寝床に入る1時間前には部屋の明かりを少し落とす
14. （ ）ぬるめのお風呂にゆっくりつかる
15. （ ）寝床でテレビを見たり，仕事をしない
16. （ ）寝室は静かで適温にする
17. （ ）寝る前にリラックス体操（腹式呼吸）を行う
18. （ ）眠るために，お酒を飲まない
19. （ ）寝床の中で悩み事をしない
20. （ ）眠たくなってから寝床に入る
21. （ ）8時間睡眠にこだわらず，自分に合った睡眠時間を規則的に守る
22. （ ）睡眠時間が不規則にならないようにする

≪55歳未満の方≫8番の代わりに！
23. （ ）昼食後から午後3時の間に，15～20分の昼寝をとる

まず，できている習慣行動には○，できていないが頑張れそうなことには△，頑張ってもできそうにないものには×で回答してもらう．×を○に変えようとすると目標が高すぎて，途中で挫折してしまう可能性があるため，△をつけた頑張れそうな項目の中から，本人が実行可能な目標行動を3つ程度選択してもらう．毎日必ずすべて行う必要はなく，3つ程度の目標を決めて，できるものから週3日程度行っていくことが大切

選択することでモチベーションも上がります．

チェックリストを活用するときには，知識を伝えることも大切です．正しい知識がなければ，生活習慣のどこに問題があるのかを相談者自身が自覚できないからです．おさえておきたいポイントとして，次のようなことが挙げられます．

①サーカディアンリズムの規則性の確保（チェックリスト1～3, 21, 22に対応）
②日中や就床前の良好な覚醒状態の確保（チェックリスト4～10, 23に対応）
③就床前のリラックスと睡眠への脳の準備（チェックリスト11～20に対応）

不眠の背景には，睡眠が開始し，維持することが困難な程度に覚醒水準が高いこと，つまり過覚醒状態があります．また，不眠につながる習慣や行動や考え方を持っています．**認知行動療法**の目的は，この不適切な睡眠習慣の変容と，偏った思考や信念の除去にあります．**機能分析**[*2]，**心理教育**[*3] および様々な技法を実施し，認知（考え方や捉え方）と行動パターンを少し変えることで，現在の悪循環を改善し，身体反応を緩和，状況を改善させることを狙います[3]．寝つきには**刺激制限療法**が，中途覚醒が多い場合は**睡眠時間制限法**が有効とされています．また，入眠障害と睡眠維持障害など，同時に複数のタイプの不眠を抱える人もいるため，近年では，①睡眠スケジュール法（刺激制限療法＋睡眠時間制限法），②リラクセーション法（**筋弛緩法**，呼吸法など）などのパッケージ療法がよく使われています．詳細については，参考文献を参照してください[3]．一方，重度の精神疾患などが不眠の主要因の場合は，疾患治療を優先する

認知行動療法
認知に働きかけて気持ちを楽にする精神療法（心理療法）の一種．不眠の認知行動療法には刺激制限療法，睡眠時間制限法，筋弛緩法などがある．

*2
就床・起床時刻，寝つき，日中の活動，仕事などのライフスタイルや環境を詳細に聴取し，不眠のきっかけ，不眠が続く要因を探る．

*3
心理教育では，例えば，8時間寝ないといけない，という思い込みなどについて，①相手の体験や理解力にあった説明をする．その際，②根拠を示すこと（睡眠の正しい知識），③援助的であること，④継続されるプロセスであることを理解させるよう留意して行う．

こと，対応不可能と判断した場合は，専門機関を紹介することも大切です．

3. 不眠の認知行動的介入の代表的な技法

1) 筋弛緩法

筋弛緩法（眠る前にリラックス；筋弛緩など）は，訓練時以外では，通常，就床前に行うのが一般的ですが，この方法が直接睡眠を発生させるというよりも，睡眠が開始できるレベルまで覚醒水準を低下させることにより，睡眠を促進しているところに大事なポイントがあります．

2) 刺激制限療法

刺激制限療法は，寝室から不眠を連想する悪循環を解消し，寝室と円滑な入眠を関連づけ，好循環を獲得することを目的とします．寝床では眠ることを最優先し，寝床につくと，眠くなるよう習慣づけるのがポイントです．

睡眠を妨げる行動を引き起こす刺激を取り除き，寝室や寝具は，睡眠と性生活以外には使わないようにします．眠れないときは無理に眠ろうとせず，眠くなってから寝床へと向かうようにし，寝床での仕事や食事，テレビなどは避けるよう留意します．寝床に入っても眠くならなければ，いったん寝室から離れ，眠くなるまで待って，再び寝床につくことで，就床すると眠くなるという好循環を作ることが大切です．

3) 睡眠時間制限法

睡眠時間制限法（実質的な睡眠時間の比率を高める方法）は，床上時間を制限し，穏やかな断眠を引き起こすことで，恒常的な睡眠欲求を増加させます．つまり，軽度の断眠効果を利用して睡眠の改善を目指します．

床上時間の制限，治療スケジュールに関しては，睡眠日誌やアクチグラフィーなどの記録をもとに決定します．開始後すぐは，床上時間がかなり短く制限されるために睡眠不足が蓄積しますが，この操作的な睡眠不足が入眠を促進し，熟眠をもたらします．事前に，8時間以上の睡眠が必要という誤った先入観に対して睡眠教育を行っておくことも大切です．

4) 不眠の認知行動療法

不眠の認知行動療法の目的は，①不適切な睡眠習慣の変容と，②睡眠に対する否定的で偏った思考（自動思考）や態度や偏った信念（スキーマ）を取り除くことです．つまり，睡眠に良好な習慣を獲得するとともに，寝床に入ると，「今日も眠れないかもしれない」と考えたり，実際には，ある程度眠れているのに，「1週間，一睡もしていない」と思い込んでしまうような極端な考え方や受け止め方を修正することを目指しています．不眠の認知行動療法については，

睡眠衛生と心理教育，刺激制限療法，睡眠時間制限法を組み合わせる治療セッションがよく用いられます．

5）時間療法

睡眠覚醒リズム障害には，時間生物学的治療法が睡眠臨床で多く使われています．時間療法は，毎日3時間ずつ就床・起床時刻を遅らせ，睡眠時間帯を望ましい時間帯まで移動させ，就床時刻を固定する方法です．治療期間の長さにもよりますが，場合によっては，90分ずつ就床・起床時刻を遅らせることもあります．また，高照度光療法との併用や，行動療法との併用もあります．

4．悪循環を知る！ 突破口を見つける！ 実行！

1）チェックリストの読み取り方

一つでも問題習慣が変われば，それが突破口となり，ほかの習慣も徐々に変わり，悪循環から少しずつ抜け出すことができます．

表3の例1では，寝つきの満足度が40点と最も低く，寝つきに問題があるといえます．寝つき関連項目をみると，「床に入る1時間前には部屋の明かりを少し落とす」，「ぬるめのお風呂にゆっくりつかる」，「寝床でテレビを見たり，仕事をしない」，「眠くなってから寝床に入る」の4つに△（頑張ればできそう）がついています．これら4つのなかから，目標を選ぶことが効果的です．習慣の修正に抵抗を示す方や体の不自由な方には，「床に入る1時間前には部屋の明かりを少し落とす」を優先的に勧めましょう．

表3 チェックリストから改善すべき目標を読み取る

（例1）	（例2）
（○）毎朝ほぼ決まった時間に起きる （×）午前中に太陽の光をしっかりと浴びる （△）日中はたくさん歩いて活動的に過ごす （△）昼食後から午後3時の間で，30分以内の昼寝をとる （△）夕方に軽い運動や，体操や散歩をする （×）夕方以降は居眠りをしない （○）夕食以降，コーヒー，緑茶などを飲まない （△）床に入る1時間前には部屋の明かりを少し落とす （△）ぬるめのお風呂にゆっくりつかる （△）寝床でテレビを見たり，仕事をしない （○）眠るために，お酒を飲まない （×）寝床で悩み事をしない （△）眠くなってから寝床に入る	（○）毎朝ほぼ決まった時間に起きる （×）午前中に太陽の光をしっかりと浴びる （△）日中はたくさん歩いて活動的に過ごす （△）昼食後から午後3時の間で，30分以内の昼寝をとる （△）夕方に軽い運動や，体操や散歩をする （×）夕方以降は居眠りをしない （○）夕食以降，コーヒー，お茶などを飲まない （△）床に入る1時間前には部屋の明かりを少し落とす （△）ぬるめのお風呂にゆっくりつかる （△）寝床でテレビを見たり，仕事をしない （○）眠るために，お酒を飲まない （×）寝床で悩み事をしない （△）眠くなってから寝床に入る
寝つきの満足度（40点） 熟眠の満足度（60点） 日中のすっきり度（50点）	寝つきの満足度（80点） 熟眠の満足度（50点） 日中のすっきり度（50点）

チェックリストでは，できていることには○，頑張ればできそうなことには△，できそうにないものには×を記入．
満足度は最近の1週間について100点満点で評価

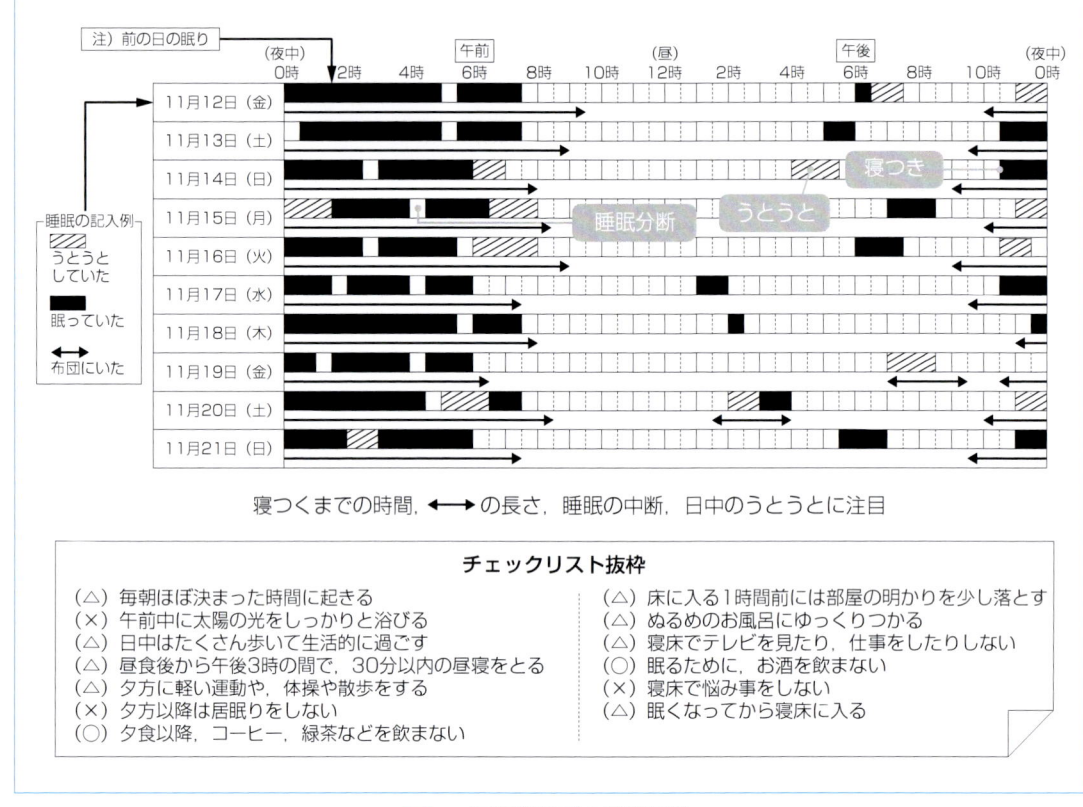

図1 不眠高齢者の睡眠日誌

眠りが浅く，夜よく眠れない，昼間・夕方にも居眠りをしてしまい，日中の眠気と睡眠悪化の悪循環がわかる．短い昼寝は午後3時までにとるようにさせ，夕方にも運動でリフレッシュすることも一策．また，寝つきが悪い点に着目して，眠る前は脳と体がリラックスする目標を勧める．

　　例2では，熟眠の満足度（50点），日中のすっきり度（50点）が低く，睡眠維持と日中の眠気に問題があるといえます．日中の眠気は，夜の睡眠に影響を与えますので，まずは睡眠自体を改善すること，熟眠の満足度を上げることを優先しましょう．睡眠維持，中途覚醒に関する項目をみると，「日中はたくさん歩いて活動的に過ごす」，「昼食後から午後3時の間で，30分以内の昼寝をとる」，「夕方に軽い運動や，体操や散歩をする」の3つに△（頑張ればできそう）がついています．例2の相談者には，これら3つの中から目標を選ぶことが効果的です．55歳未満の方には，昼寝は15〜20分，運動は夜7〜9時くらいが望ましいです．
　　例1と2の○，△，×の付き方は同じですが，下段の満足度によってアドバイスの仕方は異なります．また，継続的な相談の際には，睡眠日誌を併用すると，自分自身の睡眠習慣への認識も高まって効果的です．どのような点に着目して問題を解決していくかを検討するうえで，有効なツールにもなります．

2）睡眠日誌の読み取り方

　図1は，不眠高齢者の睡眠日誌です．ここから読み取れる問題点としては，①寝つくのに時間がかかる，②中途覚醒，③早朝覚醒，④日中の眠気が強い，が挙げられます．改善ポイントとしては，就床前のリラックス，日中の活動のメリハリ，夕方以降の覚醒の維持です．一方，日誌に休日の遅起き，平日の居眠りや眠気がある場合は，就床前の過ごし方や規則性の項目に着目しましょう．平日と休日の起床時刻の差を2時間以内にとどめ，まず起きて，明るい所で食事をとることもお勧めです[2]．リズムを崩さずに睡眠の不足を補うためには，短時間仮眠も有効です[2]．また，極端な夜型化，昼夜逆転がみられる場合には，自己調整法（チェックリストと日誌）と**時間療法**を組み合わせた個別対応も有効です[1]．

（田中秀樹）

ポイント

- 愁訴を受け止め，生活習慣を把握し，問題点を整理して方策を立てる．
- 認知と行動のパターンを変えることで，悪循環が改善できる．
- 愁訴と対応させて，実行可能と思われる目標行動を選ぶことが重要である．

文　献

1) 田中秀樹：睡眠改善技術．日本睡眠改善協議会編：163-188，基礎講座　睡眠改善学．ゆまに書房，2008．
2) 田中秀樹：ぐっすり眠れる3つの習慣．ベスト新書．KKベストセラーズ，2008．
3) 田中秀樹：地域・学校での睡眠相談と睡眠指導．宮崎総一郎ほか編著：101-114，睡眠学Ⅱ―睡眠障害の理解と対応―．北大路書房，2011．

III. 看護・介護と睡眠

1. 看護・介護現場での睡眠

1. 睡眠のアセスメント

1）睡眠による休息感の有無

　睡眠によって休息感が得られているかどうかを積極的にアセスメントすることは，睡眠に関する問題を発見する第一歩となります．十分な量と質のよい睡眠がとれると，休息感やリフレッシュ感が得られます．休息感や休養感が得られない場合は，その背景に睡眠時間の不足や，睡眠障害等による睡眠の質の低下が考えられます．十分に長い時間眠っていても休息感がない，日中に過度の眠気があるなどの場合には，病的な問題が隠れている可能性があります．

2）睡眠習慣

　起床時刻，就床時刻，睡眠時間，消灯してから入眠するまでの時間，中途覚醒回数および時間，昼寝習慣などを確認します．睡眠時間については，実睡眠時間と床上時間を区別してアセスメントします．実睡眠時間とは，覚醒していた時間を除いた正味の睡眠時間で，床上時間は床に入ってから床から出るまでの長さ，つまり床にいる時間をいいます．単に「睡眠時間はどのくらいか」と問うと，人によって解釈が異なるため，実睡眠時間を回答したり，床上時間を想定して回答するなどの違いが生じ，正確なアセスメントができなくなることがあります．

　入院患者や施設入所者に対しては，本人や家族から入院・入所前の普段（健康時）の睡眠習慣や睡眠環境について確認します．できる限り，普段の睡眠習慣や本人の好みの寝具環境を尊重することが望ましいでしょう．

3）不眠症状の有無

　同じ「眠れない」という訴えでも，その内容は一人ひとりで異なっています．不眠の症状は，入眠困難，中途覚醒，早朝覚醒，熟眠困難に分類され，多くの場合，これらがいくつか組み合わされて存在しています．

(1) 入眠困難

　消灯後，入眠するまでの時間が延長して，寝つきが悪くなる状態をいいます．単に入眠に要する時間が長いだけで判断するのではなく，本人がそれを苦痛と感じている場合に入眠障害と判断されます．

(2) 中途覚醒

いったん入眠した後，夜中に目が覚めてしまい，再入眠に困難を覚える状態です．健常者でも，睡眠ポリグラムを記録してみると覚醒が何回かみられますが，ごく短時間で再入眠するため，翌朝覚えていないことがほとんどです．

(3) 早朝覚醒

本人が望む時刻，あるいは通常の起床時刻の2時間以上前に覚醒してしまい，その後，入眠できず苦痛に感じている状態です．高齢になると睡眠をとる時間帯が早くなり，睡眠時間も短くなるので，早朝覚醒を自覚する人が増加します．

(4) 熟眠障害

睡眠時間は十分であるにも関わらず，深く眠った感覚が得られない状態です．身体の様々な症状や居室の物音によって，深い睡眠がとれなくなる場合などにみられます．

4）日中の過剰な眠気の有無

眠気は誰もが経験する生理現象であるため，眠気や居眠りは「やる気がない，怠慢である」といった個人の意欲や生活の乱れによるものとされ，睡眠障害の重要な症状であることが認識されていない場合が多くみられます．

眠気の有無をアセスメントする際には，本人が眠気を自覚していない場合もあるので，「居眠り運転をして事故を起こした（起こしそうになった）ことがある」，「試験中や重要な会議中にいつも居眠りしてしまう」といった生活場面における居眠りエピソードを具体的に確認する必要があります．

5）睡眠をとる時間帯

適切な時刻に入眠して，希望する時刻に覚醒することができているか確認します．睡眠・覚醒リズムに問題がある患者では，本人のよく眠れる時間帯と，社会生活を営むうえで望ましい睡眠時間帯との間に慢性的にズレが生じ，学校生活や職業生活などに困難を抱えている場合が多くみられます．また，交代勤務者は，人が睡眠をとっている夜の時間帯に活動し，昼の時間帯に睡眠をとることになり，ヒトが本来持っている生体リズムに逆らった生活を余儀なくされます．このため，交代勤務者では，様々な心身の不調に悩まされることになります．

6）睡眠中の異常現象の有無

睡眠中に通常ではみられない現象が起こり，これらが睡眠障害の原因となっていることがあります．睡眠による休息感がなく，日中の眠気や心身の不調を訴える場合に，睡眠中の異常を指摘された経験があるかを確認します．眠っている間の出来事なので，本人の自覚的な異常感だけでなく，家族や同室者の観

察情報が重要となります．睡眠呼吸障害や睡眠関連運動障害，睡眠時随伴症（P. 145〜第3章『睡眠障害とその予防』参照）などが疑われる場合には，速やかに睡眠専門医療機関への受診勧奨やコンサルテーションなどの対応を講じます．

7) 日中の活動や過ごし方

前述した眠気による交通事故や心身の不調など，夜間の睡眠障害によって日常生活にどのような支障が生じているかをアセスメントします．一方，昼間の行動や過ごし方が夜間不眠の原因となっている場合もあります．睡眠というと夜に眠ることのみに着目しがちですが，**睡眠と覚醒は表裏一体であり，日中の様子や過ごし方を含め，24時間で生活全体をアセスメントすることが大切です**．

2. 睡眠に関するアセスメントの留意点

1) 入院患者・入所者の睡眠の評価

通常，看護師や介護士が入院患者や施設入所者の睡眠について情報を得るには，患者や入所者の睡眠の状態を観察する方法と，翌朝に前夜の睡眠の主観的評価を質問する方法があります．しかし，巡視の際には眠っていたとしても，巡視の合間には目を覚ましているかもしれないので，夜間の断続的な観察には限界があります．さらに，睡眠の深さを観察によって正確に判別することはできません．また，主観的評価についても，不眠を自覚する者ほど寝つくまでの時間を実際より長く，眠っていた時間を実際よりも短く評価する傾向があります．アセスメントを行う際には，これらの点を考慮する必要があります．

2) アセスメントツールの活用

睡眠の状態を把握するには，睡眠に関連した質問紙や睡眠日誌の活用も有用です．質問紙には，日常における睡眠の質を評価するもの，不眠の重症度を評価するもの，主観的な眠気を評価するもの，朝型夜型の傾向を調べるものなどがあります（P.108〜『睡眠相談技術』参照）．睡眠日誌は，睡眠習慣や不眠症状，眠気の頻度，日ごとの変化を把握するうえで有用です．患者にとって，自分の睡眠習慣や日中の過ごし方，生活習慣を見直すことはセルフケアの第一歩となります．睡眠日誌の形式は目的に応じて自由に設定してください．図1は入院患者の転倒・転落防止を目的に，睡眠薬内服後の排泄行動も記載した観察日誌の例です[1]．

月日	時間	排泄行動，睡眠状態	ナースコール	ふらつき
8/5	21：00	内服（睡眠導入剤A）		
	22：00	睡眠中		
	23：00	睡眠中		
	23：15	付き添いトイレ歩行	あり	あり
	24：00	覚醒中，横になっている		
	0：15	睡眠中		
	0：30	付き添いトイレ歩行	あり	あり
	3：00	睡眠中		
	3：20	付き添いトイレ歩行		

○○様 予測排尿時間（0：00）（3：00）

(文献1より)

図1　睡眠薬内服患者の夜間の観察記録日誌
毎夜，排泄時刻，睡眠状態，ナースコールの有無，歩行状態などを記録する．

3. 睡眠障害の関連要因

1）生理的要因

　睡眠の長さや質は加齢の影響を受けます．老年期になると，早寝早起きになるとともに睡眠が浅くなり，夜何度も目が覚めるなど，健康な高齢者でも睡眠障害を自覚する人が多くなります．不眠を訴える人の割合は，20〜50歳代ではおよそ20％ですが，60歳以上では約30％と多くなります[2]．高齢者の睡眠をポリグラフを用いて調べると，若年者と比べて中途覚醒回数・中途覚醒時間が増加し，総睡眠時間は短く，さらに深い眠りが減少していることがわかります[3]．

2）身体疾患・精神疾患

　身体症状や徴候の何が睡眠を妨げているのかを十分に問診し，観察します．疼痛，搔痒感，発熱，排尿障害（頻尿，残尿感，尿失禁），呼吸器症状（鼻閉，咳，痰，呼吸困難，喘息発作），循環器症状（動悸，胸痛）などの不快な症状は，睡眠を阻害する要因となります．病歴について聴取し，疾患による身体症状が睡眠に影響していないかを確認します．
　精神疾患では，不眠の合併頻度が高くなります．睡眠薬だけでは不眠が改善しないことが多く，原疾患の治療が必要です．不眠に加えて，食欲低下や興味の減退がみられる場合には，うつ病を疑い，精神科や心療内科へのコンサルテー

ションなどの必要な対応を講じます．

3）治療や薬物

　身体疾患や精神疾患の治療薬によって，睡眠の問題が引き起こされることがあります．眠気を催す作用のある薬物や，不眠を引き起こす薬物を服用していないかを確認し，これらの服用量や服用時刻，回数，服用開始時期と睡眠障害の発症時期との関係などについてもアセスメントします．入院患者では，侵襲的治療や夜間の処置，夜間の輸液，身体拘束，バイタルサイン持続監視などが睡眠の妨げの原因となります．

4）心理的要因

　不安や悩みは，交感神経系を興奮させ，覚醒中枢を活発化させます．寝床の中で眠れずに苦しい体験が続くと，寝室環境と覚醒が結びつき，「寝床＝覚醒する場所」という結びつき（学習）が成立してしまいます[4]．このような状態では，床につくと，かえって目が覚めてしまうという反応が起こります．

5）睡眠に影響する生活スケジュール

　ライフスタイルと睡眠には密接な関連があります．仕事や学業上のスケジュールによって，慢性的に必要な睡眠時間を確保できず，睡眠不足に陥ることがあります．また，家庭内に交代勤務者や遠距離通勤者がいると，その家族も十分な睡眠が妨げられることがあります．

　家庭内では，育児（夜間授乳や夜泣き）や，介護（在宅患者の排泄介助や医療行為，大声への対応）によって，夜間睡眠の中断を余儀なくされる場合があります．

6）睡眠習慣の変化

（1）就床時刻の変化

　入院・入所による睡眠習慣の変化は，著しい入眠困難を引き起こします．病棟や施設では消灯時刻が早く設定されているので，不眠を経験したことのない人でも，入院・入所当初は入眠困難を訴える場合がありますが，通常，1〜2週間で徐々に適応していきます．

（2）床上時間の変化

　必要以上に長い時間，床についていると，かえって睡眠が浅くなり，健康な人でも中途覚醒や熟眠障害が出現します[5]．多くの病院や施設では，床上時間は21時から翌朝の6時までとなっていますが，これは患者が実際に眠れる長さより長い場合が多く，不眠を呈しやすい状況にあります．

7）生活習慣

(1) 運動

　運動は，睡眠に対してある程度の促進的な効果があるとされています．しかし，運動習慣や運動量など，運動の仕方を考慮する必要があります（P.71〜『睡眠と運動』参照）．日常生活全般に援助を必要とする患者や入所者では，昼間の運動量が減少し，適度な疲労が得られず，不眠になりやすい傾向があります．さらに，昼寝やうたた寝をしてしまい，昼夜のリズムのメリハリがなくなり，夜に眠りにくくなります．次第に，昼間に眠り夜に覚醒する，いわゆる昼夜逆転の状態になりやすくなります．このような場合の対応については，次項目の「4．睡眠に関する看護・介護支援の原則」で後述します．

(2) 嗜好品

①**カフェイン**：カフェインは覚醒作用を持つ代表的な物質で，入眠を妨げ，中途覚醒を増加させます．カフェインは，コーヒー，紅茶，緑茶，コーラ，健康ドリンク，チョコレート，ココアなどに含まれています．カフェインの覚醒作用は摂取後30分後くらいから出現し，4〜5時間続きます（P.67〜『睡眠と嗜好品』参照）．

②**アルコール**：アルコールを飲むと寝つきはよくなるものの，睡眠の後半部での睡眠を浅くし，中途覚醒や早朝覚醒の原因となります．さらに，連用すると耐性が生じるため摂取量が次第に増え，肝障害や糖尿病，アルコール依存症の原因にもなります．また，中断すると離脱症状（禁断症状）がみられ，寝酒を始める前よりも強度の不眠が生じることになります．

③**タバコ**：タバコに含まれるニコチンは交感神経系の働きを活発にし，睡眠を妨げます．この作用は数時間持続します．

8）環　境

(1) 光

　起床後2時間以上にわたって暗い室内にいると，体内時計の時刻合わせが行われないため，その晩に入眠できる時刻が遅くなります．加えて，一日中暗い室内にいて太陽光に当たる時間が少ないと，生体リズムの昼夜のメリハリが失われ，昼夜逆転しやすくなります．

　集中治療室（ICU）など24時間同じ照明環境にいる場合，体内時計が時刻の手がかりとする明暗の変化がありません．外の景色も見えない白い壁に囲まれ，空間感覚も失われやすくなります．ICU入室前には特に問題のなかった人でも体内時計のリズムが乱れ，夜間の不眠やせん妄になることがあります．睡眠時間帯の照明を工夫したり，時計（デジタルよりも時刻を感覚的にとらえやすいアナログ時計のほうがよい）やカレンダー，季節を感じさせる置物など，時間の手がかりが得られるようにするとよいでしょう．

(2) 騒音

夜に眠ろうとしているときには，昼間気にならないような物音にも敏感になります．輸液アラームやトイレの流水音，電話の音，医療者同士の会話，ケア中の患者との会話，廊下を歩く医療者の足音，同室患者のいびきなどが騒音と感じられ，ましてや同室患者の急変など，ただならぬ雰囲気が伝わってくると気になって眠れなくなります．このような音はやむを得ないと考えがちですが，患者にとっては非常に苦痛であることを理解する必要があります．

(3) 温度

体温は入眠してから明け方にかけて下がり，朝に向けて上がっていきます．入眠時には，末梢血管が拡張し，発汗が促進され，放熱が行われます．この生理的な体温の変化が妨げられると，睡眠も障害されることが報告されています．寝具・寝衣の断熱性・保温性が高すぎると放熱が妨げられ，睡眠が障害される原因となります．

4. 睡眠に関する看護・介護支援の原則

睡眠障害を引き起こしている原因や誘因を除去あるいは緩和し，睡眠環境を整え，睡眠を促進する効果のあるケアを実施します．必要に応じて，睡眠薬を適切に使用することも重要です．ここでは，入院患者や施設入所者に対する看護・介護支援の要点について述べます．

1) 体内時計のリズムのメリハリをつける

(1) 体内時計の同調

生活環境において，十分な外界光を取り入れることが望ましいといえます．室内の通常の明るさは，南向きの窓際が晴天日の昼間で約5,000～7,000ルクス (lx)，曇天で2,000 lx 程度です．室内照明は300～500 lx 程度であり，体内時計の同調には不十分です．病室の照度は，JIS基準で100 lx とされています．待合室の200 lx，診察室の500 lx などに比べ，低い照度で「落ち着いた空間」「安らぎを感じる空間」にしています[6]．ただ，終日この照度の部屋にいると，明暗のリズムが得られません．最近では，午前中の照度を高くし，午後は低く，夜はさらに低くする変動可能な照明が病院用にも開発，提案されています．

日中，太陽光を浴びることの効果は確認されていますが，寝たきりや建築条件などによって外界光への曝露が困難な場合には，2,500 lx 以上の光量を照射できる市販の高照度光療法器による効果も報告されています．図2に高照度光療法の効果がみられた事例を紹介します[7]．

また，可能な患者には，入院・入所中であっても，日中と就寝時で衣服を変えることも有効です．

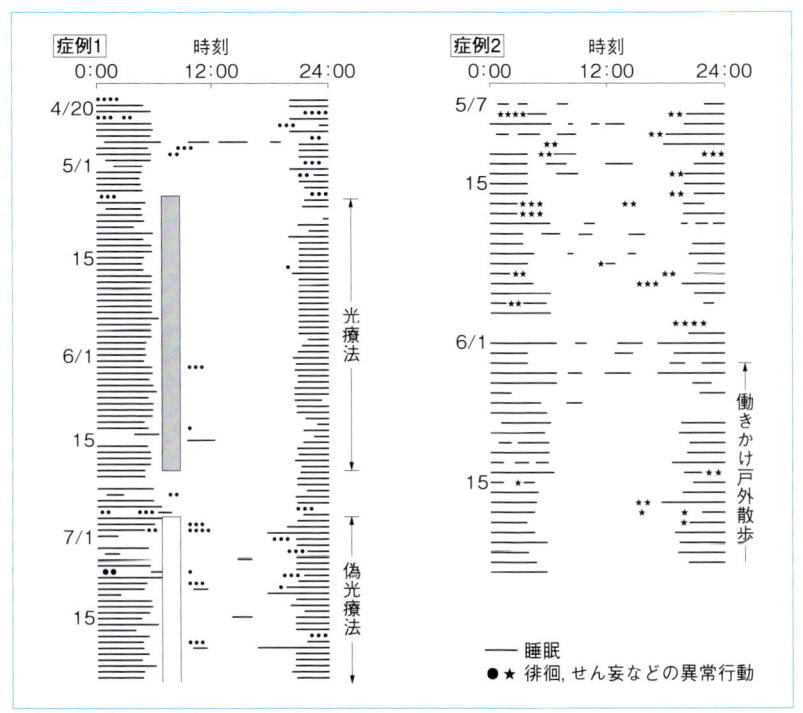

図2 高照度光療法の治療経過 （文献7より）

症例1：82歳，男性
 主　訴：夜間の徘徊，異常行動
    入眠時刻が一定せず，夜間には頻回に異常行動がみられた．
 治　療：5月初旬から高照度光療法を開始したところ，約1週間後より入眠時刻と覚醒時刻が規則的になり，異常行動もほとんど消失した．6月下旬には高照度光療法を中止し，偽光療法（点灯しない状態で光療法器使用）を開始したところ，再び異常行動が増加し，睡眠・覚醒リズムも不規則になった．
 診断名：多発脳梗塞性認知症，概日リズム睡眠障害（不規則睡眠・覚醒型）

症例2：84歳，男性
 主　訴：夜間の徘徊，異常行動
    主として夜眠っているが，時折，不規則な昼寝がみられる．覚醒しているときは昼夜を問わず大声を出して歩き回ったり，部屋の中で放尿するような異常行動がみられた．睡眠・覚醒リズムは非常に不規則であった．
 治　療：看護師が一緒に本を読んだり戸外に連れ出すなど積極的に働きかけて，昼間に寝かさないようケアを行った．夜にまとまった睡眠をとり，昼間は定期的に短時間の昼寝がみられるようになり，日中は機嫌よく覚醒しているという，睡眠・覚醒リズムが確立し，異常行動も消失した．
 診断名：多発脳梗塞性認知症，概日リズム睡眠障害（不規則睡眠・覚醒型）

（2）昼間の覚醒

　昼間は，すっきりと覚醒できるような工夫をします．入院患者や施設入所者には，天気のよい日は，可能な範囲で散歩や日光浴など日当たりのよい場所で過ごすようにします．日中にしっかりと目覚めていられるよう，周囲の働きかけが重要になります．

(3) 適度な運動

日中の運動不足が不眠の原因となっていることがあります．日中の適度な運動によって，適度に疲れが得られるように援助することが重要です．

(4) 昼間の留意点

長い昼寝や夕方以降に昼寝をすると，いつもの就床時刻に眠れなくなります．昼寝をするなら15時までに，かつ30分以内にとどめ，長時間眠らないようにします．

2）入院生活スケジュールに配慮する

眠くなってから床につくほうがスムーズに入眠できます．病棟や施設では，眠くなるまで過ごせるスペースを確保することが望ましいでしょう．近年では消灯時刻を22時に延長したり，談話室を24時まで開放する施設が増えつつあります．

前述したように，床上時間が実睡眠時間より長いと，中途覚醒や熟眠困難を呈しやすくなります．**就床時刻と起床時刻を調整して，床上時間を実睡眠時間に近づけることで熟睡感が得られる**ようになります．健康回復のためには規則的な生活や休養が必要ですが，不眠の予防の観点からは，個々の患者の睡眠習慣に柔軟に対応していくことも重要です．

3）リラクセーションをすすめる

入眠前には心身をリラックスさせることが有効です．筋弛緩法，読書，音楽，アロマテラピーなど，多くのリラクセーション法があります．これらの中から自分に合ったものを見つけることが重要です．

4）睡眠を妨げる行動を修正する

睡眠に対するこだわりが強い患者では，少しでも睡眠を確保しようと，眠くないのに布団に入ったり，早すぎる時刻から眠ろうとするなど，かえって不眠を引き起こす行動をとっていることがあります．このような患者には，眠くなってから床につくほうがスムーズに入眠できること，必要以上に床の中で過ごさないことを説明します．

すでに「寝床＝覚醒する場所」という学習が成立している場合には，「寝床＝眠る場所」という結びつきを再学習する必要があります[4]．寝床の中で苦しい思いをする時間を減らすことが重要であることを患者に説明し，なかなか寝つけないときにはいったん寝床から離れ，別の場所で過ごすことを検討します．

5）入浴・足浴で入眠を促す

深部体温が低下するときに床に就くと，寝つきがよくなります．様々な方法で深部体温を適度に上げると，その後の体温の低下幅が大きくなり，入眠しや

すくなります．

(1) 入浴

　入浴すると，体温がいったん上昇し，その後の末梢部からの放熱が促され，深部体温が下がりやすくなります．就床1時間半前に深部体温が0.5～1℃上昇する程度の入浴をすることにより，床についてから寝つくまでの時間が短くなり，中途覚醒回数が減少し，深い睡眠が増加したという報告もあります[8]．ただし，過度に熱い湯につかると交感神経系の活動が亢進し，かえって目が覚めてしまい眠れなくなることがあります．ぬるめの湯に，やや長めにつかるのがよいでしょう．

　しかし，ほとんどの施設では，勤務体制などの都合により，入浴時間帯は日中に設定されています．高齢者の睡眠促進を目的として，夜間入浴を実施している介護施設があります．これらの施設では，夜間入浴の介助者を確保するために，看護職・介護職が協力し，勤務時間帯を変更したり，業務内容や入浴手順を見直すなどして取り組んでいます．

(2) 足浴

　足浴を行うと，下肢皮膚血流量は徐々に増加し，その部位の皮膚温が急激に上昇します．これに続いて下肢からの放熱が起こります．足浴によって，就床から寝つくまでの時間の短縮，深い睡眠の増加が確認されています[9]．

6) 効果的に睡眠薬を使用する

　現在使われているベンゾジアゼピン系・非ベンゾジアゼピン系の睡眠薬は，適正に用いれば依存性は生じにくい薬剤です．近年発売されたメラトニン受容体作動薬は，ベンゾジアゼピン系・非ベンゾジアゼピン系睡眠薬に比べて催眠作用は弱いものの，筋弛緩作用・記憶障害などの副作用が少なく，中断後の反跳性不眠が起こりにくいとされています．軽度の不眠症や高齢者の第一選択薬の一つとなり得ると期待されています．

　ここでは，高齢者に対する睡眠薬使用で留意すべき点について述べます．高齢者では，睡眠薬を服用している人の割合がほかの年代に比べて高くなります．睡眠薬による筋緊張低下やふらつきは転倒の危険因子となるため，特に以下の点に注意が必要です．

　（1）高齢者では，筋弛緩作用が少なく作用時間の短い非ベンゾジアゼピン系の睡眠薬が推奨されています．ただし，超短時間作用型非ベンゾジアゼピン系睡眠薬では，ベンゾジアゼピン系睡眠薬と比べて筋弛緩作用は少ないものの，平衡機能への影響（ふらつき）は報告されています[10]．睡眠薬によるふらつきを本人が正確に把握することは困難である[10]ことから，患者の自覚症状のみに頼ることなく，看護師が観察を行うことが重要です．睡眠薬を服用している患者では，夜間や朝起床時に覚醒が不十分な場合があります．転倒の既往やふら

つきがある患者には，トイレ誘導やナースコールで連絡してもらうようにします．しかし，実際には「一人でトイレに行きたい」「何度も呼ぶのは申し訳ない」「大丈夫だと思った」などの理由からナースコールを押さない人もいます[1]．転倒事故予防には，患者の事故防止に対する理解や協力が重要です．

（2）転倒は，睡眠薬の使用初期に発生しやすい症状です．ベンゾジアゼピン系睡眠薬では，投与開始後2週間以内が最も危険が高くなります[11]．睡眠薬の導入時や変更時には看護師の観察が必要です．

（3）高齢者では睡眠薬の持ち越し効果に注意する必要があります．持ち越し効果とは，睡眠薬の効果が翌朝まで体内に残り，目覚めの悪さ，過度の眠気，日中の居眠り，ふらつき，精神作業能力の低下などが続くことをいいます．ベンゾジアゼピン系睡眠薬，非ベンゾジアゼピン系睡眠薬ともに，血中濃度の半減期やピーク値には，2～3倍の個体差が認められています．したがって，超短時間作用型であっても持ち越し効果による起床時のふらつきには，注意を要します．

（尾﨑章子）

ポイント

・睡眠と覚醒は表裏一体であり，日中の様子や過ごし方を含め，24時間で生活全体をアセスメントすることが大切である．

・眠くなってから床に就くほうがスムーズに入眠できる．病棟や施設では眠くなるまで過ごせるスペースを確保することが望ましい．

・必要以上に長い時間床に就いていると，かえって睡眠が浅くなり，中途覚醒や熟眠障害が出現する．就床時刻と起床時刻を調整して，床上時間を実睡眠時間に近づけることで熟睡感が得られるようになる．

文　献

1) 中塚瑞江ほか：睡眠薬内服後の排泄行動に着目した転倒転落フローシートの効果：184-186, 日本看護学会論文集（看護管理），2009.
2) Kim K, et al：An epidemiological study of insomnia among the Japanese general population. Sleep, 23(1)：41-47, 2000.
3) Ohayon MM, et al：Meta-analysis of quantitative sleep parameters from childhood to old age in healthy individuals：developing normative sleep values across the human lifespan. Sleep, 27(7)：1255-1273, 2004.
4) 宗澤岳史：不眠症-非薬物療法．治療，93(2)：239-243, 2011.
5) Wehr TA：The impact of changes in nightlength (scototperiod) on human sleep. Turek FW, et al (eds)：263-285, In Regulation of sleep and circadian rhythmus. Marcel Dekker, 1999.
6) JIS Z9110：2010, 照明基準総則．
7) 大川匡子：加齢と生体リズム—痴呆老年者の睡眠リズム異常とその新しい治療—．神経進歩，36(6)：1010-1019, 1992.
8) 小林敏孝ほか：身体加熱による快眠法．日本睡眠学会第29回定期学術集会抄録集，99：2004.

9) 粂　和彦ほか：患者さんの睡眠の質を高める17のケア．看護学雑誌，69(5)：447-456，2005．
10) 小曽根基裕ほか：睡眠薬による平衡機能への影響—最も有効な転倒防止策は何か？—．日本薬物脳波学会雑誌，10：13-20, 2009．
11) Wagner AK, et al：Benzodiazepine use and hip fractures in the elderly：Who is at greatest risk? Arch Intern Med, 164：1567-1572. 2004.

III. 看護・介護と睡眠

2. 高齢者の睡眠に関する事例

事例1：日中も臥床しているAさんの事例

Aさん：66歳，男性．2型糖尿病と診断され，経口薬による治療を行っていたが，血糖コントロールが不十分であるため入院となった．合併症はない．

1）経　緯

Aさんは50歳頃からたびたび不眠があり，睡眠薬を時々服用していました．入院してから，同室者のいびきがきっかけで不眠が悪化し，夜中に何度も目が覚めるようになりました．病室を変え，睡眠薬を服用しましたが，「一睡もできない」「眠れないから昼間はだるくて仕方がない」「不眠が続くと糖尿病が悪化してしまう」などの訴えがありました．しかし，看護師の巡回時の観察からは，一睡もしていないということはあり得ませんでした．

Aさんは少しでも長く眠ろうと，20時前には睡眠薬を服用し，カーテンを閉めて入床し，朝6時過ぎまで床の上で過ごしていました．日中も「だるいから」と臥床して過ごし，同室者との交流もあまりありません．昼寝やうたた寝をしている様子はみられませんでした．

2）事例への対応

看護師は，少ない睡眠時間でも日中眠くなければ睡眠時間は十分であること，長時間就床していると，かえって睡眠が細切れになってしまうことを説明しましたが，Aさんは「少しでも長く眠らないと調子が悪い」「遅くまで起きていると同室者に迷惑をかける」と，当初は全く応じようとしませんでした．

そこで，以下のような対応を提案しました．

① 22時半過ぎからウトウトできるようになりたいとのことだったので，22時半まで睡眠薬の服用を遅らせ，布団に入らないようにする．
② 30分以上眠れない場合は，いったん床から離れ，再び眠くなってから入床する．
③ 眠れないと感じても朝6時には床を出て，日中は臥床しない．
④ 雨の日を除き，必ず2時間は日当たりのよいところで過ごす．
⑤ 雨の日でも屋内で身体を動かす．

また，夜間眠れないときには，Aさんが食事スペースで自由に過ごせるようにチームで話し合い，環境を整えました．さらに，不眠に対する不安感が強いため，主治医へ報告し，抗不安作用のある睡眠薬に変更されました．

3）対応後の経過

　当初は，床上時間を短くすることへの抵抗が非常に強くありましたが，試しに実践してみようとすすめたところ，1週間を過ぎた頃から「以前より少し眠れるようになったようだ」との自覚が得られるようになりました．日中の倦怠感も軽減し，表情も穏やかになりました．退院後もこの習慣を継続するように指導しました．

（尾﨑章子）

事例2：寝つきが悪く，夜中に何度も目が覚めるBさんの事例

Bさん：68歳，男性．会社経営
主訴：寝つくのに時間がかかり，夜中に何度も目が覚める．

1）相談内容

　Bさんは，もともと神経質で完全主義的傾向の目立つ性格でした．会社勤務を経て40歳で独立し，現在は従業員30名ほどを抱える会社の社長です．会社経営は順調で，職場や家庭に特に問題はありません．10年ほど前から，Bさんは寝ついてから少し経つと2～3回，目が覚めるようになりましたが，自然に再入眠できていました．

　3年前に友人と2泊3日の旅行に出かけた際，友人のいびきが気になって入眠できず，朝までほとんど一睡もできないという体験が2晩続けてありました．それ以来，また眠れないのではないかと考えて入眠に時間がかかるようになり，床の中で苦しむようになりました．さらに，夜中に目が覚めてからの再入眠も困難になりました．このため，睡眠薬を服用したほうがいいだろうかと考え，一方で睡眠薬の副作用も心配であり，保健師のもとに相談に訪れました．

　Bさんは，不眠の経過や対処方法などを記録したレポートを持参し，「毎晩，寝つくのに1時間以上かかり，夜中にも何度も目が覚めてしまう，眠れないと体の調子も極めて悪くなってしまい，集中力も低下し，仕事に差し支える」と訴えました．しかし，妻は「眠れないこともあるようですが，私より先に眠ってしまうときもあります．夜中もすやすやと眠っているときもあるようです」と述べました．Bさんは毎晩午後10時に床に入り，朝6時に起床しているとのことでした．

　さらに詳しく話を聞くと，出張先のホテルでは，比較的容易に入眠できることもわかりました．覚醒時の不安や頭痛，集中力の低下は，不眠の結果として訴えていると考えられました．高血圧はありますが，内服治療を行うほどではないとのことでした．不安障害や気分障害の存在を疑わせる精神症状も認められなかったので，精神生理性不眠の可能性が高いと考えられました．

2) 事例への対応

　まずBさんに，睡眠，特に高齢者における睡眠および睡眠障害に関する一般的知識をわかりやすく説明しました．Bさんは睡眠の加齢変化に関する知識をあまり持っていませんでした．このため，若いときの睡眠と比較して現在の睡眠が少し違ったものになってくると，すぐに不眠だと思い込んでしまっていました．これを不安に思うことによって，さらに睡眠が悪化してしまう悪循環が生じていたので，睡眠に関する正しい知識を伝えるようにしました．

　特に，Bさんのように神経質で完全主義的傾向が強い性格の人では，生じた不眠をことさら重大で危険な現象と考えて，これを避けようと努めるがゆえに，自分の睡眠状態に過度にとらわれてしまうことがあります．つまり，最初に不眠を引き起こした要因がなくなったにもかかわらず，不眠に対する過度の恐怖，不眠を体験する寝室の環境や不眠時の行動によって不眠が持続するような場合には，精神生理性不眠症と考えられます．

　精神生理性不眠症の患者は，「眠ろう，眠ろう」と焦りすぎることが要因となって不眠が出現していることから，睡眠を意識していないとき（例えば，読書中やテレビの視聴時）には容易に入眠してしまうことが多くみられます．また，不眠になると思いこんでいる自宅の寝室以外の環境，例えば出張先のホテルや居間の長椅子などでは比較的良好な睡眠が得られることが多いのも特徴です．

　次に，不眠の発生メカニズム（知識伝達）や不眠に対する対処方法（不眠を改善するための支援）を説明しました．同時に，睡眠を妨げるような生活習慣や睡眠習慣がないかをともに検討しました．こうした相談をしていくうちに，不眠，特に入眠障害に対する恐怖やこだわりは少しずつとれてきました．睡眠薬についての知識もつき，不安が解消されました．

　保健師への相談後，Bさんは近所の一般医療機関を受診しました．睡眠薬を処方され，午後10時半〜11時に服用し，11時〜11時半に床につくように指導されました．それ以降，比較的良好な睡眠が可能となり，ときに寝つけないことや夜中に目が覚めることがあっても，それを病的で重大な現象とは考えなくなってきました．現在では，月に数回睡眠薬（ブロチゾラム 0.25 mg：商品名レンドルミン）を服用することはあるものの，自分の睡眠状態に不満や不安を持つこともなくなっています．

3) 対応のポイント

(1) 信頼関係の確立

　高齢者の不眠に対応する場合に最も重要なことは，高齢者との間に信頼関係を確立することです．そのためには，まず高齢者の訴えをよく聞くことが第一歩となります．

　高齢不眠症者の訴えは極めて執拗で，主観的虚構が目立つ場合も多くみられますが，こうした場合でも患者の訴えに理解を示し，受容的に接することで高

齢者の信頼を得ることが重要となります．この事例でも，Bさんは，こまごまと自分の不眠症歴を記載したレポートを持参し，それを長時間にわたり訴えましたが，保健師がそれを黙って聞いてくれたというだけで，「こんなことは今までなかった．相談に来てよかった」と言いました．

(2) 相談面接の内容

相談面接を行う場合には，相談者の置かれている社会的状況や家族関係，不眠が出現した際の状況，身体疾患や精神疾患の有無について十分に検討する必要があります．睡眠状態に関する問診では，①入眠状態，②睡眠の持続状態，③不眠の出現時期と誘因の有無，④昼間の生活状況，⑤アルコールを含む薬物の使用状況などに関する情報を集め，可能であれば睡眠日誌を記録してもらい，睡眠・覚醒パターンを検討するとよいでしょう．

(3) 高齢者の不眠への対応

高齢者の不眠の原因は，加齢に伴う睡眠の生理的変化，睡眠障害を引き起こす身体疾患や精神疾患，離職や配偶者の死などのライフイベントに伴うストレス，あるいは不適切な生活習慣など多様です．原因によって，睡眠衛生や行動変容へのアプローチで対応可能なものから，精神療法や薬物療法が必要となるもの，あるいは通常の睡眠薬を投与するとかえって睡眠障害が悪化してしまうものまで存在します．こうしたことからも，高齢者の不眠に関する相談を受けた場合には，その原因に関する検討を慎重に行う必要があります．

精神生理性不眠症をはじめ，不眠症患者の多くは不眠の弊害を拡大解釈し，不眠の出現を必要以上に恐れているのが一般的です．「眠れないと体の調子も極めて悪くなってしまい，集中力も低下し，仕事が全くできない」と訴えます．こうしたことから，患者に対して睡眠に関する正しい知識を教えることが必要です．

高齢者に対しては，加齢により，就床から入眠までの時間の延長，深い睡眠の減少，中途覚醒の増加などが生理的に生じることなどについて知識を伝達することは重要です．また，たとえ数日間不眠が続いても，睡眠が本当に必要な状況になれば，人はどんな状態でも入眠してしまうことなどを説明するのも大切です．これらのことを十分に理解したうえで，入眠を促進するための生活指導を行います．

以上のような睡眠や睡眠障害に関する教育や生活指導によっても不眠が改善しない場合に，薬物療法が考慮されます．しかし，実際の臨床においては，ベンゾジアゼピン系や非ベンゾジアゼピン系の睡眠薬を投与し，多少なりとも患者の不眠を軽減させたうえで睡眠に関する知識伝達や生活指導を行ったほうが，指導効果が上がる場合が多くみられます．時期を逃さず受診を促す判断も重要といえます．

〔伊藤　洋〕

文　献
1) 伊藤　洋：睡眠に関する相談と支援の実際．尾崎章子ほか編：63-66，すこやかな眠りを導くための看護実践ハンドブック．社会保険研究所，2004．

事例3：施設でのスリープマネージメントで夜間コールが激減した例

1）指導に至るまでの経緯

　施設でのスリープマネージメントは，スタッフの「夜勤をなんとかして！」という声から始まりました．施設開設当初，スタッフが何より困ったのは夜間のケアでした．夜間のナースコールが鳴りっぱなしという状況が続き，スタッフから悲鳴と不満が続出したのです．

　そこで，スリープマネージメントを実践してみようということになりました．これにより夜間のコールは減り，スタッフたちから「スリープマネージメントでこんなに夜勤が楽になるなんて！」との声が上がり，毎日のレクリエーションにもほとんどのスタッフが快く取り組むようになりました．

2）指導の内容

　これまで不定期だった散歩を，皆で近くの海辺まで，毎日午前9時半から約1時間かけて行うことにしました．また，昼寝も不定期で長時間だったものを，昼食後30分程度の短い昼寝に変更し，15時に実施していたレクリエーションも17時に変更しました．

3）事例への対応

　入所者のなかでも，特に効果が顕著だったのはCさん（102歳，女性）でした．要介護度2で，室内は手引き歩行，屋外は車いす使用の方です．Cさんは，以前は夜間のコール20回で，睡眠薬の効果はなく，日中は居室で横になりウトウト・昼夜逆転状態が続いていましたが，対応後は夜間コールが激減しました．

4）対応後の経過

　Cさんの夜間コールの回数は，1か月後には8回，2か月後には6回，4か月後には2回と激減しました（図1）．また，昼寝後と，15時のおやつ以降も覚醒しており，生活リズムも整ってきました．

5）対応のポイント

　対応のポイントとしては，次の3点が挙げられます．
　①午前中に太陽光を浴びる．
　②15時までに30分の昼寝をとる．

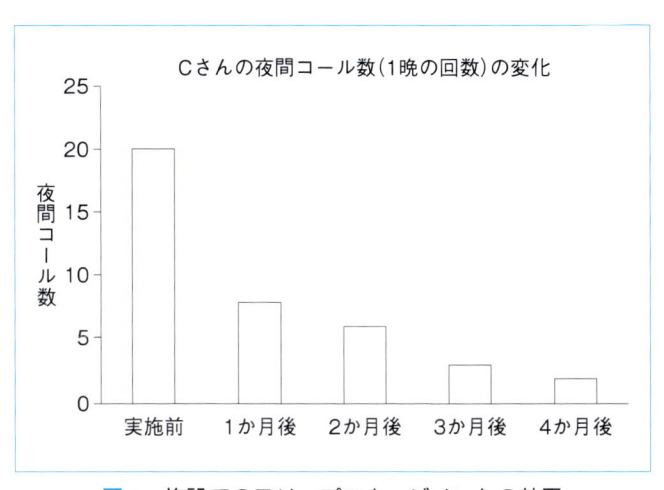

図1 施設でのスリープマネージメントの効果

③レクリエーションを夕方に行う（17時頃の軽い運動）．

これらの対応により，リズムを整え，日中の適正な覚醒を維持させること，そして，夕方の居眠りを極力減らすことが重要といえます．

(田中秀樹)

IV. 健やかな眠りのために

1. 睡眠衛生指導の実際

　健康に毎日を過ごし，仕事に取り組んでいくためには，快適な睡眠が必須です．しかし，現代は24時間社会となり，夜と昼の区別が明確でなく，睡眠・覚醒の概日リズム（サーカディアンリズム）が不規則になりがちです．

　睡眠衛生とは，良質な睡眠のために，生活習慣や睡眠環境を整えることをさします．睡眠は体内時計と恒常性維持の2種類のシステムによって調節されていますが，**睡眠衛生指導**は睡眠の調節機構などの基礎的なメカニズムの十分な理解のうえでなされる必要があります．

　ここでは，睡眠のメカニズムから，正常なサーカディアンリズムを取り戻すために有効な睡眠衛生指導について，相談例を提示して説明します．

　また，一般に睡眠衛生指導でよく用いられている「睡眠障害対処12の指針」については，P.98〜『睡眠相談のための12の指針』を参照してください．

1. 睡眠のメカニズム

　正常な**サーカディアンリズム**を取り戻すためには，まず睡眠のメカニズムを理解することが大切です．通常であれば，人それぞれの就寝時刻と起床時刻はほぼ決まっていて，夜間に睡眠をとります．これは睡眠が**体内時計の調節機構**によって，いつ眠るかのタイミングを支配されていることによります．さらに仕事や娯楽で夜更かしをして睡眠時間が短くなると，翌日は日中から眠く，夜の睡眠時間は長くなり，深い睡眠の割合が増えます．逆に，昼寝をとりすぎると，その夜はなかなか眠くなりません．これらの事実は，私たちが常に一定量の睡眠を確保しようとする調節系，すなわち**恒常性維持機構（ホメオスタシス）**を備えていることを意味しています．つまり，私たちの**睡眠は体内時計と恒常性維持の2種類のシステムで調節**されているのです．これら体内時計機構と恒常性維持機構が，状況に応じて相互に関連しながら，睡眠のタイミングおよび質・量を自動的に制御しています．

> **恒常性維持機構（ホメオスタシス）**
> 生物において，その内部環境を一定の状態に保つ働きのこと．睡眠の恒常性維持機構は，疲労や生体の損傷回復と関連しており，プロスタグランジンD_2やアデノシンなどの睡眠物質と関連して睡眠が誘導される．睡眠不足の状態が続くと深いノンレム睡眠が増加する．

2. 睡眠と体内時計

　ヒトの生体リズムは，多くの動物と同じように**体内時計**によって調節されています．体内時計は**約25時間の周期**で活動と休息のリズム信号を出しており，24時間周期で変化する外部環境とは，毎日約1時間のズレが生じています．このズレを調節する重要な役割を果たしているのが，朝に浴びる"光"です．光信号が網膜から入り，体内時計としての役割を果たす**視交叉上核**へ伝達されて

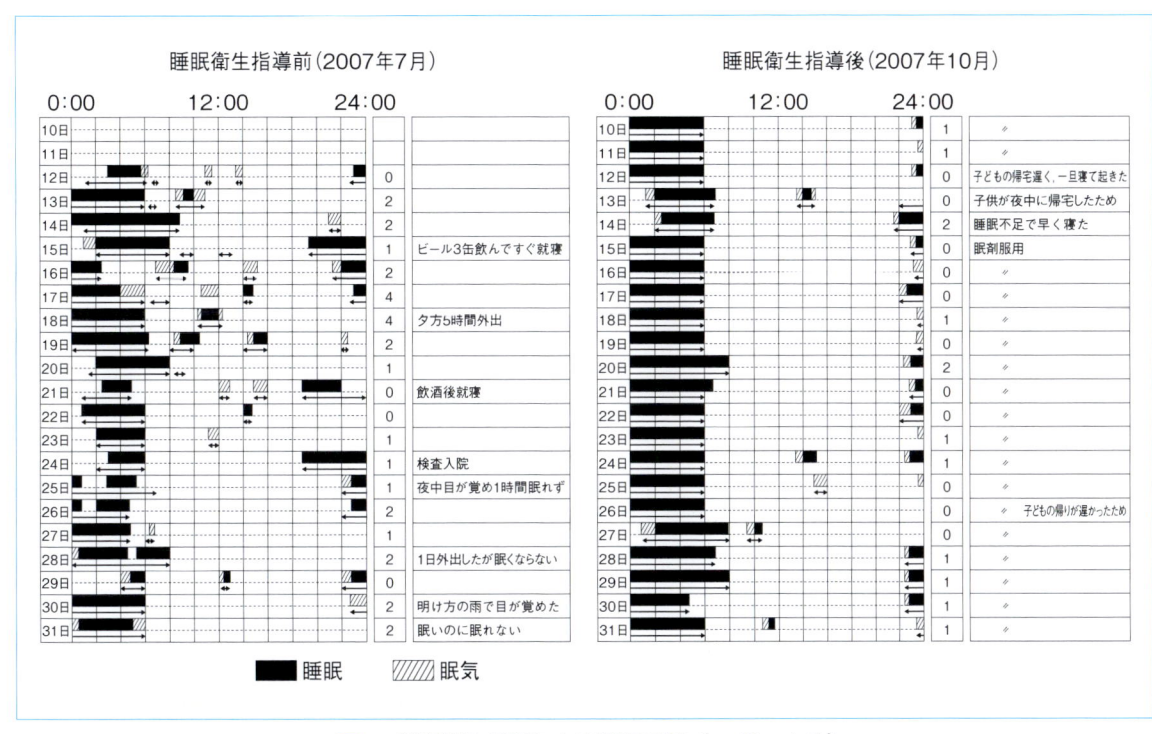

図1 睡眠衛生指導による睡眠日誌（54歳, 女性）

このズレがリセットされます．すなわち昼の明環境と夜の暗環境が，正常な睡眠・覚醒のサーカディアンリズムを作り出しているのです．

こうして体内時計によってリセットされた時刻から12～13時間は代謝が高められ，血圧，脈拍が高めに保持され，覚醒して活動するのに適した状態になります．**朝の光を浴びてから14～16時間くらい経過して暗くなると，松果体からメラトニンの分泌**が始まり，手足の末端からの放熱が盛んになります．こうした放熱により身体の内部や脳の温度が低下してくると，1～2時間のうちに自然な眠気が出現します．つまり，太陽光に対する体内時計のリセット機能により，朝起床して太陽光を最初に浴びた時刻に応じて，夜に眠気が出現し，自然に眠くなる時刻が決定されるのです．

朝に十分な太陽光を浴びずに，暗い部屋で昼過ぎまで眠っていると，こうしたサーカディアンリズムのリセットが適切に行われず，その日の入眠時刻が遅くなります．一方，夕方から夜の時間帯に強い光を浴びると，メラトニン分泌開始時刻が遅くなり，睡眠への準備が遅れ，結果的として入眠時刻が遅れます．

相談例

54歳の主婦が，日中の強い眠気と家族からのいびき・無呼吸の指摘があり，精査目的にて睡眠外来に紹介されました．図1（左）に示すように，睡眠日誌に毎日の就寝，起床時刻，眠気が生じた時間帯などを記録することで，睡眠サイ

表1 睡眠衛生指導

・夜9時以降は暗めにする
・眠るために，寝酒を飲まない
・眠れないなら睡眠薬をきちんと服用する
・起床時刻を一定にする
・朝食を4品以上，しっかり食べる
・日中は戸外で光を浴びて，軽い運動をする
・20分以上の昼寝は控える

クルや生活スタイルの情報を収集することができます．

　睡眠日誌から，この女性は子どもの迎えがあるために，遅くまで起きていなければならず，その間は読書やテレビを視聴して過ごすことが多く，就寝時刻が遅いことがわかりました．なかなか寝つけないために，飲酒や睡眠薬を服用していました．睡眠のとり方が不規則でかつ短く，睡眠不足は明らかでした．

　睡眠のメカニズムや光の影響を説明し，睡眠薬の服薬指導や睡眠衛生指導を行いました．4か月後，就寝時刻が一定となり，いびきや日中の眠気は消失しました（図1，右）．

3. 睡眠衛生指導の実際

　上記の相談例で行った睡眠衛生指導について表1にまとめています．

1）夜の照度を落とす

　睡眠衛生の基本は，**規則正しい睡眠**をとり，**朝は光で体内時計をリセット**することです．睡眠・覚醒リズムは約25時間周期ですが，それを同調させるために，**光や食事，運動，社会的活動などの同調因子**があります．これらが睡眠・覚醒リズムのみならず，内分泌リズム，自律神経をコントロールしています．したがって，夜遅くまで高照度の環境のもとにいると，生体リズムの夜型化や不規則化が生じ，眠ろうとしても眠れない不眠状態となり，身体の不調をきたします．

　部屋の明かりを暗くすることは，メラトニン分泌を妨げないようにするためであり，精神的な鎮静化をはかるためです．以前は，2,500ルクス（lx）以上の高照度の光でないとメラトニン分泌抑制はされないとされていましたが，近年の研究では300 lx以下の低照度でも長時間にわたると抑制されることがわかってきました[1]．特に蛍光灯に多く含まれる**青い光の波長はメラトニンの分泌抑制作用が強いため**[2]，夜間は赤色の光（赤色の成分が多い電球色）が睡眠には望ましいとされています．

2）睡眠前のメディア制限

　深夜のテレビ視聴，パソコンや携帯電話の操作は**大脳を活性化**させ，入眠障

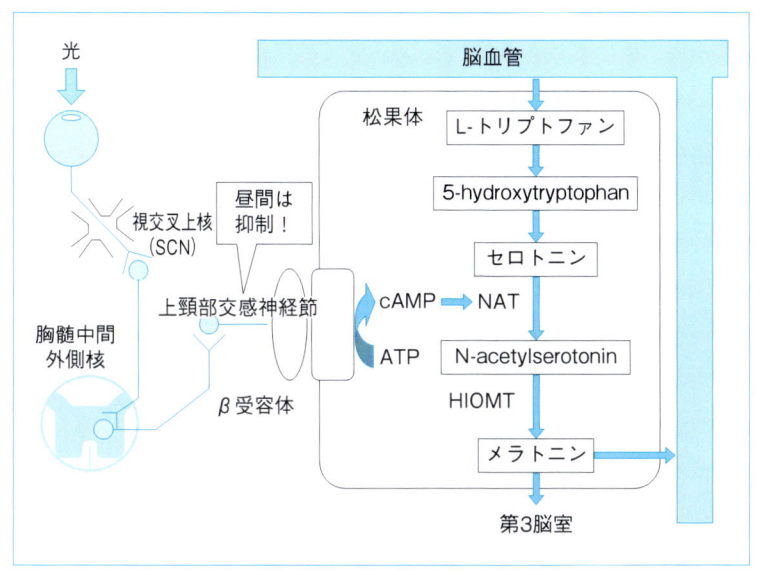

図2 トリプトファンからセロトニン，メラトニンが合成される経路

メラトニン合成の律速酵素である，N-acetyltransferase（NAT）活性は，夜間に昼間の50～100倍に上昇するため，松果体および血中のメラトニン濃度も夜間に顕著に上昇する．視交叉上核からの神経シグナルは，途中で抑制ニューロンを介しながら，胸髄中間外側核，上頚部交感神経節を経て交感神経節後線維となり，松果体β受容体に達する．昼間には視交叉上核からのシグナルが増大し，夜間には減少するため，松果体では逆転して夜間にβ受容体が刺激され，NAT活性が亢進してメラトニンの生合成が促進される．また，網膜から入力した光刺激は同じ経路を介して松果体に達し，メラトニンの生合成を抑制する．いずれにしてもメラトニンの生合成は，生物時計と明暗環境の二重支配を受けており，これらの情報を生体内の器官，組織，細胞に伝達する時計ホルモンとして働いている．

害，中途覚醒の原因となるので，夜21時以降は控えることが大切です．逆に，早朝にこれらの機器を視聴し，操作することは，脳をしっかり覚醒させるのに有効となります．

3）寝酒の制限

アルコールは確かに入眠促進作用がありますが，睡眠後半には睡眠段階が浅くなり，中途覚醒，早朝覚醒をもたらします．また，利尿作用も相まって中途覚醒を増やします．日本では眠れないときの対処として，睡眠薬より安全とのことで寝酒を飲む人が多いのですが，これは間違った認識です．

4）朝食の重要性を説明する

朝食は，身体のリズムを整えるだけでなく，セロトニンやメラトニン分泌にとって重要です．図2に示すように，朝食で摂取した必須アミノ酸の**トリプトファン**は，昼間に太陽光を浴びることで，**セロトニンに合成**され，ヒトを活動的にします．夜になって光がなくなると，松果体内でセロトニンから**メラトニンが合成**されて体内に循環し，身体を鎮静化して，睡眠に導きます．蛋白質（ト

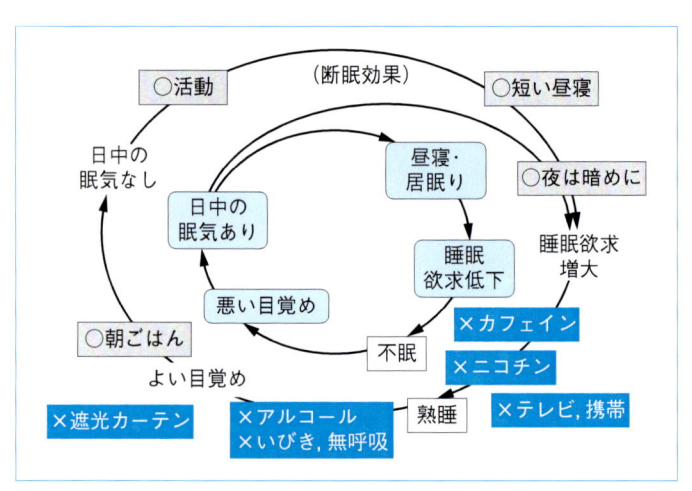

図3 眠りの良い循環と悪い循環

リプトファンほか）を含む，バランスのとれた朝食（4品以上）が，私たちの昼間の活動性を高め，よい眠りに導きます．

4. 眠りの良い循環と悪い循環

　井上昌次郎先生[4]が提案された「**眠りの良い循環と悪い循環**」に，筆者が追加・改編したものを図3に示しています．

　目覚めが悪いと，日中に眠気があるため，ついうたた寝をしてしまいます．そうすると「疲れたから眠る」という睡眠欲求が低下するために，夜間の睡眠の質が低下することになります．昼間の眠気を我慢して，居眠りを少なくし，メラトニンの分泌に支障がないように夜は暗めの環境で過ごし，覚醒反応をきたすカフェインやニコチン，携帯電話やテレビの視聴を控えると，入眠がスムーズになります．アルコールは中途覚醒や早朝覚醒の原因となるので控え，眠れないときには，睡眠薬の服用を考慮します．

　朝は遮光カーテンを10 cm程度開けておくと，光刺激により体内時計がリセットされ，よい目覚めにつながります．**脳の中枢時計は光でリセット**し，消化管を含めた**末梢の体内時計は朝食でリセット**して，脳と身体の時計を同期させることが，正常なサーカディアンリズムを取り戻すために重要です．

　睡眠衛生を実施する方策として，認知行動療法をもとに田中秀樹先生が考案された，「**生活習慣チェックリスト**」[5]を利用するのもよいでしょう（P. 109–表2参照）．これは，良質な睡眠を確保するために，睡眠の不規則化に関わる生活習慣の改善とストレスに対する対処を指導するためのツールとなります．

　睡眠健康大学のホームページ（http://sleep-col.com/）に睡眠衛生指導に関する睡眠コラムを掲載していますので，参考にしていただければ幸いです．

（宮崎総一郎）

ポイント

- 睡眠衛生とは，良質な睡眠のために生活習慣や睡眠環境を整えることである．
- 睡眠衛生指導は，睡眠のメカニズムを十分に理解したうえでなされる必要がある．
- 睡眠衛生の基本は，規則正しい睡眠をとり，朝は光で体内時計をリセットすることであり，夜は明るい光を避けることである．

文 献

1) Aoki H, et al：Minimum light intensity required to suppress nocturnal melatonin concentration in human saliva. Neurosci Lett, 252：91-94, 1998.
2) Brainard GC, et al：Action spectrum for melatonin regulation in humans：evidence for a novel circadian photoreceptor. J Neurosci, 21：6405-6412, 2001.
3) 大川匡子：睡眠覚醒リズム障害のメラトニン療法．神経研究の進歩, 45：826-839, 2001.
4) 井上昌次郎：睡眠の不思議．講談社, 1988.
5) 田中秀樹：睡眠改善技術．堀　忠雄ほか編：166-188, 基礎講座　睡眠改善学．ゆまに書房, 2008.

Ⅳ. 健やかな眠りのために

2. 仮眠の効用

1. 仮眠の定義と種類

　何時間の睡眠を仮眠と呼ぶかについて明確な定義はありませんが，一般に，夜間の主睡眠の半分以下の長さであれば，仮眠とみなすことができます．仮眠は，どのような理由でとるかによって，いくつかに分類することができます．睡眠不足を解消するためにとるのが補償的仮眠，睡眠不足でないけれども，退屈だからとか，寝るのが好きだからなどの理由でとるのが付加的仮眠です．昼食後に日常的に昼寝をとる習慣があれば習慣的仮眠，夜勤前などにあらかじめ眠ることでその後の眠気を予防しようとするのが予防的仮眠です．

2. 日中の仮眠

1）仮眠による悪影響

　仮眠をとることで眠気が改善されることもあれば，かえって眠気や疲労が高まり，逆効果になることもあります．日中に1時間以上の仮眠をとると，次のような悪影響が起こります．

（1）睡眠慣性

　仮眠時間が1時間以上にわたる場合や，徐波睡眠（睡眠段階3，4）で起こされた場合には，強い**睡眠慣性**が残ります．**徐波睡眠**中は発汗によって体温低下が生じ，睡眠深度も深くなりますので，起床してもすぐには覚醒度が上昇しません．

（2）夜間の不眠

　昼寝をすると，夜眠れなくなることがありますが，これは仮眠時間が長すぎて，仮眠中に徐波睡眠が多く含まれてしまうことによります．徐波睡眠は，ホメオスタシス（恒常性）の支配を受けており，砂時計のように，起きている間の覚醒時間が長くなればなるほど，そのあとの睡眠中の徐波睡眠が増えていきます．1時間以上の仮眠をとると，蓄えられていた徐波睡眠が消費されてしまいますし，さらに，夜眠るまでの覚醒時間では徐波睡眠が十分蓄積されません．その結果，その夜の徐波睡眠が短くなり，徐波睡眠による睡眠圧も減少しますので，眠れなくなります．

📖 **睡眠慣性**
起床直後にかえって眠気が強まったり，疲労が高まったりする現象で，通常より作業成績も低下する．

📖 **徐波睡眠**
ノンレム睡眠の睡眠段階3と4のことで，最も深い睡眠．これらの睡眠段階には，デルタ波（徐波）が含まれ，段階3か4かは，デルタ波の出現率で判定する．

(3) 疾病リスク

ギリシャで23,681人を対象とした調査によれば，30分以上の昼寝を習慣的にとっている人は，昼寝をしない人よりも虚血性心疾患による死亡率が低いことがわかりました[1]．しかし，70歳代の高齢者の仮眠時間と死亡率との関係を6年間にわたって追跡した調査によれば，習慣的に昼寝をしている高齢者の死亡率は，昼寝をしない人の2倍で，男性では仮眠時間が1時間以上になると，さらに死亡率が高まっていました．

アルツハイマー病罹患のリスクを調べた研究によれば，昼寝を1時間以上とっている高齢者の罹患リスクは仮眠をとっていない人の2倍でした[2]．しかし，昼寝をとらない人に比べ，習慣的に昼寝を30〜60分とっている人では罹患リスクが0.4倍，30分以内の昼寝をとっている人では0.2倍でした[2]．

このように，1時間以上の仮眠を習慣的にとっている人では，疾病リスクが高まっています．

2）短時間仮眠の効用

仮眠による悪影響が出現する最大の原因は，仮眠時間が長すぎることです．仮眠が長いと，睡眠が深くなり，徐波睡眠が出現します．仮眠による悪影響を防ぐためには，徐波睡眠が出現しないよう，仮眠時間を短くすることが必要となります．

(1) 短時間仮眠の効果

30分以下の短時間仮眠は，徐波睡眠が出現する前に覚醒することになりますので，睡眠慣性の影響が少なく，夜間睡眠にも悪影響を与えません．さらに日中の短時間仮眠の効果として，午後の眠気や疲労の改善，居眠りの防止，記憶や認知作業の成績向上，運動技能の向上などが報告されています[3]．ただし，このような短時間仮眠でも，起床直後の数分間は睡眠慣性によって眠気が少し残る場合があります．

(2) 効果的な仮眠の長さ

若年者の場合は，睡眠段階1が4〜6分間出現したあと，睡眠段階2が現れます．睡眠段階1だけでは効果はほとんどありませんので，5分間程度の仮眠では，あまり効果は期待できません．10〜15分の仮眠をとると，睡眠段階2が5〜10分程度現れますので，上記のような短時間仮眠の効果を得ることができます．寝つくまでにおよそ5分かかることを考えると，15〜20分間の休憩時間があれば，仮眠による効果が期待できます．仮眠時間が20分以上になると，徐波睡眠が現れる人がいますので，効果が現れにくくなり，30分以上になると，逆効果となります[3]．

高齢者の場合は，徐波睡眠が出現しにくいため，30分間の仮眠でも十分効果が認められます．日中に30分間の仮眠を習慣的にとっている高齢者を対象と

した研究では，その後に眠気が解消し，作業成績が向上したばかりでなく，その夜の睡眠内容が向上しました．午後の覚醒レベルや活動性が高まった結果，睡眠・覚醒リズムにメリハリがつき，夜間睡眠にもよい効果をもたらしたと考えられています．

3. 夜間における仮眠

1）夕方の予防的仮眠

体温には概日リズムがあり，午後7～8時頃に最高となり，午前3～5時頃に最低となります．一般に，体温が高くなると目が覚め，体温が低下すると眠くなります．そのため，夕方は看護師などが夜勤に備えて眠ろうとしても眠れず，十分な予防的仮眠がとれません．夜勤前に予防的仮眠をとるなら，午後5時ぐらいまでにとるとよいでしょう．実際，長距離トラックのドライバーに午後2～5時の間，3時間の仮眠をとってもらった研究によれば，実質2時間17分の睡眠がとれ，夜間の覚醒レベルや作業成績が翌朝の午前7時30分まで維持できました[4]．

2）夜勤中の効果的な仮眠の長さ

夜勤中の居眠りは最低体温付近の午前3～5時頃に発生しやすいので，この時間帯に1～2時間の仮眠をとると，眠気や疲労の防止に効果的であることが報告されています．その一方で，夜勤中の仮眠は早めにとったほうが効果的であるという報告もあります．これらの研究をまとめた報告では，夜勤全体を通して覚醒レベルを維持するには，**夜勤前半では2時間以上，夜勤後半では1時間程度**の長さの仮眠が必要であると結論づけています[5]．

3）夜勤中の短時間仮眠の効果

看護師を対象とした調査によると，夜勤中に休憩時間が1時間以上あれば80％の人が仮眠をとろうとしますが，休憩時間が30分未満の場合は仮眠をとろうとする人は皆無でした．看護師が夜勤中に仮眠をとるためには，少なくとも1時間以上連続した休憩時間が必要であることになります．

しかし，30分以内の短時間の仮眠であれば，このような1時間未満の休憩時間でも対応可能です．午前1～3時の間に20～30分の短時間仮眠をとってもらったところ，夜勤中の作業成績が維持され，眠気が改善したことが報告されています．また，夜勤労働者に対して1年間にわたって短時間仮眠をとってもらった研究によれば，午後11時30分～午前3時30分の間に平均31分の仮眠をとってもらったところ，8か月後には88％の人が短時間仮眠の効果を認め，眠気や疲労が少なくなったと評価していました[6]．

（林　光緒）

ポイント

- 1時間以上昼寝すると，夜間の睡眠に悪影響が現れやすくなる．
- 日中に仮眠をとる場合は，30分以内の短時間仮眠が有効である．
- 夜勤中の仮眠は，夜勤前半では2時間以上，夜勤後半では1時間程度とると，夜勤全体を通して覚醒状態を維持するのに有効である．
- 夜勤中の20〜30分の短時間仮眠は，眠気の改善や疲労予防に有効である．

文　献

1) Naska A, et al：Siesta in healthy adults and coronary mortality in the general population. Arch Intern Med, 167：296-301, 2007.
2) Asada T, et al：Associations between retrospectively recalled napping behavior and later development of Alzheimer's disease：with APOE genotypes. Sleep, 23：629-634, 2000.
3) 林　光緒：短時間仮眠法．井上雄一，林　光緒編：107-114, 眠気の科学．朝倉書店, 2011.
4) Macchi MM, et al：Effects of an afternoon nap on night time alertness and performance in long-haul drivers. Accid Anal Prev, 34：825-834, 2002.
5) 松本　俊：夜勤時の覚醒水準維持に必要な仮眠の取得時間と時刻条件．労働科学, 79：139-146, 2003.
6) Bennefond A, et al：Innovative working schedule：introducing one short nap during the night shift. Ergonomics, 44：937-945, 2001.

Ⅳ. 健やかな眠りのために

3. 緊急時の仮眠のとり方

単相性睡眠
1日のうち夜だけ睡眠をとること．小学生から成人に多くみられる．

多相性睡眠
1日に複数回の睡眠をとること．乳幼児や年配者に多くみられる．

　人間の大部分は標準的に毎夜1回連続した睡眠をとる**単相性睡眠**であり，独特のものです．85％以上のほ乳類は**多相性睡眠**であり，特に危険な自然環境の中で生活しているときには，超短時間の睡眠・覚醒のパターンです．すなわち，このような動物種の睡眠は24時間に数回分割されています．

　多相性睡眠のようなパターンは，緊急時や重大な危機的状況で，要員に限界がある場合にみられます（例えば，地震，洪水，ハリケーンの救援；放射能や化学物質の漏れ；産業，航空機，船舶事故の復旧；軍事行動や宇宙飛行など）．このような状況では，睡眠時間はかなり短縮されますが，格別に高い人間の行動能力が必要となります．その結果，毎日の疲労から回復するための睡眠が崩壊する可能性があります．

　睡眠管理の重要な論点は，**必要な睡眠の最少時間と24時間内での最適配分を決定**することです．この場合の睡眠管理計画には，パフォーマンスの低下を最小限にとどめ，重要な作業の安全性の向上が求められているのです．

　Institute for Circadian Physiology の Claudio Stampi は，大西洋横断ヨットレースに参加するヨットマンの睡眠を対象に研究しています．それによると，数日間，数週間も24時間連続して作業することは不可能で，ヨットマンは4時間働いて，30分間眠るという行動をとっていました．また，短い距離のヨットレースで200人以上のヨットマンを調査した結果では，1回に10～50分程度の睡眠時間であったと報告しています．

　ちなみに，レオナルド・ダ・ヴィンチは4時間ごとに15分間，すなわち1日90分の睡眠時間であったと Stampi は伝えています．睡眠を分割しても，総睡眠時間を通常の睡眠時間の60～70％くらいとっていれば，どんな仕事でもこなせると彼は言っています．

　また，ボストンにある Brigham and Women's Hospital の Gary Richardson 医師は，少し睡眠をとるだけで，研修医の能力が大幅にアップすることを明らかにしました．4名の研修医を2名ずつに分け，それぞれ午後11時～午前3時までと，午前3時～午前7時までの仮眠をとるように指示して，一方は仮眠の間に呼び出しを受けるように，もう一方は呼び出しを受けないようにしました．すると，3～4時間邪魔されずに眠った研修医2名のほうが，はるかに能力が向上していたと報告されています．

　緊急時の有効な仮眠は，**一度にまとめてとるのではなく，通常の睡眠時間の60％程度を何回かに分割してとります**．

　例えば，睡眠時間が6時間で能力が発揮できるならば，緊急時は4時間程度の睡眠時間で，それをさらに分割してとることです．すなわち，3時間働いて

30分間睡眠をとれば，24時間のうち約20時間働いて，合計で約4時間の睡眠時間が確保できることになります．24時間連続して働くと，能力は徐々に低下して，本来の能力を発揮することができません．

(森国　功，宮崎総一郎)

> **ポイント**
> ・緊急時は一度に長時間の睡眠をとるのではなく，短時間に分割して合計で通常の睡眠時間の60％程度になればよい．
> ・睡眠管理計画に重要なことは，パフォーマンスの低下を最小限にとどめ，重要な作業の安全性を向上させることである．

文　献
1) Stampi C：The Effects of polyphasic and ultrashort sleep schedules. Why We Nap. Birkhauser 1992.
2) Lamberg L：Body rhythms. William Morrow & CO, 1994.
3) Moore-Ede M：The 24 hour society. Judy Piatkus, 1993.

医療・看護・介護のための睡眠検定ハンドブック

第3章
睡眠障害とその予防

Ⅰ．主な睡眠障害

1．睡眠の評価

1．はじめに

　睡眠指導が広く活用されるためには，1週間〜数か月間にわたる長期間の睡眠や日中の状態，生活リズムを簡便に把握する方法や，睡眠の変化による影響を心理・行動的側面から捉える評価尺度が必要となります．ここでは，睡眠日誌，アクチグラム，睡眠ポリグラムの活用法について実践例を交えて紹介します．

2．睡眠日誌の活用

　睡眠日誌は，測定機器の装着に比べて負担が少なく，日常のままの生活習慣や生活リズムを調べることができることから，睡眠・覚醒リズムや不眠の状態を把握するための方法としてよく利用されています[1]．入眠困難や中途覚醒などの不眠を訴える人のなかには，寝床に入る時刻が早すぎたり，日中に長時間の昼寝や仮眠をしている場合も少なくありません．不登校や遅刻が多い生徒にみられる**睡眠位相後退症候群**では，入眠困難性が強く自覚されるため，覚醒時刻の遅延が見過ごされている場合があります．このような特徴は，睡眠日誌から容易に判断できます．睡眠日誌から，就床時刻，昼寝，覚醒時刻の遅延などを評価することができるのです．

　睡眠日誌をつける期間は目的により異なりますが，通常，少なくとも1〜2週間程度は記録します．睡眠日誌には，食事や服薬の有無と時刻，排泄時刻，日中の睡眠，眠気の強かった時間帯などを記入させる場合もあります．しかし，長期間にわたって睡眠日誌を記録させる場合は，対象者の負担を軽減するために，睡眠・覚醒時間と食事時刻の記録程度にとどめておくことが望ましいです．

　書式は，特に限定されるものではありませんが，**就床時刻，起床時刻**を記録することは必須となります．図1は睡眠日誌の例を示したもので，高校生におけるスリープマネジメントの際に用いたものです．事前に，睡眠に有効な生活習慣をチェックし（P.108〜『睡眠相談技術』参照），修正目標を決め，2週間の睡眠日誌と目標行動の達成度を日々，記入するように指導しました[1]．毎日，決まった時刻に記録させることが理想的です．睡眠は日常的な現象なので，数日前の睡眠習慣を正確に想起できないことも多く，日誌記録の信頼性も低下してしまいます．毎日記録することに大きな意味があります．

　また，睡眠日誌記録が睡眠改善への第一歩であることを本人自身に十分理解

生活リズムの確立のために1日の過ごし方を振り返りましょう！

すでにできていることには○，頑張ればできそうなことには△，できそうもないものには×を付けてください．

1.【　】毎朝，ほぼ決まった時刻に起きる
2.【　】朝起きたら太陽の光をしっかり浴びる
3.【　】朝食を規則正しく毎日とる
4.【　】日中はできるだけ人と接し，活動的に過ごす
5.【　】趣味や部活動などを楽しみ，活動的に過ごす
6.【　】帰宅後は仮眠をしない
7.【　】夕食後以降，お茶やコーヒー等カフェインの摂取を避ける
8.【　】就寝の2時間前までに食事を終わらせる
9.【　】夜9時以降，コンビニなどの明るいところへ外出しない
10.【　】夕食後に夜食をとらない
11.【　】ぬるめのお風呂にゆっくりつかる
12.【　】寝るときは携帯電話を枕元から離す（または電源を切る）
13.【　】ベッドでテレビを見たり，読書をしない
14.【　】寝るときは部屋着からパジャマ（寝間着）に着替える
15.【　】寝室は快適な空間に工夫する
16.【　】寝る前は，脳と身体がリラックスできるように心がける
17.【　】就寝時間が不規則にならないようにする
18.【　】午前0時までには就寝する
19.【　】寝床の中で悩み事をしない
20.【　】眠たくなってから寝床に入る
21.【　】休日も，起床時刻が平日と2時間以上ずれないようにする
22.【　】睡眠時間が不規則にならないようにする

頑張ればできそうなことの△の中から，改善してみようと思う目標の番号を3つ選んでください．

目標1：＿＿＿＿　目標2：＿＿＿＿
目標3：＿＿＿＿

●あなたの最近1週間についてお伺いします．
＊睡眠の満足度　（　　点）
＊寝つきの満足度　（　　点）
＊熟眠の満足度　（　　点）
＊寝起きの気分　（　　点）
＊食欲（朝食）　（　　点）
＊日中のすっきり度　（　　点）
＊普段の就床時刻　（　　時　　分頃）
＊寝つくまでの時間　（　　分くらい）
＊中途覚醒の時間　（　　分）
＊起き上がるまでの時間（　　分）
＊休日の就床時刻　（　　時　　分頃）
＊平日と休日の起床時刻の差　（　　分）
（100点満点で記入，よいほうが100点）

氏名

☾ 睡眠日誌 ☼

※自分が実際に眠っていたと思う時間を記入してください

目標1：　　目標2：　　目標3：

★100点満点で記入★

日付（曜日）	午前 9 10 11 ／ 午後 12 13 14 15 16 17 18 19 20 21 22 23 ／（翌日の）午前 24 1 2 3 4 5 6 7 8 9	目標①	目標②	目標③	床についた時間	就寝時刻	起床時刻	実際の睡眠時間	寝つきの満足度	熟眠度	寝起きの気分	メモ
例 9/18（月）		○	△	○	23:00	23:30	6:30	6.5	80 点	95 点	60 点	携帯の着信で目が覚めてから1時間寝付けなかった．
① ／（　）					:	:	:	.	点	点	点	
② ／（　）					:	:	:	.	点	点	点	
③ ／（　）					:	:	:	.	点	点	点	
④ ／（　）					:	:	:	.	点	点	点	
⑤ ／（　）					:	:	:	.	点	点	点	
⑥ ／（　）					:	:	:	.	点	点	点	
⑦ ／（　）					:	:	:	.	点	点	点	
⑧ ／（　）					:	:	:	.	点	点	点	
⑨ ／（　）					:	:	:	.	点	点	点	
⑩ ／（　）					:	:	:	.	点	点	点	
⑪ ／（　）					:	:	:	.	点	点	点	
⑫ ／（　）					:	:	:	.	点	点	点	
⑬ ／（　）					:	:	:	.	点	点	点	
⑭ ／（　）					:	:	:	.	点	点	点	

ぐっすり眠ったら，上段を黒く塗りつぶし，はっきり目が覚めていたら白いままの空欄に，寝床に入った，横になった（眠っていない場合も）時間は，下段に矢印を記入．
厳密である必要はなく，だいたい覚えている程度で記入してください．
★寝る時間は変則的でも，起きる時間をなるべく同じにすることが，睡眠や生活リズムを改善するポイントです！

生活習慣チェックで，△と記入した項目の中から3つの目標を選択．
毎日，達成度を○，△，×で評価する．

寝つきの満足度，熟眠度，寝起きの気分について，100点満点で評価．他に，食欲がない，体がだるいなど，気になることをメモしておきましょう．

日誌前の状態：

例：なかなか寝付けない，朝ごはんが食べられない，便秘，疲れが取れない，
体調が悪い，授業に集中できない，家に帰ったら寝てしまう，寝る時間が遅い etc…

日誌後気付いたこと：

図1　睡眠日誌を用いたスリープマネジメント（高校生を対象）

上のチェックリストに，まず，「すでにできている」習慣行動には○，「できていないが，頑張ればできそうなこと」には△，「頑張ってもできそうにないもの」には×を記入させる．次に，「頑張ればできそうなこと：△」の中から3項目，自分で目標を選ばせる．そして下の睡眠日誌に，日々の習慣と目標達成の有無を記入させる．基本的には習慣行動のチェック項目すべてが○になるのが理想であるが，「できていないが，頑張ればできそうなこと：△」の中から2，3項目ずつ，長期的視野に立って根気強く，達成を称賛したり，目標達成の助言を行いながら，指導していくことが大切である．

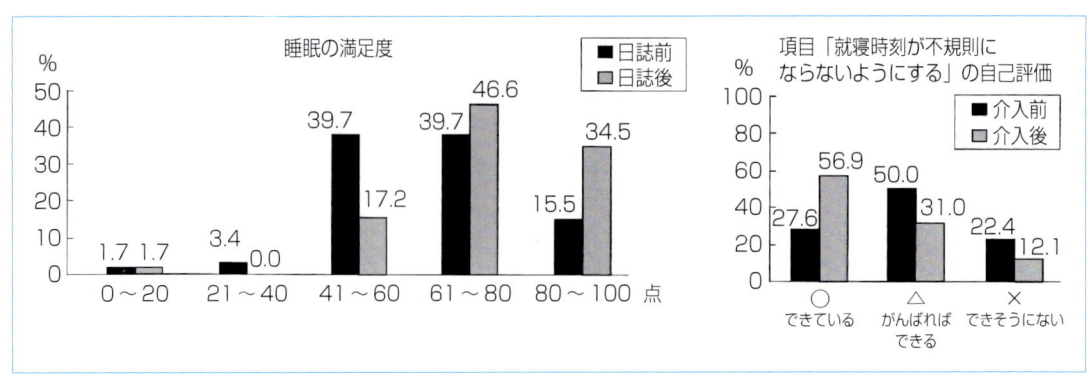

図2 高校生における2週間のスリープマネジメントの効果（59名）
睡眠日誌を用いた2週間の自己調整法で，睡眠の満足度が改善し，習慣行動が改善した生徒の割合も増加した．

させることも大切です．睡眠日誌をつけることにより，1～2週間の自分の睡眠習慣や生活パターンを改めて視覚的に再認識することができ，意識的に日誌をつけることで，不規則な生活パターンや睡眠状態が是正されることも少なくありません．

高校生に2週間の睡眠日誌と，睡眠に望ましい目標行動の記入を指導した結果（睡眠の自己調整法），睡眠の状態や寝つきへの満足度が有意に改善し，寝起きの気分や日中の眠気，意欲・やる気も有意に改善しました[1]．習慣行動も，2週間の指導前後で，「朝起きたら太陽の光をしっかり浴びる」，「夜9時以降はコンビニなど照明の明るいところに外出しない」，「就寝時間が不規則にならないようにする」などの項目で多くの生徒に改善がみられます（図2）．適正な睡眠に関する知識教育と，2週間の日誌記録による自己調整法で食習慣や睡眠習慣，眠気改善がみられる生徒が多く，このことは，睡眠健康教育，基本的生活習慣での指導の重要性や必要性を再認識させられる結果といえます．また，睡眠日誌は，概日リズム障害や認知症における睡眠覚醒スケジュール障害の診断および治療効果の判定にも有用です．

3. アクチグラフを用いた睡眠状態や昼夜連続活動量の測定

睡眠習慣については，調査票や睡眠日誌によって本人自身や観察者が評価できるようになってきました．しかし，就床中に実際に眠っている時間など，睡眠内容を客観的に判断するのが難しいことも少なくありません．中途覚醒などの多い高齢者のなかには，寝床に入る時刻が早すぎたり，夕方に居眠りをしている場合も多くあります．また，睡眠時無呼吸症候群や周期性四肢運動障害のような疾患は，本人が自覚できないことが多く，睡眠日誌や起床時の評価では，必ずしも中途覚醒や運動症状の程度を的確に捉えることができません．

そこで，これらの問題を解決する方法として，近年，アクチグラフィーが多く用いられるようになってきました．対象者の日常行動を長期間観察したり，

数夜にわたる睡眠状態を調べたりするのに適しています．**アクチグラフィー**とは，圧センサを用いて加速度圧を計測することにより，活動量を連続して測定する方法で，測定機器そのものはアクチグラフと呼ばれるのが一般的です．アクチグラフは腕時計と類似した形状（図3）で，通常，**非利き手**の手首に装着します．

アクチグラフィーを併用することによって，より客観性のある情報を得ることができます．単位時間あたり（通常1分ごと）の活動量が経時的に記録されるため，睡眠・覚醒リズムに加えて，日中の仮眠や夜間睡眠中の中途覚醒についても情報を収集できます（図4）．小型軽量で，装着による違和感が少ないため，第1夜効果（1日目の夜は緊張があってデータとして信頼できないこと）がほとんど出現しない利点もあります．

また，不眠症では毎晩眠れない日が続くことは少なく，比較的よく眠れる日

> **アクチグラフィー（actigraphy）**
> 圧センサーを用いて加速度圧を計測することにより，活動量を連続して測定する方法．簡易的に睡眠・覚醒リズムを調べることができる．測定機器をアクチグラフ（図3），測定方法をアクチグラフィー，測定結果をアクチグラムと呼ぶ．

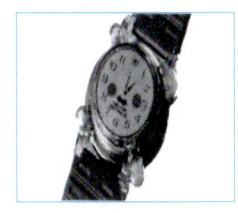

図3 マイクロミニ型アクチグラフ

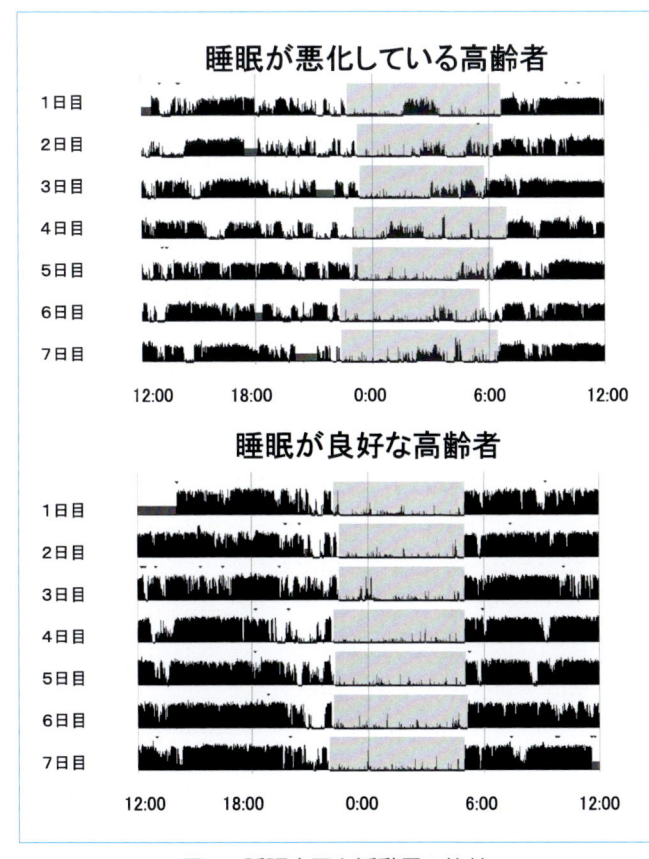

図4 睡眠良否と活動量の比較

睡眠が悪化している高齢者と良好な高齢者の1週間の昼夜活動量を比較した．灰色の帯は夜間，床についている期間で，黒い縦棒部分が高いほど活動量が多いことを示す．極端に活動性が低い部分は睡眠や居眠りを表す．睡眠が悪化している高齢者は，夜間，床についている期間に黒い部分が多く，中途覚醒時間が2時間近くあることが観察される（1日目夜間；最上段）．日中は小刻みに活動量が極端に低下しており，居眠りが多いことが読みとれる．つまり，睡眠が悪化している高齢者は日中の居眠りも多く，活動性も低いことがわかる．

Ⅰ．主な睡眠障害　1．睡眠の評価

もあります．アクチグラフィーは不眠の治療において，就寝・起床時刻を毎日一定にすることや昼寝の禁止など，睡眠衛生に関するコンプライアンスが守られているかどうかを観察したり，睡眠薬による長期的な治療効果，例えば睡眠薬の急な中断や不規則な使用によって反跳現象が起こっていないかを確かめたりする場合にも用いられます．アクチグラフィーによる睡眠・覚醒の判定と，睡眠ポリグラフ検査による判定とでは，一般に，睡眠障害患者よりも健常者において一致率が高い傾向にあります．健常者では，睡眠ポリグラムとの一致率は90％以上と高く，睡眠障害患者では78～85％と報告されており，睡眠を客観的に評価する簡便な手法として広く使われています．また，日々の睡眠状態の変動を評価するのにも適しており，新生児から高齢者にいたる幅広い年齢層の**サーカディアンリズム**の測定や，交代制勤務従事者や認知症患者，がん患者の睡眠を調べるのに用いられています．

4. 睡眠日誌との併用の重要性

　睡眠日誌やアクチグラフ，生活習慣チェックリストを併用することで，長期的なフィールド研究の定期的評価も可能であり，地域保健現場などで活用されています[2]．一方，アクチグラフの装着部位としては，アーチファクトの混入を避ける目的で，先述のように，非利き手の手首に装着して測定することが多いのですが，認知症高齢者の場合には，上腕につけたり，衣服の袖に固定するなどの工夫がされています．乳幼児の場合も，左足首が選択されている研究が多くあります．

　最近では，アクチグラフは広く活用されていますが，睡眠・覚醒を推定する際には，次のような場合があることに留意する必要があります．眠れなくてもベッドで静かに横になっている対象者では，睡眠が過大に評価されてしまうことや，逆に睡眠中に体動の多い対象者では，睡眠が過小に評価されることもあるので，睡眠日誌を併用して，就床・起床時刻を確認・修正しながら分析することが望ましいのです．また，入浴などでアクチグラフを外していた時間は，睡眠と判定されたり，乗り物で移動中に眠っていた時間は，覚醒と判定されるおそれがあるため，測定中は睡眠日誌も同時に記録して，これらのイベントを記載しておく必要があります．睡眠日誌と併せて実施すると，得られる情報量も多くなり，有効に利用できます．上記のように，日常の睡眠・覚醒リズムを長期にわたり把握するには，アクチグラフを用いれば精度の高いデータを得ることができます．一方，質問票や睡眠日誌は予算的にも安価で，多人数を同時にデータ収集することが可能です．研究の目的に合わせて，ツールを選択することも重要となります[2]．

5. 睡眠ポリグラムによる評価

　睡眠ポリグラムによる睡眠段階判定は，睡眠の質を評価する方法として広く用いられています．睡眠・覚醒に関する生体現象について，複数の生理的指標を同時に記録する多現象記録法を**睡眠ポリグラフ検査**といいます．睡眠段階の判定には，**脳波，眼電図，筋電図の同時記録が不可欠です**（図5）（P.35～『睡眠構築』参照）．睡眠段階の判定には，Rechtschaffen & Kales の標準判定基準が用いられており，睡眠ポリグラムを 20 秒間ないし 30 秒間ごとに判定します．睡眠段階の判定には，かなりの熟練を要するため，コンピュータによる自動判定への期待が高まっています．この流れに対応すべく，日本睡眠学会は，睡眠段階の判定基準に補足定義と修正を加え，睡眠段階の判読法を学ぶための『学習用 PSG チャート―睡眠ポリグラフ記録の判読法と解説』[3]を発行しています．

　客観的評価として，**入眠潜時，睡眠効率，中途覚醒時間**などの睡眠変数を用いることによって，睡眠の内容（睡眠構築）を量的に表すことができ，ほかのデータとの比較が可能となります．ここでは，入眠潜時，中途覚醒時間，睡眠効率などの睡眠研究や睡眠臨床でよく用いられる代表的な睡眠変数，評価をいくつか紹介します（図6）．入眠潜時とは，就床（記録開始）から入眠までに要した時間を示し，**睡眠潜時**と呼ばれることもあります．中途覚醒時間は，睡眠期間（入眠から翌朝の最後の覚醒までの時間）内での覚醒時間を示し，睡眠の評価をするうえで，極めて重要な指標となります．また，睡眠効率とは，総就床時間（就床から起床まで，いわゆる床に就いていた時間の長さの合計時間）に占める実際の総睡眠時間（入眠から翌朝の最後の覚醒までの時間のうち中途覚醒を除いた時間）の割合を示したものです．つまり，総睡眠時間÷総就床時

📖 **睡眠ポリグラフ検査**
（ポリソムノグラフィー：polysomnography；PSG）
睡眠中の脳波，眼電図，オトガイ筋筋電図，鼻圧気流センサー，温度気流センサー，胸腹部運動，経皮的動脈血酸素飽和度，心電図，前脛骨筋筋電図，体位，いびき音などを多チャンネル記録し，総合的に判定する検査．測定機器を睡眠ポリグラフ，測定方法を睡眠ポリグラフィー（ポリソムノグラフィー），測定結果を睡眠ポリグラムと呼ぶ．

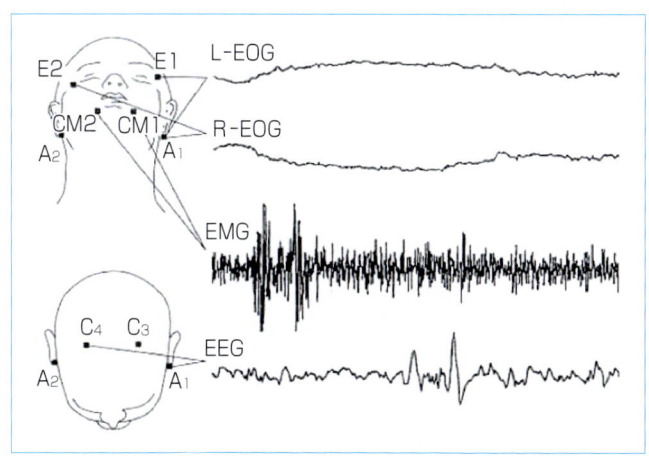

図5 睡眠段階の国際判定基準に基づく脳波（EEG），眼電図（EOG），筋電図（EMG）の同時記録

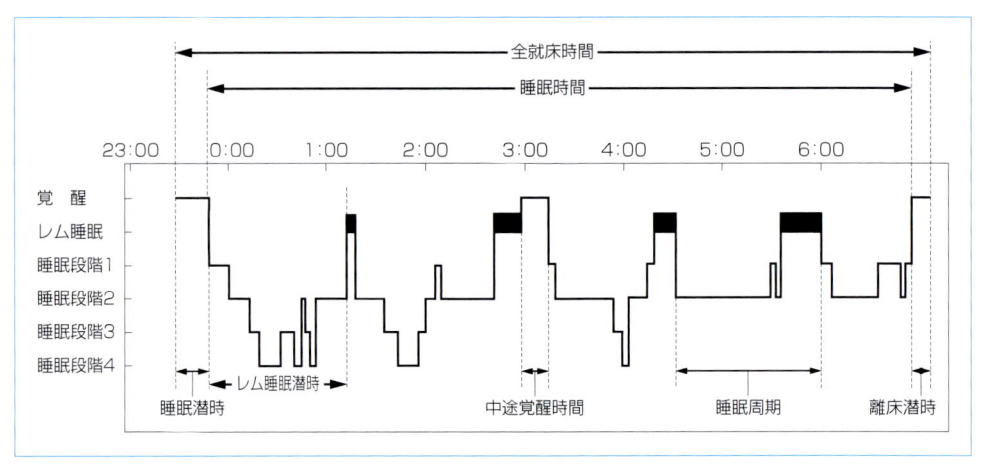

図6 睡眠変数の算出方法の図式化

間×100で算出し，％で表記します．

　記録法や睡眠段階，睡眠変数の詳細については，P.35～『睡眠構築』および文献2，3を参照されることをお勧めします．

（田中秀樹）

> **ポイント**
> ・睡眠日誌は，睡眠・覚醒リズムや不眠状態を把握する方法として有用である．
> ・アクチグラフは，通常，非利き手の手首に装着する．
> ・睡眠段階の判定には，脳波，眼電図，筋電図の同時記録が不可欠である．
> ・睡眠効率とは，総就床時間に占める実際の総睡眠時間の割合を示す．

文　献
1) 田中秀樹ほか：生活リズムとストレスの評価―連載　眠りの科学5―．看護研究, 40 (6)：67-74, 2007.
2) 田中秀樹：睡眠の評価法．堀　忠雄編：12-54, 睡眠心理学．北大路書房, 2008.
3) 日本睡眠学会コンピュータ委員会編：学習用PSGチャート―睡眠ポリグラフ記録の判読法と解説．日本睡眠学会, 1999.

Ⅰ．主な睡眠障害

2．不眠症

1．はじめに

　我が国の一般成人を対象にした疫学調査によると，**男性の 17.3～22.3％，女性の 20.5～21.5％が不眠に悩んでいる**ようです．それゆえ，精神科のみならず，一般の診療場面においても，患者から「眠れない」という訴えを聞くことは，日常的に経験されることでしょう．ここでは，不眠（「眠れない」という訴え）および不眠症について取り上げます．

2．不眠 ―「眠れない」という訴え―

1）不眠のタイプ

　一概に「眠れない」といっても，その訴えの内容は人によって様々です．不眠のタイプには，持続時間による分け方（一過性・短期・長期）と，症状による分け方があります．ここでは，症状による分類（どのように眠れないのか）をみていきます．

(1) 入眠障害

　入眠障害は，不眠の訴えのなかで最頻出のもので，床に就いてから眠りに入るまでの時間が延長している状態をいいます．厳密な定義はありませんが，一般的には，入眠までに 30 分以上かかり，本人がそれを苦痛に感じている場合に，入眠障害と判断されます．ただし，個人差・年齢差が大きいので，要した時間だけで，入眠障害と判断するべきではありません．

　入眠障害は，多くの身体・精神疾患に出現しますが，ほかに，精神的ストレスなどによる**適応障害性不眠症（急性不眠症）**，睡眠へのとらわれによる**精神生理性不眠症**，騒音・温度などによる**環境因性睡眠障害**などにおいて多く認められます．また，体内時計のリズム障害である**睡眠相後退症候群・交代勤務症候群**のほか，**むずむず脚症候群**においても認められます．

📖 **適応障害性不眠症**
明確なストレスの要因によって生じ，ストレスの要因がなくなると解消する短期間の不眠．

(2) 中途覚醒

　中途覚醒は，いったん入眠した後，夜間睡眠中に覚醒してしまう状態をいいます．加齢に伴ってその回数は増加していきますが，再入眠が困難である，回数が著しく多い，日中に強い眠気が出現する，などの場合には障害とみなされます．

中途覚醒は，うつ病やアルコール依存症といった精神疾患，睡眠時無呼吸症候群，周期性四肢運動障害，レム睡眠行動障害などの睡眠障害において多く認められます．また，夜間頻尿や痛みを伴う身体疾患，心疾患や呼吸器疾患においても多く認められます．

(3) 早朝覚醒

早朝覚醒は，本人の望む起床時刻，あるいは通常の覚醒時刻の1〜2時間以上早くに覚醒してしまい，再入眠が困難となる状態をいいます．加齢に伴う生理的変化で，睡眠覚醒リズムは前進（早寝早起き）するため，高齢者においては高頻度で認められます．また，うつ病の特徴的な睡眠障害でもあります．

(4) 熟眠障害

熟眠障害は，睡眠時間は十分であるが，主観的な感覚として「深く眠った気がしない」と満足感のなさを訴える状態をいいます．うつ病において認められますが，典型的には，**原発性不眠症（精神生理性不眠症・逆説性不眠症）患者**が多く訴えます．特に，逆説性不眠症においては，睡眠ポリグラムなどの客観的検査にて睡眠障害の証拠が認められないものの，患者は「全く一睡もできなかった」といったような表現で不眠を執拗に訴えます．

> **逆説性不眠症**
> 不眠となるような確かな要因はないものの深刻な不眠感を訴えるもの．睡眠ポリグラムなどの睡眠の客観的指標よりも睡眠に関する自己評価のほうが低いことが問題となる．

2）不眠の原因

不眠の原因は実に多岐にわたっており，また複数因子が重複していることも

表1　不眠の原因「5つのP」

1．身体的原因（Physical） 　疼痛・瘙痒・頻尿・呼吸困難などをもたらす身体疾患 　熱性疾患 　腫瘍	5．薬理学的原因（Pharmacologic） 　アルコール 　カフェイン 　ニコチン 　精神刺激薬 　抗うつ薬 　（MAO阻害薬・SSRI・SNRI） 　抗パーキンソン病薬 　抗認知症薬・脳代謝改善薬 　抗菌薬（ニューキノロン系） 　抗腫瘍薬 　降圧薬 　利尿薬 　強心配糖薬 　気管支拡張薬（テオフィリン） 　消化性潰瘍治療薬 　（H_2ブロッカー：シメチジン） 　甲状腺製剤 　インターフェロン製剤 　ステロイド 　片頭痛治療薬 　消炎鎮痛薬 　鎮咳薬
2．生理学的原因（Physiologic） 　時差症候群 　交代制勤務 　短期間の入院 　不適切な睡眠衛生	
3．心理学的原因（Psychologic） 　精神的ストレス 　重篤な疾患による精神的ショック 　生活状況の大きな変化	
4．精神医学的原因（Psychiatric） 　うつ病 　アルコール依存症 　不安障害 　パニック障害 　統合失調症	

多く，問診を行ううえで注意を要します．そこで，診察の助けとして，「**不眠の原因：5つのP**」と呼ばれる考え方が用いられています．つまり，身体的（physical）・生理学的（physiologic）・心理学的（psychologic）・精神医学的（psychiatric）・薬理学的（pharmacologic）と5つの不眠の原因を挙げ，頭文字をとって「5つのP」というわけです（表1）．

3. 不眠症

1）不眠症とは

これまで「不眠」について述べてきましたが，「不眠」という現象は誰でも経験するところであり，一晩や二晩眠れなかっただけで「不眠症」と診断されてしまうわけではありません．つまり，「**不眠」＝「不眠症」ではない**ということです．

それでは，「不眠症」とはどういう状態のことを指すのでしょうか．睡眠障害国際分類第2版（ICSD-2[*1]）で定義されている「不眠症の一般的基準」を表2に示します．ここで注意するべきは，上述した不眠のタイプを呈するとともに，**「日中の機能障害」の存在が必須**であるということです．極端なことをいえば，種々の原因で夜間の睡眠にいくら苦しんでいたとしても，日中は快適に問題なく過ごしている場合は不眠症とはいえないということです．

[*1] ICSD-2：The international classification of sleep disorders, 2nd edition

2）不眠症の分類

「不眠」は上述したように，身体・精神疾患に伴うもの，薬物の副作用によるものなど，部分症状として頻繁に認められます．部分症状としての「不眠」ではなく，それ自体が主症状となっているもの（一次性不眠症）を「狭義の不眠症」とする考え方があります．一次性不眠症は，非器質性不眠症（ICD-10[*2]）・原発性不眠症（DSM-Ⅳ[*3]）とも呼ばれ，ICSD-2では「精神生理性不眠症」・「逆説性不眠症」・「特発性不眠症」がそれにあたります．

[*2] ICD-10：International classification of diseases, 10th edition
[*3] DSM-Ⅳ：Diagnostic and statistical manual of mental disorders, 4th edition

表2 不眠症の一般的基準（ICSD-2による）

A．入眠困難，睡眠維持困難，早朝覚醒，慢性的に回復感のない，質のよくない睡眠が続くと訴える．（子どもの場合はたいてい保護者から報告され，就寝時のぐずりや1人で眠れないといった睡眠障害がある）
B．眠る機会や環境が適切であるにもかかわらず上述の睡眠障害が生じる．
C．夜間睡眠の障害に関連して，以下のような日中障害を少なくとも1つ報告する．
　ⅰ）疲労または倦怠感
　ⅱ）注意力，集中力，記憶力の低下
　ⅲ）社会生活上あるいは職業生活上の支障，または学業低下
　ⅳ）気分がすぐれなかったり，いらいらする（気分障害または焦燥感）
　ⅴ）日中の眠気
　ⅵ）やる気，気力，自発性の減退
　ⅶ）職場で，または運転中に，過失や事故を起こしやすい
　ⅷ）睡眠の損失に相応した緊張，頭痛，または胃腸症状が認められる
　ⅸ）睡眠について心配したり悩んだりする

表3　不眠症の分類（ICSD-2 による）

1. 適応障害性不眠症（急性不眠症）
   adjustment insomnia（acute insomnia）
2. 精神生理性不眠症
   psychophysiological insomnia
3. 逆説性不眠症
   paradoxical insomnia
4. 特発性不眠症
   idiopathic insomnia
5. 精神疾患による不眠症
   insomnia due to mental disorder
6. 不適切な睡眠衛生
   inadequate sleep hygiene
7. 小児期の行動性不眠症
   behavioral insomnia of childhood
8. 薬物または物質による不眠症
   insomnia due to drug or substance
9. 身体疾患による不眠症
   insomnia due to medical condition
10. 物質または既知の生理的病態によらない，特定不能な不眠症
    insomnia not due to substance or known physiologic condition, unspecified
11. 特定不能な生理学的（器質性）不眠症
    physiologic（organic）insomnia, unspecified

　ICSD-2 では，不眠症を 11 に分類しています（表3）が，ここでは，臨床上重要である「精神生理性不眠症」について取り上げます．

4. 精神生理性不眠症（psychophysiological insomnia；PPI）

1）特徴・症状

　精神生理性不眠症（PPI）は，心理学的要因から発症する代表的な睡眠障害（狭義の不眠症）です．その基本的特徴は「**身体化された緊張**」および「**学習された睡眠妨害的連想**」と表現されます．

　誰にでも起こり得る不眠の状態が数日あったとします．原因は様々で，ストレスを感じる仕事を抱えていたから，あるいは加齢変化による生理的なものかもしれません．このとき，神経質な性格傾向，睡眠や健康へのとらわれが強い人などでは，眠れないことへの不安や焦りが生じ，それはやがて恐怖にまで発展していきます（不眠恐怖）．不眠恐怖は，やがて眠るための過剰な努力を促すようになります．そして，その緊張感は身体化され，夜間の覚醒レベルは上昇していきます．眠れない苦しみにより「この寝室に入ると目がさえてしまう」という睡眠妨害的な負の学習が形成されていきます．

　PPI 患者は，日中の覚醒レベル（緊張感）も上昇していることが多く，慢性的な睡眠不足の状態にありながら，計画的な昼寝ができないことが多いのも特徴です．一方で，旅先のホテルや自宅のリビングなどの環境や，単調作業中や会

表4　精神生理性不眠症の診断基準（ICSD-2による）

A．患者の症状が不眠症の基準に適合する．
B．不眠が1か月以上続く．
C．条件づけられた睡眠困難と同時に，または就寝時に覚醒の亢進が認められ，以下の1つ以上で確認される．
　 i ）睡眠について考えすぎ，強い不安を感じる．
　 ii ）希望する就寝時間や予定した昼寝の時間にはなかなか寝つけないが，眠るつもりのない単調な活動をしているうちに寝てしまう．
　 iii）家にいるときよりも，外にいるときのほうがよく眠れる．
　 iv）就寝時の精神的覚醒．考えが湧き出したり，睡眠妨害的な精神活動が止められないと感じるのが特徴である．
　 v ）就寝時の身体的緊張．身体の緊張が解きほぐせずに，寝つけないと感じるためである．
D．この睡眠困難は，他の睡眠障害，身体疾患や神経疾患，精神疾患，薬物使用，または物質使用障害で説明できない．

議などの状況では，睡眠妨害的連想が働かないことや，眠ろうと意識していないことから，容易に眠りにおちる傾向があります．

2）疫　学

(1) 有病率：一般人口の1〜2％に認められるとされ，睡眠障害センターの患者においては12〜15％を占めるといわれています．

(2) 好発年齢：児童期には稀で，青年期から始まり，中年以降で急激に増加します．

(3) 性差：男性よりも女性に多い傾向があります．

3）検査・診断

診断基準を表4に示します．睡眠ポリグラフ検査（PSG）では，入眠潜時の延長，中途覚醒回数と時間の増大，睡眠効率の減少，総睡眠時間と深睡眠（睡眠段階3＋4）の減少，睡眠段階1の増大が認められます．入眠期に，筋緊張の増大とα波が混入する現象がしばしば認められます．睡眠周期は正常です．なお，睡眠ポリグラフ検査は診断に必須ではありません．

4）治　療

PPI患者への治療の基本は睡眠衛生教育で，睡眠に関する正しい知識をもつことや，睡眠を改善させるための生活習慣を指導します．表5に「睡眠障害対処12の指針」を示します（P.98〜『睡眠相談のための12の指針』参照）．

「学習された睡眠妨害的連想」や「身体化された緊張」の改善に焦点をおいた認知行動療法も有効です．認知行動療法は，刺激制限療法・睡眠時間制限法・筋弛緩法・自律訓練法・バイオフィードバック法などを組み合わせて行うのが一般的です（P.108〜『睡眠相談技術』参照）．

不眠恐怖が著しい患者には，抗不安薬や睡眠薬を使用することがありますが，**薬物療法はあくまでも補助的なものに留めるべき**です．また，PPIの患者は，薬物に対する不安（依存性・副作用）や葛藤（「睡眠薬で眠るのは正しい睡眠といえないから，できれば使用したくない」）が強いので，投与する際には，睡眠

表5 睡眠障害対処12の指針

1. 睡眠時間は人それぞれ，日中の眠気で困らなければ十分
    ・睡眠の長い人，短い人，季節でも変化，8時間にこだわらない
    ・歳をとると必要な睡眠時間は短くなる
2. 刺激物を避け，眠る前には自分なりのリラックス法
    ・就床前4時間のカフェイン摂取，就床前1時間の喫煙は避ける
    ・軽い読書，音楽，ぬるめの入浴，香り，筋弛緩トレーニング
3. 眠たくなってから床に就く，就床時刻にこだわりすぎない
    ・眠ろうとする意気込みが頭をさえさせ，寝つきを悪くする
4. 同じ時刻に毎日起床
    ・早寝早起きでなく，早起きが早寝に通じる
    ・日曜に遅くまで床で過ごすと，月曜の朝がつらくなる
5. 光の利用でよい睡眠
    ・目が覚めたら日光を取り入れ，体内時計をスイッチオン
    ・夜は明るすぎない照明を
6. 規則正しい3度の食事，規則的な運動習慣
    ・朝食は心と体の目覚めに重要，夜食はごく軽く
    ・運動習慣は熟睡を促進
7. 昼寝をするなら，15時前の20〜30分
    ・長い昼寝はかえってぼんやりのもと
    ・夕方以降の昼寝は夜の睡眠に悪影響
8. 眠りが浅いときは，むしろ積極的に遅寝・早起きに
    ・寝床で長く過ごしすぎると熟睡感が減る
9. 睡眠中の激しいいびき・呼吸停止や足のぴくつき・むずむず感は要注意
    ・背景に睡眠の病気，専門治療が必要
10. 十分眠っても日中の眠気が強い時は専門医に
    ・長時間眠っても日中の眠気で仕事・学業に支障がある場合は専門医に相談
    ・車の運転に注意
11. 睡眠薬代わりの寝酒は不眠のもと
    ・睡眠薬代わりの寝酒は，深い睡眠を減らし，夜中に目覚める原因となる
12. 睡眠薬は医師の指示で正しく使えば安全
    ・一定時刻に服用し就床
    ・アルコールとの併用をしない

薬に関する正しい知識を十分に説明して，安心感を与えることが重要です．
　超短時間作用型ベンゾジアゼピン・非ベンゾジアゼピン系睡眠薬が，臨床上使用されることが多く，また，不安が顕著な場合には，筋弛緩作用の強い抗不安薬の併用も有効です．

(原田大輔，伊藤　洋)

ポイント

・不眠症では「夜間の睡眠障害」と「日中の機能障害」を呈する．
・精神生理性不眠症の特徴には，「身体化された緊張」と「学習された睡眠妨害的連想」がある．
・精神生理性不眠症の治療の第一選択は非薬物療法である．

文　献
1) 日本睡眠学会編：睡眠学．朝倉書店，2009．
2) 米国睡眠医学会著，日本睡眠学会診断分類委員会訳：睡眠障害国際分類第2版—診断とコードの手引き—．医学書院，2012．
3) 日本睡眠学会編：臨床睡眠検査マニュアル．ライフ・サイエンス，2006．

I. 主な睡眠障害

3. 過眠症

1. はじめに

　日常・社会生活を送るうえで，私たちは適切な覚醒度を保つ必要があります．もちろん，普段から自分の覚醒度を意識している人は少ないでしょう．しかし，覚醒度の低下，つまり眠気が出現してくると，それは無視できないものになってきます．**眠気による作業遂行能力の低下が，交通事故や労働災害の原因となり，生命の危険性にまで関わってきます．**

　我が国の疫学調査において，**一般成人の 4.1％が「昼間ひどく眠気を感じることが常にある」**と答えています．そして，その背景には様々な病態があると考えられます．ここでは，日中の過度な眠気（excessive daytime sleepiness；EDS）をきたす疾患の代表例としての過眠症を取り上げます．

表1　過眠症の分類（ICSD-2による）

1. 情動脱力発作を伴うナルコレプシー
   narcolepsy with cataplexy
2. 情動脱力発作を伴わないナルコレプシー
   narcolepsy without cataplexy
3. 身体疾患によるナルコレプシー
   narcolepsy due to medical condition
4. 特定不能なナルコレプシー
   narcolepsy, unspecified
5. 反復性過眠症（クライネ-レビン症候群と月経関連過眠症など）
   recurrent hypersomnia（including Kleine-Levin syndrome and menstrual-related hypersomnia）
6. 長時間睡眠を伴う特発性過眠症
   idiopathic hypersomnia with long sleep time
7. 長時間睡眠を伴わない特発性過眠症
   idiopathic hypersomnia without long sleep time
8. 行動誘発性睡眠不足症候群
   behaviorally induced insufficient sleep syndrome
9. 身体疾患による過眠症
   hypersomnia due to medical condition
10. 薬物または物質による過眠症
    hypersomnia due to drug or substance
11. 物質または既知の生理的病態によらない過眠症（特定不能な非器質性過眠症）
    hypersomnia not due to substance or known physiological condition（nonorganic hypersomnia）
12. 特定不能な生理性（器質性）過眠症（特定不能な器質性過眠症）
    physiological(organic) hypersomnia, unspecified（organic hypersomnia）

2. 過眠症の分類

　睡眠障害国際分類第2版（ICSD-2）では，日中の眠気は「日中の主な覚醒エピソードの間中，起きて覚醒度を保っていられず，その結果，思わずうとうとしたり，居眠りをしてしまうこと」と定義されています．日中の眠気をきたす原因となる睡眠障害は，**「夜間睡眠が量的あるいは質的に障害されている群」**と**「夜間睡眠の問題が顕著ではない群」**の2つに大きく分けられます．

　ICSD-2において中枢性過眠症群として分類されている睡眠障害は，「夜間睡眠が量的あるいは質的に障害されている群」（具体的には，概日リズム睡眠障害や睡眠関連呼吸障害など）を除くものとなっています（表1）．ここでは，臨床上重要なナルコレプシーと特発性過眠症を取り上げます．

3. ナルコレプシー（narcolepsy）

　ナルコレプシーは表1の1・2・3・4に分類されています．ここでは「情動脱力発作を伴うナルコレプシー」を中心に述べていきます．

1）特徴・症状

(1) 日中の過度な眠気（EDS）・睡眠発作（sleep attack）

　最も基本的な症状は，日中の過度な眠気（EDS）と睡眠発作です．通常であれば，緊張により居眠りなどしないような場面（例えば，試験中やデート中，食事や散歩をしているときなど）でも，耐え難い眠気に襲われ，眠ってしまいます．その居眠りは，通常10～20分程度の短い時間で，1時間以上続くことは稀です．居眠りから覚めた後はスッキリしています（爽快感がある）が，2～3時間以内に再び眠気に襲われます．これが1日を通して繰り返されます．

　なお，睡眠発作の最中でも，周囲のちょっとした刺激で覚醒させることができ，また，覚醒後には爽快感を伴っています．これが，ほかの睡眠障害や意識障害と異なる点です．

　また，ときに日中の過度な眠気により「自動行動」と呼ばれる症状が観察されることがあります．記憶や意識がないまま，半ば自動的に会話や作業を続けますが，その内容は意味を成していません．

(2) 情動脱力発作（cataplexy）

　情動脱力発作は，覚醒時に突然起こる脱力発作です．全身あるいは体の一部位（最もよく認められる部位は，膝・顔・頸部）の両側の筋緊張が低下あるいは消失します（呼吸筋は障害されない）．「目や口の端が垂れ下がる」「膝がガクンとなる」「顎が外れそうになる」「頭が重く垂れ下がる」などと表現される比較的軽度のものから，床に崩れ落ちてしまう重度なものまで幅があります．

この発作は，情動興奮に続いて起こることが多い特徴があります．情動とは，その名の通り感情が動くときですが，「怒り」などの否定的感情よりも，「大笑い」「驚き」「大喜び」「感動」などの肯定的感情によるものが多い傾向があります．
　可逆性（元に戻る）の発作で，通常は 2～3 秒から長くても数分の持続時間で，意識は清明のまま保たれています．発作からの回復は速やかで，また，完全に回復します．頻度は個人差が大きく，年に数回程度から，1日に 10 数回の頻度の患者もいます．

(3) 睡眠麻痺（sleep paralysis）
　睡眠麻痺は，いわゆる「金縛り」と表現される症状です．覚醒と睡眠の移行期（入眠時あるいは覚醒時），特に，入眠時に動いたり話したりすることが一過性にできなくなる全身の脱力発作です．持続時間は通常数分以内で，自然に回復します．このエピソードは定期的に出現し，しばしば入眠時幻覚を伴います．

(4) 入眠時幻覚（hypnagogic hallucination）
　入眠時幻覚は，典型的には就寝直後に，自覚的には目が覚めているときに経験する幻視体験です．その幻視は鮮明で現実感があり，不安や恐怖といった感情を伴うことが多いのが特徴です．しばしば睡眠麻痺に伴って出現します．

(5) 夜間睡眠分断（sleep fragmentation）
　夜間睡眠分断は，ナルコレプシー患者の半数以上に認められ，初発症状として自覚されることもあります．これは，日中の過度な眠気・睡眠発作，睡眠麻痺・入眠時幻覚といった他の症状すべてを悪化させるため，重要な症状といえます．
　ナルコレプシーは，日中の居眠りの多さから「1日の睡眠量の過剰」と捉えられがちですが，夜間睡眠の質の悪さ（ノンレム睡眠の減少・覚醒反応頻度の増加）が存在することから「1日の内に現れる睡眠覚醒リズムの異常（多相化）」と考えられています．
（補注）(1) (2) がナルコレプシーの基本症状で，(2) は特異症状であり，診断上重要である．(3) (4) (5) は随伴症状で，健常者や他の睡眠障害でも認められることがある．(2) (3) (4) は**入眠時レム期**に密接に関連していることから，**レム睡眠関連症状**と呼ばれている．

2）疫　学

　(1) **有病率**：ナルコレプシーの有病率は，アメリカ合衆国人口および西欧諸国人口の 0.02～0.18％で認められ，日本ではやや高く，0.16～0.18％で認められるといわれています．
　(2) **好発年齢**：10 歳代から発症し，好発年齢は 14 歳です．
　(3) **性差**：性差はほとんどありませんが，男性の有病率のほうが若干高いようです．

> 入眠時レム期（sleep onset REM period；SOREMP）
> 入眠後 15 分以内に現れるレム睡眠を入眠時レム期と呼ぶ．通常，最初のレム睡眠は，入眠して 60～90 分後に出現する．

3）検査・診断

(1) 睡眠ポリグラフ検査（polysomnography；PSG）

入眠潜時反復測定法（MSLT）（後述）の前夜に行うことで，最低でも6時間以上の睡眠時間が確保されているかどうかを確認するために行います．睡眠不足状態の入眠潜時反復測定法の所見は，ナルコレプシーのそれに類似するからです．睡眠ポリグラフ検査では，10分未満の短い入眠潜時と入眠時レム期（SOREMP）がよく認められます．

(2) 入眠潜時反復測定法（multiple sleep latency test；MSLT）

入眠潜時反復測定法は，睡眠ポリグラフ検査を用いて昼間の眠気を客観的に評価する方法です．「いかに早く入眠できるか」をみるもので，外界からの覚醒刺激を取り除いた環境で行います．

通常，午前9〜10時から開始し，2時間間隔で4〜5回測定します．臥床状態の患者に眠るよう指示し，20分間の睡眠ポリグラフ検査を行います．入眠潜時の平均と入眠時レム期の出現回数を調べます．

ナルコレプシー患者では，平均睡眠潜時は病的と判断される8分以内を呈し，入眠時レム期が2回以上確認されます．

（補注）入眠潜時反復測定法における典型的な睡眠潜時は，ナルコレプシー：3.1±2.9分，特発性過眠症：6.2±3.0分と，特発性過眠症のほうが長い．

(3) ヒト白血球組織適合抗原（human leukocyte antigen；HLA）

ナルコレプシーの発症には遺伝性素因も関与していると考えられています．情動脱力発作を伴うナルコレプシーにおいて，HLA complex の class Ⅱ 抗原 DR15（DRB1*1501）と DQ6（DQB1*0602）が，日本人患者のほぼ100％で，両者ともに陽性となります．ただし，一般人口においても，12〜36％の陽性率を認めるため，これだけではナルコレプシー発症の必要条件とはなりません．

また，一親等内のナルコレプシー発症率は2〜4％程度，ナルコレプシーの一卵性双生児での一致率は30％程度ともいわれており，遺伝性素因だけで決まるものではなく，非遺伝性素因（環境要因など）も大きな関わりをもっていると示唆されています．診断基準を表2に示します．

4）鑑別診断

日中の過度の眠気を引き起こす疾患が鑑別診断となります．臨床上重要なものとして，①睡眠時無呼吸症候群，②周期性四肢運動障害，③行動誘発性睡眠不足症候群，④特発性過眠症，⑤概日リズム睡眠障害などが挙げられます．

特発性過眠症は，日中の過度な眠気の存在においてナルコレプシーと共通していますが，多くの点で相違の認められる過眠症です．表3に相違点を示します．

表2　情動脱力発作を伴うナルコレプシーの診断基準（ICSD-2による）

A．患者が，最低でも3か月の間，ほとんど毎日，過度の日中の眠気が生じると訴える．

B．感情によって引き起こされる，急激で一過性の筋緊張喪失エピソードで定義される，情動脱力発作の明確な既往歴がある．
注：情動脱力発作と名づけるためには，これらのエピソードが，強い感情（最も信頼できるのは大笑いや冗談）によって引き起こされて，一般に両側性で短く（2分未満）なければならない．少なくともエピソードの始めには，意識は清明である．一過性で可逆的な深部腱反射の消失を伴う情動脱力発作を観察できれば，稀ではあるが，大変有力な診断的所見である．

C．情動脱力発作を伴うナルコレプシーの診断は，可能な場合はいつでも，夜間睡眠ポリグラフ検査後に入眠潜時反復測定法を実施して確認するべきである．検査前の晩に十分な夜間睡眠（最低6時間）をとった場合，入眠潜時反復測定法上の平均睡眠潜時は8分以下で，複数回の入眠時レム期が観察される．あるいは，髄液中のオレキシン値が110 pg/ml以下，つまり正常コントロール群平均値の1/3である．
注：入眠潜時反復測定法中の複数回の入眠時レム期はきわめて特有の所見であるが，正常人口の30％で，8分未満の平均睡眠潜時が認められる．情動脱力発作を伴うナルコレプシー患者の90％以上で髄液中のオレキシン値が低く（110 pg/ml以下，つまり正常コントロール群平均の1/3），これは正常群や他の病変が認められる患者ではあり得ない．

D．この過眠症は，他の睡眠障害，身体疾患や神経疾患，精神疾患，薬物使用，または物質使用障害で説明できない．

表3　ナルコレプシーと特発性過眠症の相違点

	情動脱力発作を伴うナルコレプシー	情動脱力発作を伴わないナルコレプシー	長時間睡眠を伴う特発性過眠症	長時間睡眠を伴わない特発性過眠症
情動脱力発作	（＋）	（－）	（－）	（－）
MSLT入眠潜時	8分以内（平均3.1±2.9分）	8分以内（平均3.1±2.9分）	8分以内（平均6.2±3.0分）	8分以内（平均6.2±3.0分）
MSLT SOREMP	複数回（2回以上）	複数回（必ず2回以上）	2回未満	2回未満
日中の居眠りの持続時間	短い（30分以内）	短い（30分以内）	長い（1〜数時間）	長い
日中の居眠り後の爽快感	爽快感あり覚醒は容易	爽快感あり覚醒は容易	爽快感なし覚醒は困難	爽快感なし覚醒は困難
夜間睡眠の量（総睡眠時間）	正常範囲（6時間以上・10時間未満）	正常範囲（6時間以上・10時間未満）	10時間以上（多くは12〜14時間）	正常範囲（6時間以上・10時間未満）
夜間の中途覚醒	多い（夜間睡眠分断）	多い（夜間睡眠分断）	少ない	少ない

5）治 療

(1) 非薬物療法

治療において生活指導は重要です．睡眠の質が悪い（夜間睡眠分断）ことが多いので，**十分な長さの夜間睡眠を確保**させます．**仮眠を積極的にとる**よう心がけさせ，日常・社会生活上のリズムに仮眠時間のスケジュールを組み込ませるようにします．そのことで，仮眠後の爽快な状態を有効に利用することがで

きます．

また，ナルコレプシーに対する周囲の無知や無理解から「怠け者」とみなされ，自身も劣等感を抱きやすい傾向があるため，患者および家族に過眠症という睡眠の病気であることを十分に説明し，理解を促すことも大切になってきます．

就労に関して，四輪車や二輪車の運転を要する仕事，高所作業，水中作業，誤操作によっては危険を伴う可能性のある機器（重機など）を使用する仕事などは，避けることを勧めます．

(2) 薬物療法
①日中の過度な眠気および睡眠発作

日中の過度な眠気および睡眠発作に対して，覚醒維持効果のある中枢神経刺激薬が用いられます．**メチルフェニデート**は半減期が短い（4〜6時間）ため，調整が容易であり，通常1日2回（朝・昼）で服用します．**モダフィニル**は半減期が長い（10〜14時間）ため，1日1回のみ服用します．メチルフェニデートと比較して，依存性や副作用（頭痛・食欲不振・動悸など）が少なく，安全性が高いため，現在は第一選択薬となっています．**ペモリン**の特性は両者の中間に位置しています．上記の副作用以外にも肝障害が生じる危険性があるため，慎重投与を要します．

②レム睡眠関連症状

レム睡眠関連症状に対しては，レム睡眠抑制効果の強い三環系抗うつ薬が用いられます．また，セロトニン・ノルアドレナリン再取り込み阻害薬（SNRI）も情動脱力発作に対する効果が認められ，三環系抗うつ薬に比べて副作用（口渇・便秘など）が少ないことから，欧米では第一選択となっています．

③夜間睡眠分断

夜間睡眠の質の改善に，睡眠導入薬が用いられます．超短時間作用型・短時間作用型などを選択します．

（原田大輔，伊藤　洋）

📖 **メチルフェニデート**
ナルコレプシーならびに18歳未満のADHD（注意欠陥多動障害）患者に対して使われる中枢神経刺激薬．日本ではリタリン®とコンサータ®がメチルフェニデートを含む医薬品である．

📖 **モダフィニル**
覚醒促進作用のある薬剤．日本ではモディオダール®がモダフィニルを含む医薬品である．ナルコレプシー患者および閉塞性睡眠時無呼吸症候群患者の遺残眠気に対しての適用が認められている．

📖 **ペモリン**
中等度の中枢神経刺激薬．日本ではベタナミン®がペモリンを含む医薬品である．

> **ポイント**
> - 日中の過度な眠気は，生命の危険にまで及ぶ重要な症状である．
> - 「日中の過度な眠気」と「情動脱力発作」は，ナルコレプシーの重要な症状である．
> - ナルコレプシーの治療は，薬物療法だけではなく，生活指導や家族・学校などへの疾病教育も必要である．

文　献
1) 日本睡眠学会編：睡眠学．朝倉書店，2009．
2) 米国睡眠医学会著，日本睡眠学会診断分類委員会訳：睡眠障害国際分類第2版—診断とコードの手引き—．医学書院，2012．
3) 日本睡眠学会編：臨床睡眠検査マニュアル．ライフ・サイエンス，2006．

I. 主な睡眠障害

4. 概日リズム睡眠障害

1. はじめに

　ヒトは体内時計の制御を受け，概ね一定した睡眠と覚醒のリズムを保って社会活動をしています．この**体内時計が外界の24時間周期に同調できなくなった場合，眠りたい時間に入眠できず，起きたい時間に覚醒できなくなります**．また，学校や仕事があるからと，無理に外界の時刻に適応しようとすると，日中の強い眠気や身体の不調（倦怠感・頭痛・食欲不振など）が現れてきます．

　こういった体内時計周期と外界周期の不調和によって生ずる睡眠障害を，概日リズム睡眠障害（circadian rhythm sleep disorder；CRSD）といいます．概日リズム睡眠障害は，不登校や就労困難，身体不調として表現されるため，しばしば心理的原因や他の精神疾患として扱われてしまうことが多い疾患です．ここでは，概日リズム睡眠障害の臨床的特徴や治療法について取り上げます．

2. 概日リズム睡眠障害の分類

　睡眠障害国際分類第2版（ICSD-2）では，大分類の1つとして概日リズム睡眠障害を取り扱い，さらに9項目に下位分類しています（表1）．概日リズム睡眠障害は，体内時計機能の異常の有無により，大きく2つに分けられます．時

表1　概日リズム睡眠障害の分類（ICSD-2による）

1. 概日リズム睡眠障害，睡眠相後退型（睡眠相後退障害）
   circadian rhythm sleep disorder, delayed sleep phase type（delayed sleep phase disorder）
2. 概日リズム睡眠障害，睡眠相前進型（睡眠相前進障害）
   circadian rhythm sleep disorder, advanced sleep phase type（advanced sleep phase disorder）
3. 概日リズム睡眠障害，不規則睡眠-覚醒型（不規則睡眠-覚醒型）
   circadian rhythm sleep disorder, irregular sleep-wake type（irregular sleep-wake rhythm）
4. 概日リズム睡眠障害，自由継続型（非同調型）
   circadian rhythm sleep disorder, free-running type（nonentrained type）
5. 概日リズム睡眠障害，時差型（時差障害）
   circadian rhythm sleep disorder, jet lag type（jet lag disorder）
6. 概日リズム睡眠障害，交代勤務型（交代勤務障害）
   circadian rhythm sleep disorder, shift work type（shift work disorder）
7. 身体疾患による概日リズム睡眠障害
   circadian rhythm sleep disorder due to medical condition
8. その他の概日リズム睡眠障害（特定不能な概日リズム障害）
   other circadian rhythm sleep disorder（circadian rhythm disorder, NOS）
9. その他の概日リズム睡眠障害，薬物または物質によるもの
   other circadian rhythm sleep disorder due to drug or substance

表2 概日リズム睡眠障害の一般的基準（ICSD-2による）

A．主に以下の1つのために，持続型の睡眠障害や反復型の睡眠障害と認められる．
　ⅰ）概日時間調整系の変化
　ⅱ）睡眠の時間調整や持続時間に影響を与える内因性概日リズムと外因性要因の調整不良
B．概日性に関連した睡眠の乱れにより，不眠症，日中の強い眠気，またはその両方が生じる．
C．この睡眠障害は，社会的，職業的障害，またはその他の生活上の支障を伴う．

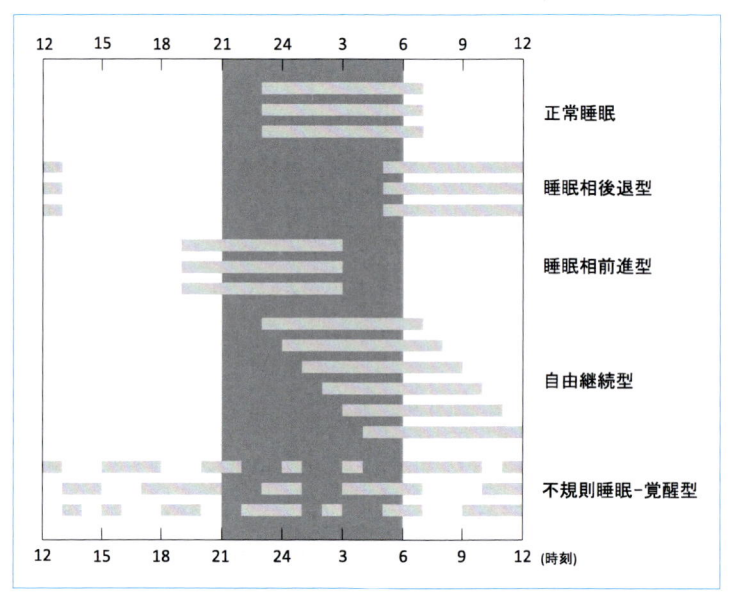

図1 内因性概日リズム障害（CRSD）の睡眠覚醒スケジュールのパターン

差型と交代勤務型は，体内時計機能の異常ではなく，時差地域への急速な移動や夜勤など，内因性生物リズムに逆らったスケジュールで生活することで生ずる睡眠障害です．一方，**体内時計自体の異常により，外界のリズムとの間にズレが生じてしまう睡眠障害が，睡眠相後退型・前進型，自由継続型，不規則睡眠-覚醒型**となります．

　下位項目のすべてに共通する，概日リズム睡眠障害の一般的基準を表2に示します．また，図1に内因性概日リズム睡眠障害の睡眠覚醒スケジュールのパターンを示します．ここでは，臨床上重要な，睡眠相後退型と時差型について述べていきます．

3. 概日リズム睡眠障害, 睡眠相後退型 (CRSD, delayed sleep phase type；DSP)

1）特徴・症状

　健常者では，夏休みなどの長い休暇で「夜更かし朝寝坊」の生活を続けていても，学校や仕事が始まれば，数日間のつらい起床や日中のだるさを経験した

後，次第に従来の社会的リズムに適応していきます．しかし，睡眠相後退型患者では「夜更かし朝寝坊」のまま定着してしまい，元に戻せなくなってしまいます．そのため，望む時間に入眠できず，遅い時間まで起きられなくなります．しかし，それが患者の望む時間帯であれば，睡眠そのものは安定しています．

睡眠相後退型の睡眠開始は，社会的に望まれる時間帯より2時間以上遅れ，典型的には午前3〜6時まで後退し，覚醒は正午前後となります．社会的なスケジュールに合わせるために無理に起床すると，午前中は強い眠気の中にあり，頭痛・倦怠感・食欲不振といった身体不調も伴います．また，しばしば朝に，「**睡眠酩酊**」と呼ばれる錯乱を伴った覚醒困難も呈します．

このようなことから，社会生活に困難・支障をきたすことで，うつ状態やうつ病を呈したり，早く眠るために睡眠薬やアルコールに依存・乱用するなど，二次的な障害に発展することも多く，注意が必要です．

📖 **睡眠酩酊**
目覚めた後も，スッキリしない状態が続き，寝ぼけがひどく酔っ払いのようにもみえる状態．

2）疫 学

思春期と青年期初期でよく認められます．有病率は一般人口の0.17％，高校生の0.4％と推定されています．また，睡眠専門クリニックの慢性不眠症患者の10％程度に睡眠相後退型が認められるとの報告もあります．

睡眠相後退型患者は発症以前から，ほとんど全員が夜型を呈しています．これには遺伝的素因（概日時計遺伝子 *hPer3* 多型）が関連しているといわれています．また，睡眠相後退型患者の40％に家族歴が認められています．

合併症としては，うつ状態やうつ病だけではなく，統合失調症型あるいは回避性のパーソナリティー障害がしばしば認められます．

3）検査・診断

睡眠相後退型の診断基準を表3に示します．睡眠日誌は「最低でも7日間」となっていますが，睡眠相後退型の診断において，多くの根拠がこれに集約されているので，臨床的には最低1か月の記録を確認することが望ましいでしょ

表3 概日リズム睡眠障害，睡眠相後退型の診断基準（ICSD-2による）

A．望ましく社会的に受容された時間に起きることができないこととともに，望ましい慣習的な時間に眠れないという慢性的あるいは反復的な訴えで証明されるように，望ましい就床時刻と起床時刻に関連して主要睡眠時間帯の位相の後退がある．
B．患者が自分の好きなスケジュールを選択できれば，睡眠の質と持続時間は年齢相応に正常で，24時間周期の睡眠-覚醒パターンに同調する位相は，後退しているが安定している．
C．最低でも7日間，睡眠日誌やアクチグラフで観察すると（睡眠日誌を含む），習慣的睡眠時間のタイミングに安定した遅れが認められる．
　注：さらに，深部体温リズムの最低点やDLMOなど，他の概日リズムのタイミングの後退は位相後退を確認するうえで有用である．
D．この睡眠障害は，現在知られている他の睡眠障害，身体疾患や神経疾患，精神疾患，薬物使用，または物質使用障害で説明できない．

（注）DLMO；dim light melatonin onset：薄明下メラトニン分泌開始時刻

う．その際に，日中や夜間の活動について，睡眠薬やアルコールなどの使用有無やタイミングについてなど，生活様式の詳細を記載させることも診断に有用な情報となります．

4）治 療

(1) 非薬物療法
①時間療法
体内時計の固有の周期は約 25 時間なので，**睡眠相を前進させるより後退させるほうが容易**です．この生理的な機能を利用して，毎日 3 時間ずつ入眠する時刻を遅らせて，患者の望む時間帯に睡眠相をリセットする方法を，時間療法といいます．しかし，固定した睡眠相を維持することが困難なことが多く，補助的な治療法とされています．

②高照度光療法
高照度（2,500～3,000 ルクス（lx））の**光を主観的な夕方に浴びると，概日リズムの位相が後退し，主観的な朝に浴びると位相が前進する**特性がわかっています．これを利用して，概日リズムを望む時間帯に是正する方法を高照度光療法といいます．

朝，起床後に 2,500 lx 以上の高照度光（高照度光照射装置を用いますが，自然の太陽光でも可能です）を 1～2 時間照射します．照射中は開眼状態を保ち，1 分間のうち数秒間は光を直視させます．照射中の入眠は禁止ですが，睡眠相後退型患者が早朝に起床すること自体が困難なので，実施に際しては無理のないスケジュール調整を考慮する必要があります．

(2) 薬物療法
①メラトニン
内因性のメラトニンは体内時計の指令によって，夜から朝にかけて松果体から分泌されているホルモンです．そのメラトニンを外部から投与した場合は，体内時計に作用し，睡眠・覚醒リズムの位相を投与するタイミングに応じて変化させます．**午後から夕方にかけての投与は位相を前進させ，早朝から午前中の投与は位相を後退**させます．

睡眠相後退型患者には，望ましい入眠時刻の数時間前にメラトニンを服用することで，位相前進効果が認められますが，そのタイミングや投与量に関しては一定の見解は得られていません．

②ビタミン B_{12}
ビタミン B_{12} は，光などの生体リズムの同調因子に対する感受性増進作用，生体リズム周期の短縮，徐波睡眠促進作用を有すると示唆されており，睡眠相後退型患者に対して用いられます．

4. 概日リズム睡眠障害，時差型（時差症候群）（CRSD, jet lag type）

1）特徴・症状

　海外旅行でアメリカやヨーロッパを訪れた際，時差ボケを経験された方は多いと思います．時差が数時間以上ある地域へのジェット機による高速移動は，内因性の概日リズムと，渡航先での明暗周期や社会的リズムとの間にズレを生じさせます．そのズレは，睡眠障害（中途覚醒・入眠困難）や日中の眠気，精神作業能力低下，疲労感，食欲低下などの症状を引き起こします．

　症状の出現には個人差がありますが，**5 時間以上（診断基準では 2 時間以上）の時差のある地域に旅行した場合，ほとんどの人に生じる**といわれています．時差症候群は，飛行後 1〜2 日程度から始まる一時的な病態です．概日リズムが現地時間に合わせて調整されるには，1 時間帯域あたり 1 日かかると推測されています．

　症状の重症度と持続時間は，時差の大きさに比例して大きくなります．また，概日リズムの前進が必要な**東向き飛行（アメリカ向き）のほうが，西向き飛行（ヨーロッパ向き）よりも調節が難しく，症状が重くなります**．

　若年者よりも高齢者のほうが症状が重く，回復に時間がかかります．また，夜型の人（いわゆる宵っ張りの朝寝坊）は，西方向への飛行（日本時間より時差分遅れているので，主観的 1 日は長くなり，遅寝遅起きが求められる）での順応は高く，東方向での順応は悪くなります．朝型の人は，これとは逆になります．

2）検査・診断

　時差症候群の診断基準を表 4 に示します．

3）治　療

　時差のある地域での滞在が 1 週間以上になる場合には，睡眠や食事，社会的活動などの同調因子を，現地のリズムに合わせることが重要になります．逆に 2〜3 日の短い滞在の場合には，日本時間にリズムを合わせたほうが，帰国後の負担も軽くなります．

表4　時差症候群の診断基準（ICSD-2 による）

- A．2 つ以上の時間帯域を超える子午線通過飛行に随伴して，不眠や日中の強い眠気の訴えがある．
- B．移動後 1〜2 日以内に日中機能の障害，全身性不定愁訴，または胃腸障害などの身体的症状が随伴する．
- C．この睡眠障害は，現在知られている他の睡眠障害，身体疾患や神経疾患，精神疾患，薬物使用，または物質使用障害で説明できない．

(1) 高照度光照射による生体リズムの位相変化

睡眠相後退型の項の治療で述べた高照度光照射の原理を利用します．ここで重要なのは，それぞれの地において，位相の前進あるいは後退のどちらが良いのかを判断することです．そして，日光を積極的に浴びるのか，避けるのかを選択します．

例えば，西向き飛行で時差8時間のヨーロッパへ渡った場合，現地の朝から昼過ぎは，日本での夕方から夜（午後3〜11時）にあたるので，積極的に太陽光を浴び，それ以降は（日本時間の深夜から朝に相当）色の濃いサングラスをかけるなど太陽光を避けるようにします．そのことが位相後退反応を起こし，体内時計の再同調を促進します．

(2) 睡眠薬

現地での時差による睡眠障害は一過性のものが多く，また，日中の眠気を助長しないためにも，超短時間作用型あるいは短時間作用型の睡眠導入剤が有用です．アルコールとの併用で健忘が生じる可能性があり，注意が必要です．

(3) その他

睡眠不足は時差症状を増悪させるので，飛行機内で可能な範囲で睡眠をとるのは有用です．しかし，飛行機内で十分すぎる程に睡眠を確保してしまうと，到着地での第1夜の睡眠が困難になる可能性があるので注意が必要です．特に，西向き飛行の場合には，あえて睡眠不足気味にすることで，到着地での睡眠をスムーズにすることができます．

（原田大輔，伊藤　洋）

ポイント

- 概日リズム睡眠障害は，体内時計機能の異常の有無により大きく2つに分けられる．
- 概日リズムの位相は，光を主観的な朝に浴びると前進し，主観的な夕方に浴びると後退する．
- 概日リズムの位相は，メラトニンを主観的な朝に投与すると後退し，主観的な夕方に投与すると前進する．

文　献

1) 日本睡眠学会編：睡眠学．朝倉書店，2009．
2) 米国睡眠医学会著，日本睡眠学会診断分類委員会訳：睡眠障害国際分類第2版—診断とコードの手引き—．医学書院，2012．
3) 日本睡眠学会編：臨床睡眠検査マニュアル．ライフ・サイエンス，2006．

Ⅰ．主な睡眠障害
5．睡眠不足症候群

　働く世代の人たちの睡眠時間は慢性的に不足し，**睡眠負債**（睡眠不足の蓄積）が蓄積していることは明らかです．日本での成人4,000名を対象とした調査では，睡眠時間が6時間未満の者が28％みられました[1]．また，日中に過剰な眠気を訴える率は，欧州5か国19,000名を対象とした調査[2]ならびに日本の成人3,000名を対象とした調査[3]では，15％に認められました．

　現代社会では，ともすれば睡眠が軽視されがちです．少しくらいの睡眠不足は，すぐには健康に影響しません．しかし，長い間，睡眠不足でいると，**事故を起こしたり，生活習慣病やうつ病になるリスク**が高まります．睡眠負債をため込むと，最後にはその重さで，大きなつけを支払うこと（図1）になってしまいます．

相談例1

　24歳の直子さん（仮名）は，事務の仕事をしていますが，毎朝起きることができません．7時には無理に起きるのですが，体は眠ったままで全く動きません．日中でも，布団に入ったらすぐに寝てしまいそうになるということです．仕事に差し支えるほど眠いので，病院の睡眠外来に相談に来られました．担当医からは，寝た時刻，起きた時刻，眠気の程度を日誌に書いてくるように言われました．1か月後，睡眠日誌を見た担当医は「あなたの病名は**睡眠不足症候群**です．休みの日には，普段より2時間以上も長く寝ているでしょう．これは本

> **睡眠不足症候群**
> ICSD-2では行動誘発性睡眠不足症候群の名称で記載されている．平日に比べて休日の睡眠時間が長く，長期休暇の期間に十分睡眠をとった場合は日中の眠気や身体症状が出現しないことが多い．

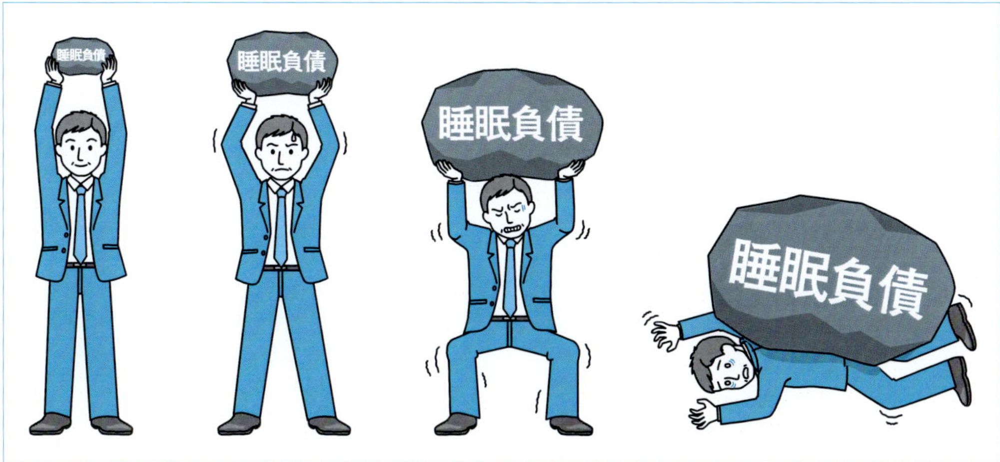

図1　睡眠負債の大きさによるダメージ
睡眠負債をため込むと，最後には大きなつけを支払わなければならない．

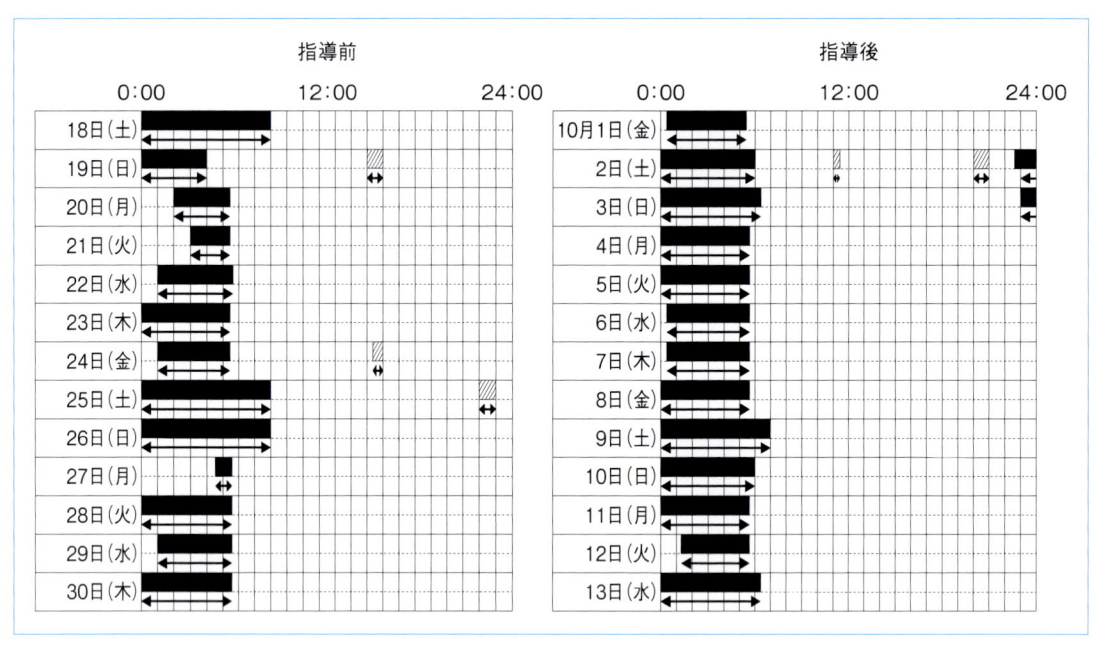

図2 睡眠不足症候群（37歳，男性）の睡眠衛生指導前後の睡眠記録

当の病気ではなく，睡眠時間が足りていないだけです．眠りが十分でないので，昼に眠気をきたすのです．十分な睡眠時間をとるとよくなります」と説明されました．しかし，直子さんは，夜にはテレビも見たいし，家事もあるので，早くベッドに入ることができないでいました．

ある日，直子さんは交通事故に遭いました．ショックで会社を休み，4日間ずっと家で寝ていました．5日目に仕事に行きましたが，不思議なことに仕事中ちっとも眠くなりません．そのことを担当医に話すと「言ったとおりでしょう！あなたは慢性の睡眠不足だったので，4日間たっぷり眠ったことで，睡眠負債がなくなり，眠気がなくなったのですよ」と．

事故の後，昼間の眠気は睡眠不足であるとわかってからも，彼女は「仕事して帰ってきてすぐに寝るなんて，人生損していると思いませんか」と話していました．

相談例2

37歳の男性が，眠気といびきを主訴に睡眠外来を受診しました．睡眠日誌を2か月にわたって記録してもらったところ（図2），週末は平日に比べて2時間以上長く寝ていることがわかりました．睡眠負債による眠気を疑い，睡眠時間を確保するために，24時前には床につくように指導しました．

その結果，翌月の再診時には睡眠時間が規則的になり，十分な睡眠時間が確保されたことで，眠気はなくなり，いびきも消失しました．

表1　睡眠不足症候群：behaviorally induced insufficient sleep syndrome

- 過剰な日中の眠気を訴える．異常な睡眠パターンはほぼ毎日，少なくとも3か月持続している．
- すべての年齢層，男女ともに罹患．特に若い男性に多い．
- 訴えとしては，耐え難い眠気，イライラ，集中力低下，作業効率低下，意欲低下，疲労感，不穏．
- 本人は，症状が睡眠不足によることを認識していない．
- 同年代の健常者に比べて，睡眠日誌や活動計で測定された睡眠時間が短い．
- 週末にはいつもより長く眠る．
- 睡眠ポリグラフ検査結果では，入眠潜時10分以下，睡眠効率は90％以上，入眠潜時反復測定（MSLT）では平均入眠潜時が8分以下（入眠時レム睡眠期はあってもなくてもよい）
- 過眠を起こす他の疾患の診断基準に該当しない．

　この2例のような場合を，「睡眠不足症候群」もしくは「行動誘発性睡眠不足症候群」と呼びます（表1）．2005年の**睡眠障害国際分類**（ICSD-2）の中では，**過眠症群**に分類されます（P.159-表1参照）．必要な睡眠時間をとらないことで，睡眠不足の影響が眠気やイライラ，集中力低下となり，ひいては事故の原因となります．この病気は，まじめな若い男性サラリーマンに多いといわれますが，中・高校生から壮年世代まで，広い年代にみられます．仕事やクラブ活動などの社会的要因によって，生理的に必要とされる量の睡眠が確保できず，**日中に強い眠気や集中力の低下，イライラなどの症状**が現れます．**睡眠不足の自覚がない**ことが特徴的です．通勤時間が長いことで，この睡眠不足症候群になる人もみられます．個人差はありますが，毎日8時間ほど眠ると，この睡眠不足は全くなくなります．どこでもすぐ眠れるというのは，実は**睡眠不足の裏返し**なのです．

　平日の睡眠時間に比べて**休日に2時間以上長く眠っている**場合には，この病気が疑われます．適正な睡眠時間は人それぞれであり，日中いきいきと過ごせれば睡眠時間にこだわる必要はありません．しかしながら，短縮を続ける日本人の平均睡眠時間をみると，適正な睡眠時間を誤って認識している人が多いように思われます[4]．充実した生活を送るためには，必要な睡眠時間の認識と確保が重要であることを理解することが大切です．

（宮崎総一郎）

ポイント

- 働く世代の睡眠時間は慢性的に不足し，睡眠負債が蓄積している．
- 睡眠負債を蓄積すると，事故や生活習慣病，うつ病になるリスクが高まる．
- 平日の睡眠時間に比べて休日に2時間以上長く眠っている場合は，睡眠不足が疑われる．
- 適正な睡眠時間を誤って認識している人が多い．

文　献
1) Ohida T, et al：The influence of lifestyle and health status factors on sleep loss among the Japanese general population. Sleep, 24：333-338, 2001.
2) Ohayon MM, et al：Prevalence of narcolepsy symptomatology and diagnosis in the European general population. Neurology, 58：1826-1833, 2002.
3) Liu X, et al：Sleep loss and daytime sleepiness in the general adult population of Japan. Psychiatry Res, 93：1-11, 2000.
4) 駒田洋子ほか：睡眠不足症候群．宮崎総一郎ほか編著：100-105, 睡眠教室．新興医学出版社, 2011.

I. 主な睡眠障害

6. 睡眠呼吸障害

1. はじめに

　睡眠時間や入床時刻等は，生活習慣を見直すなどの自己努力で改善することが可能です．しかし，睡眠の質を低下させる大きな要因として，睡眠中の**睡眠呼吸障害**があり，これには適切な診断と治療が必要です．

　呼吸，循環，代謝は，生命活動を維持していくうえで不可欠な生理機能です．睡眠中には，これらの諸機能は低下しながらも維持されます．ただ，循環器（心臓）には自動能があるのに対し，呼吸器（肺，呼吸筋）には自動能がないので，呼吸器系は循環器系より中枢神経に依存する割合が高く，意識の消失する睡眠中には，より大きな影響を受けます．

　睡眠中の呼吸の乱れは，睡眠を中断して**睡眠障害**を引き起こします．適切な睡眠が長期間にわたってとれないと，生活習慣病の発症要因となり，集中力・記憶力・学習能力や感情のコントロール，作業能率などを障害し，事故等の原因となることがあります．図1に示すように，**睡眠呼吸障害は生活習慣病や睡眠障害とかなりの程度にオーバーラップし，相互に関係しています**[1]．

2. 睡眠呼吸障害（睡眠時無呼吸症候群）とは

　睡眠呼吸障害は，中枢性睡眠時無呼吸症候群，**閉塞性睡眠時無呼吸症候群**，睡眠関連低換気／低酸素血症症候群，二次性睡眠関連低換気／低酸素血症，そ

閉塞性睡眠時無呼吸症候群（OSAS）
ICSD-2では「睡眠1時間あたり5回以上の呼吸イベント（無呼吸，低呼吸，または呼吸努力関連覚醒）があり，かつ日中の眠気などの症状を伴うもの」と定義されている．ただし，睡眠1時間あたり15回以上の呼吸イベントがある場合には，症状を伴わなくてもOSASと診断される．

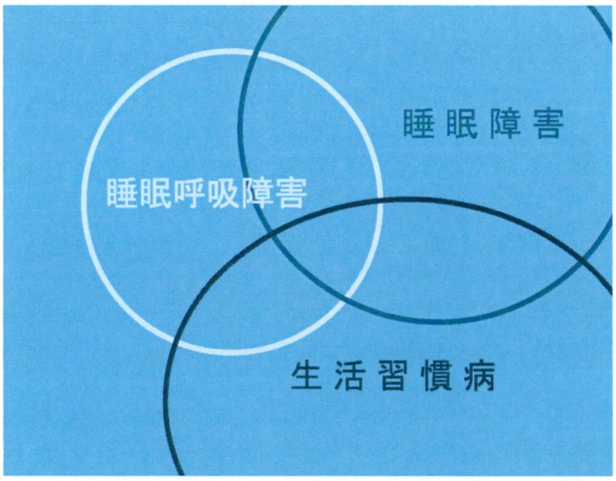

図1　睡眠呼吸障害と生活習慣病や睡眠障害との関係

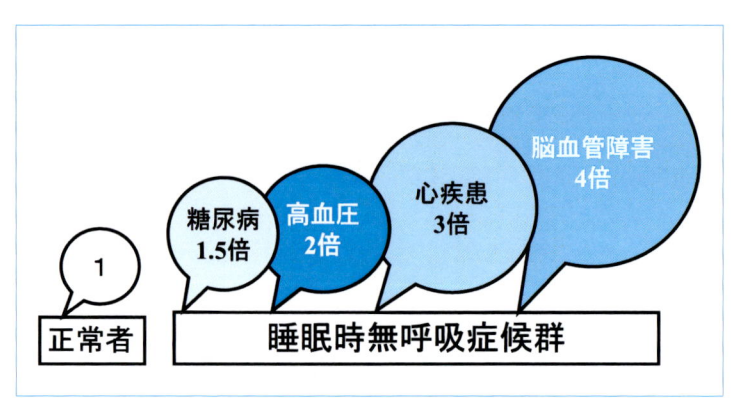

図2　睡眠時無呼吸症候群と生活習慣病の合併率

の他の睡眠呼吸障害に分類されます．このうちで最も頻度が高いものが，閉塞性睡眠時無呼吸症候群（obstructive sleep apnea syndrome；OSAS）であり，ここではこの病気を中心に解説します．

　2003年2月に居眠り運転により岡山駅をオーバーランした山陽新幹線の運転士が，睡眠時無呼吸症候群であったことが，マスコミに大きく取り上げられました．その結果，医療機関への受診者が急増し，睡眠時無呼吸症候群の存在が広く知られるようになりました．

　睡眠時無呼吸症候群では，**糖尿病，高血圧，心疾患，脳血管疾患などを高頻度に合併**する（図2）ために，生命予後に影響を与えます．また，睡眠中の呼吸停止（睡眠時無呼吸）に伴う中途覚醒により不眠や日中の眠気が引き起こされ，さらには交通事故や労働災害の原因となるなど，社会的に大きな問題となっています．

　この疾患の有病率について，日中の眠気を伴う睡眠時無呼吸症候群の割合は，成人男性では4％，女性では2％と示されています．我が国の睡眠時無呼吸症候群の推定有病率は2〜4％であり，日本における睡眠時無呼吸症候群の潜在患者数は，少なくとも約200万人以上いるとみられています．問題なのは，潜在的患者数が膨大であり，そのうちごく僅かの患者しか診断・治療を受けていないという点です．

1）睡眠時無呼吸症候群の病態

　いびきは睡眠呼吸障害の必発症状であり，いびきのひどさは**上気道狭窄の程度**をあらわします．睡眠時呼吸障害例でのいびきの強さと呼吸努力（食道内圧変動）の関係を調べると，両者には高い相関関係（r＝0.89）が認められました[2]．つまり，**いびきは呼吸障害の良いパラメータ**であり，大きないびきほど呼吸障害がひどいことを意味します．

　いびきや無呼吸の病態は，次のように説明されます．入眠とともに上気道を構成する骨格筋の緊張が弛み，上気道の保腔力が弱まって圧変動の影響を受け

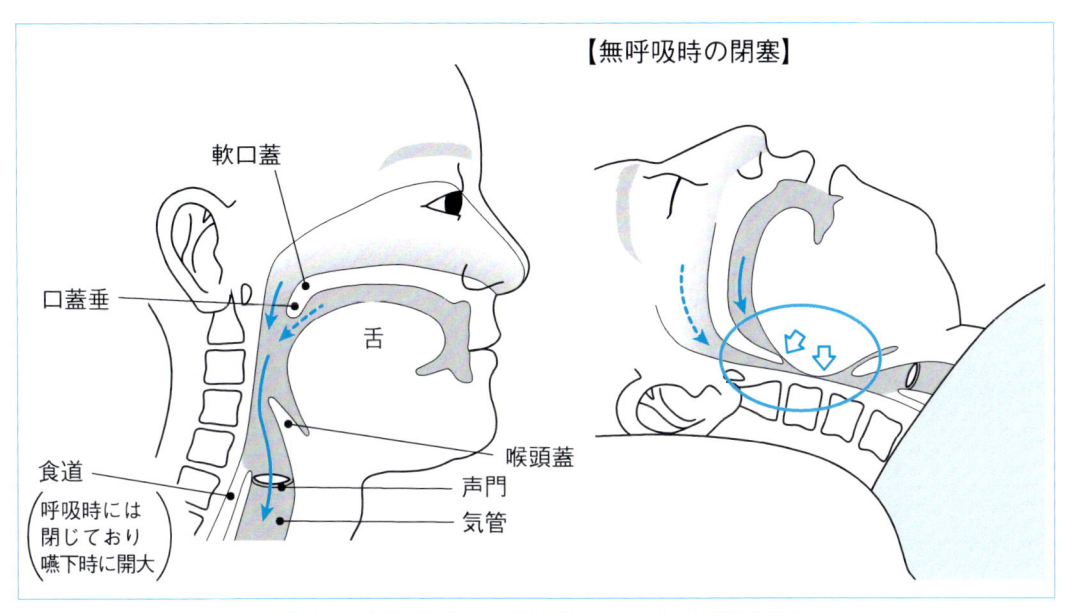

図3 覚醒時（左）と無呼吸時（右）の上気道模式図

やすくなり，気道が狭くなります．特に仰臥位では，軟口蓋や舌根が後方へ沈下して咽頭腔の狭窄が増します（図3）．上気道に構造的または機能的異常がない健常者においては，この程度の生理的な上気道狭窄では，睡眠中に必要な換気は安静呼吸運動で維持され，寝息またはときおり軽いいびきを生じる程度です．上気道にさらなる狭窄が加わると，睡眠時の安静呼吸運動では必要量の換気が妨げられ，持続性のいびきや，換気阻止（無呼吸）と続いて起こるいびきを伴う過換気からなる睡眠時無呼吸が生じることになります．

いびきと睡眠時無呼吸症候群との関連は極めて密接で，睡眠時無呼吸症候群の症状としていびきは必発であり，**習慣性いびき症**患者は睡眠時無呼吸症候群の予備群とみなされます．

2）睡眠時無呼吸症候群の症状

症例提示：32歳，男性．タンクローリー車を運転．以前なら多少の寝不足でも運転に差し支えませんでしたが，2年くらい前に扁桃炎で4日間高熱を出した頃から深く眠れなくなり，長く眠っても疲れがとれないとのことで，睡眠外来を受診．開口すると，中程度以上に肥大した口蓋扁桃を認めました．

睡眠ポリグラフ検査にて，無呼吸＋低呼吸を1時間あたり38回認めたため，まずは**経鼻持続陽圧呼吸治療**（continuous positive airway pressure；CPAP，シーパップ）（後述）を開始．眠気は改善しましたが，2か月後に手術治療を希望．扁桃摘出術後，無呼吸が消失し，眠気も認めなくなり，CPAP治療を必要としなくなりました．

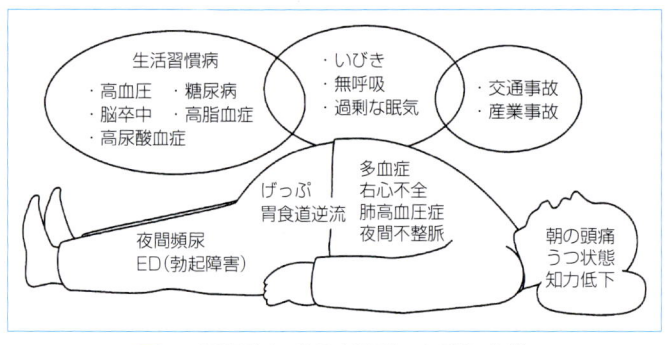

図4 睡眠時無呼吸症候群の多彩な症状

表1 睡眠時無呼吸症候群の多彩な症状

・大きないびき，無呼吸，あえぐような呼吸
・日中の耐えがたい眠気
・夜間，2回以上のトイレ
・熟睡感の欠如
・起床時の疲労感や頭痛，口腔内乾燥
・集中力や記憶力の低下

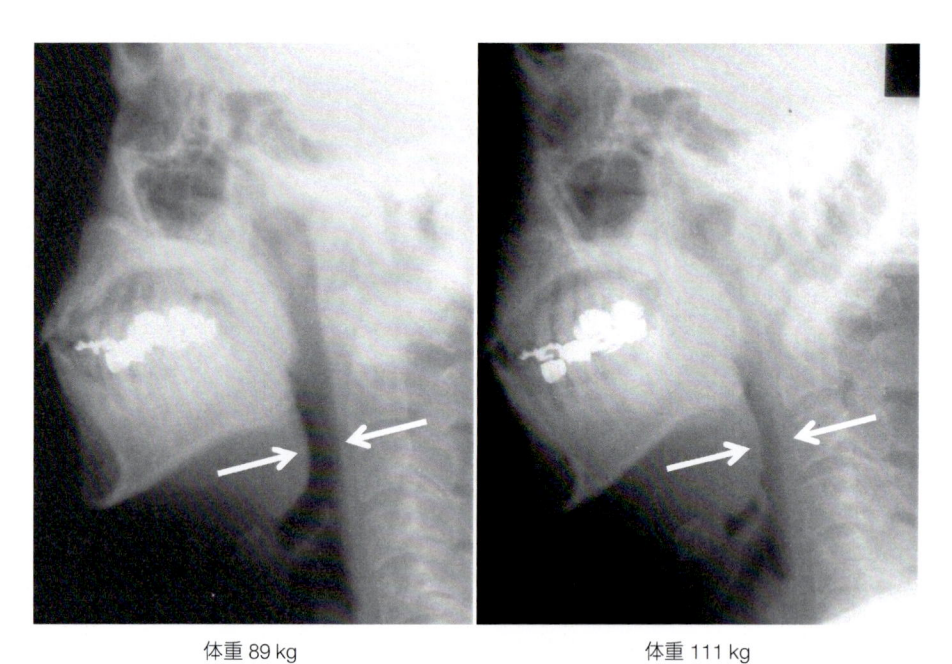

体重 89 kg　　　　　　　　　体重 111 kg

図5 肥満による気道の狭小化
体重の増加（89 kg→111 kg）に伴い，舌根部での気道が狭小化している．

　睡眠時無呼吸症候群では，激しいいびきと無呼吸を繰り返し，これによりもたらされる睡眠障害から日中の過剰な眠気，集中力や活動性低下，うつ傾向，インポテンツ，夜間頻尿，高血圧など，多彩な症状（表1）や合併症（図4）がもたらされます．

　ただし，注意しておかなければならない点は，睡眠時無呼吸症候群では，いびきや無呼吸が高頻度に認められますが，眠気も含めて**自覚症状に乏しい例が多い**ことです．睡眠時無呼吸症候群の診断においては，日中の眠気や起床時の疲労感といった自覚症状のみならず，家族や同僚からのいびきや無呼吸の指摘がとても重要です．

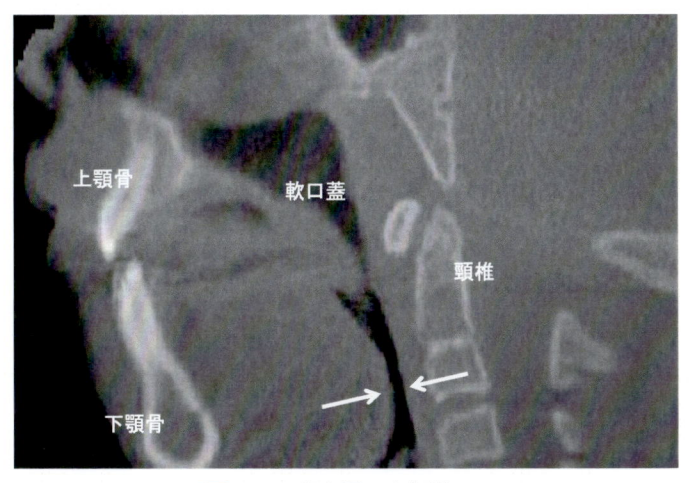

図6 11歳女児の上気道CT
顎顔面形態異常により，舌根部での気道が狭小化し（矢印），重症の睡眠時無呼吸を呈していた．

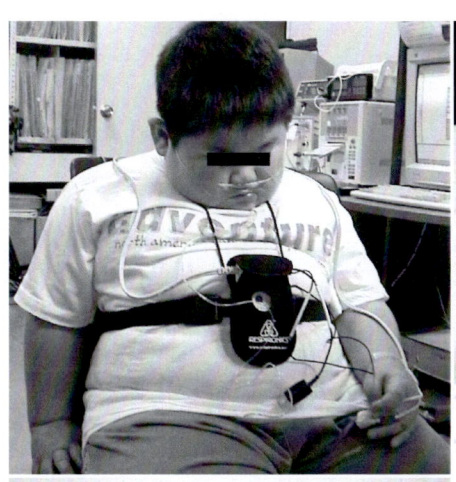

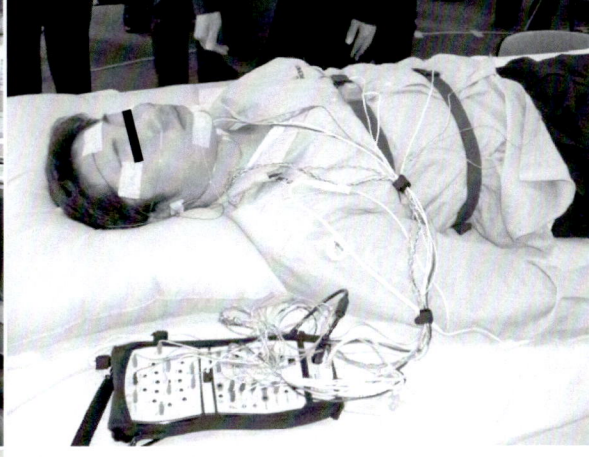

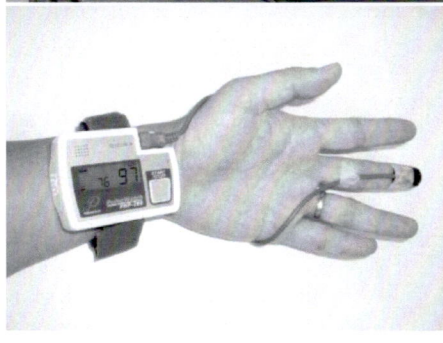

図7 睡眠呼吸障害の検査法
　　a：簡易睡眠呼吸検査
　　b：睡眠ポリグラフ検査
　　c：パルスオキシメーター

Ⅰ．主な睡眠障害　6．睡眠呼吸障害

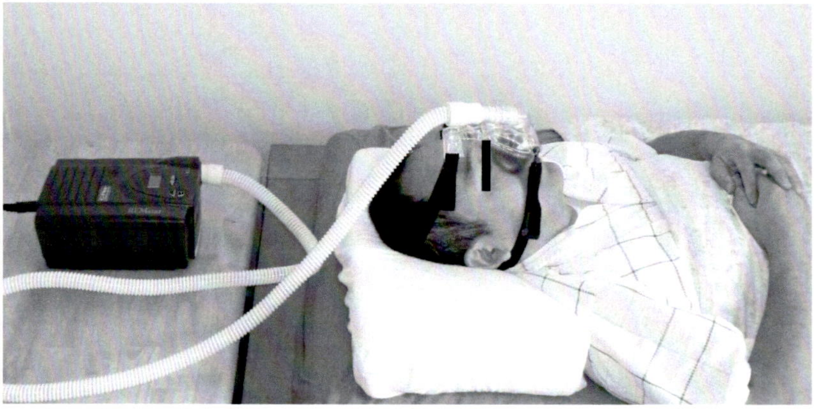

図8　シーパップ（CPAP）治療

3）睡眠時無呼吸症候群の原因

睡眠時無呼吸症候群の原因として，**肥満は主要因子**となります．肥満では外側に向かって肥大するだけでなく，舌根や咽頭組織内に脂肪が沈着するために気道が狭小化し，いびきや無呼吸の原因となります（図5）．

また一方で，必ずしも肥満が原因とは限らないことにも注意が必要です．日本人では，重症の無呼吸であっても4人に1人は肥満ではありません．このような場合には，顔面骨格が関係しており，やせていても上気道が構造的に狭小化（図6）していることが無呼吸の原因となります．最近では，若年者で硬いものを食べなくなり，下顎の発育が悪くなっていることも，無呼吸の要因となる可能性が指摘されています．

肥満に加えて，**顎顔面形態異常**，**扁桃肥大**，**鼻閉**，**仰臥位睡眠**，そのほか（アルコール，タバコ，睡眠不足など）の要因が，単独または様々な割合で複合して睡眠時無呼吸を形成します．

4）睡眠時無呼吸症候群の診断

重症の無呼吸症候群でも，自覚的な眠気がある人は4割程度に過ぎません．また，習慣的いびきのある人も8割程度であり，眠気やいびきの問診だけでは診断を下すことはできず，睡眠検査が必要です．

睡眠検査としては，睡眠時無呼吸に伴う夜間の低酸素血症を観察するパルスオキシメーターから，**簡易睡眠呼吸検査**，**睡眠ポリグラフ検査（PSG）**があります（図7）．睡眠ポリグラフ検査は，脳波，筋電図，眼電図も含めた詳しい検査で，睡眠時無呼吸症候群を含めた多くの睡眠障害の正確な診断には欠かせない検査です．

5）睡眠時無呼吸症候群の治療

睡眠時無呼吸症候群の治療には，減量を含めて原因に応じた治療が必要です．

📖 **簡易睡眠呼吸検査**
簡易PSG，簡易睡眠検査，簡易モニター，携帯型睡眠検査とも呼ばれる．呼吸運動あるいは呼吸気流を含む，4チャンネル以上の記録を行う検査．その他心電図，経皮的動脈血酸素飽和度（SpO_2）などが同時測定される．脳波は含まれないため睡眠の評価はできないが，在宅での検査が可能である．

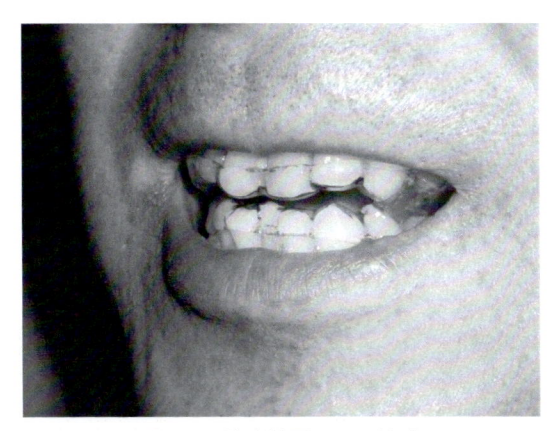

図9 口腔内装置による治療

代表的な治療として，鼻マスクを介して閉塞した気道に圧をかけて空気を送り込む経鼻持続陽圧呼吸治療（continuous positive airway pressure；CPAP, シーパップ，図8）があります．これは空気の圧力により，閉塞した気道を広げて呼吸できるようにするものです．根本的な治療ではありませんが，使用している間は無呼吸がほぼなくなり，睡眠の質が改善されます．睡眠時無呼吸が重症でなく，下顎が小さい場合は**口腔内装置**（図9）による治療も有効です．成人でも口蓋扁桃の大きい場合には，手術治療で効果が期待できます．

3. 小児の睡眠呼吸障害

小児のいびき，睡眠呼吸障害の主要原因は**鼻閉**と**扁桃肥大**です．特に乳幼児では，口呼吸が構造上うまくできないので，鼻閉は重大な睡眠呼吸障害をもたらします．

症例提示：4歳，男児．

睡眠中のいびき，無呼吸，鼻閉を訴えて母親と一緒に来院．いびき，無呼吸は2歳頃から出現し，無呼吸の持続時間は3〜10秒とのこと．鼻腔粘膜は蒼白で，アレルギー性鼻炎の所見．口蓋扁桃肥大は1度肥大，上咽頭X線で中等度の咽頭扁桃肥大（アデノイド）を認めました．前胸部には，軽度の胸壁陥凹変形を認めました．睡眠日誌では，鼻閉，いびき，無呼吸が頻繁に記録され，睡眠覚醒リズムに規則性を認めませんでした．朝は起こさないと9時まで寝ているので，強制的に起こしていました．昼寝の時間，回数も頻回でした．

2か月後の再診時，すっかりいびき，無呼吸は消失したとのこと．理由について母親に尋ねたところ，寝室を湿った畳敷きの部屋から，南向きのフローリングの部屋に替えてから，アレルギー症状が改善し，いびきと無呼吸が消失したとのことでした．

表2 小児睡眠呼吸障害の症状

- 口呼吸，アデノイド顔貌
- 胸郭変形（漏斗胸または鳩胸変形）
- 多動，攻撃性，学習障害
- 苦しそうないびき，無呼吸，寝汗
- 寝相が悪く，うつぶせ寝が多い
- 夜尿
- 成長障害

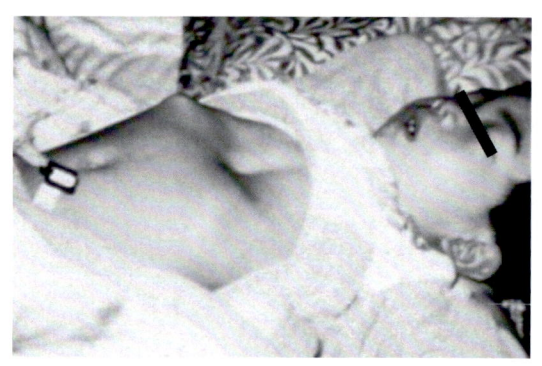

図10 睡眠中の胸郭陥凹のビデオ記録
記録にあたって，いびき音，口呼吸の有無だけでなく，掛布団をとり寝衣の前をはだけて前胸壁の陥没の様子，発汗の程度をみることが大切．いびきのひどい時期に，顔と前胸壁をはだけた状態で5〜10分間ほどの記録が非常に有用

本例では，睡眠日誌と経過から，鼻アレルギーによる鼻閉が原因でいびきや無呼吸が生じ，睡眠障害を引き起こしていたと考えられます．環境を変えたことで鼻アレルギーが改善し，その結果，睡眠呼吸障害が改善したことがよくわかります．

1) 小児睡眠呼吸障害の原因

小児の睡眠呼吸障害の原因は上気道の狭窄であり，多くは**口蓋扁桃肥大**と**咽頭扁桃肥大（アデノイド）**です．扁桃は3〜6歳で最も大きくなり，気道が狭くなるために，この年齢層での睡眠呼吸障害の発生率が高くなります．また，鼻アレルギー，小顎症，巨舌などが小児睡眠呼吸障害の原因となることもあります．

2) 小児睡眠呼吸障害の症状

日中の症状として，鼻呼吸が障害されるために口呼吸となり，顔面筋の緩んだ眠そうな特有の顔貌（**アデノイド顔貌**）を呈します．胸も睡眠中の胸腔陰圧増大のために，漏斗胸または鳩胸変形となります．また，**多動，攻撃性などの行動異常，学習障害の原因**ともなることが報告されています．

小児の睡眠呼吸障害の症状について，表2に示しています．睡眠中は，いびきや呼吸困難に加えて，寝相が悪く，うつぶせ寝も多くなります．寝汗が多く，**夜尿の原因**ともなります．小児の睡眠呼吸障害では深睡眠が減少するために，成長ホルモンの分泌が障害され，**成長障害**を起こすこともあります．睡眠呼吸障害が改善すると，成長は正常域に改善することを多く経験します．

3) 小児睡眠呼吸障害の診断

診断には，**睡眠中のビデオ録画が有効**です．胸が呼吸（吸気）に伴ってへこんでいるときには，閉塞性睡眠呼吸障害を疑います（図10）．

確定診断としては，成人と同様に睡眠ポリグラフ検査を実施します．現在のところ，診断基準としては成人と異なる基準で，無呼吸＋低呼吸指数（AHI）が1時間あたり2回以上とする意見が多いようですが，まだ明確ではありません．睡眠検査だけでなく，臨床症状を総合して治療の必要性を決めることが大切です[3]．

4）小児睡眠呼吸障害の治療

小児睡眠呼吸障害の治療は，点鼻薬や内服薬（場合により手術も併用）による鼻閉の改善，手術加療による気道の拡大（口蓋扁桃摘出術とアデノイド切除術）が主体となります．顎顔面形態異常等ではCPAP（シーパップ）治療を行うこともありますが，成人と比べ，はるかに少数例が適応になります．

治療により，睡眠呼吸障害が消失し，良好な睡眠がとれることで成長ホルモンの分泌が正常化し，手術後に身長が伸び，体重の増加を多く認めます．睡眠や生活のリズムも改善します．治療前は「遅寝，遅起き，長時間の昼寝」だったのが，治療後は「早寝，早起き，よく遊ぶ」の子どもらしい生活パターンに変わります．

学力も向上することが報告されています．アメリカの小学校1年生で成績下位の297名を調べたところ，54名に睡眠呼吸障害を認めました．そこで，手術治療を勧めたところ，24名の保護者が手術に同意して治療を受けました．2年生になって，治療したグループと治療しなかったグループで学業成績を比較したところ，治療しなかったグループの成績に変化はありませんでしたが，治療を受けたグループでは成績スコアが20％以上伸びていました．

小児期は心身の発達にとても重要な時期であり，この時期の睡眠呼吸障害は，成長発達に悪影響を及ぼすことになるので，早期に適切な診断・治療を行うことが重要です．

（宮崎総一郎）

ポイント

- 睡眠呼吸障害（睡眠時無呼吸症候群）では，糖尿病，高血圧，心疾患，脳血管疾患などを高頻度に合併する．
- いびきは睡眠呼吸障害（睡眠時無呼吸症候群）の必発症状であり，いびきのひどさは上気道狭窄の程度をあらわす．
- 睡眠時無呼吸症候群では，眠気も含めて自覚症状に乏しい例が多い．睡眠時無呼吸症候群の診断においては，日中の眠気や起床時の疲労感といった自覚症状のみならず，家族や同僚からのいびき，無呼吸の指摘が重要である．

文　献
1) 宮崎総一郎：睡眠呼吸障害．宮崎総一郎ほか編：37-57，睡眠学Ⅱ．北大路書房，2011．
2) Itasaka Y, et al：Intensity of snoring in patients with sleep-related breathing disorders. Psychiatry Clin. Neurosci, 53：299-300, 1999.
3) 中田誠一ほか：小児の睡眠呼吸障害の診断．宮崎総一郎ほか編：53-57，小児の睡眠呼吸障害マニュアル．全日本病院出版会，2012．

Ⅱ. 高齢者の睡眠障害

1. 高齢者の不眠症

1. 加齢に伴う生理的な睡眠の変化

　不眠症という病気にならなくても，**加齢に伴って，睡眠状態は「質」「量」「リズム」のすべてが変化していきます**．

　まず，睡眠の「質」は全体的に悪くなります．具体的には，深い睡眠が減少して浅い眠りが増え，**中途覚醒**が増加して，睡眠効率が低下します．次に，睡眠の「時間」は若い頃に比べてやや短くなります．**適切な睡眠時間に関しては個人差が大きく，決して「○時間眠らなければいけない」ということはありません**．日中の生活や仕事などに支障がないことが，適切な睡眠時間を確保できているという1つの目安となります．そのため，**若い頃より睡眠時間が減っていても，日中の活動に支障がなければ問題はありません**．そして，睡眠の「リズム」は前進，すなわち早寝早起きとなります．このリズムの前進のために高齢者では就床時刻が徐々に早まり，それに伴って離床時刻も早くなります．ただし，就床時刻ほどには離床時刻は早まらず，結果的に床に就いている時間は長くなります．一方で，睡眠時間は減少するために，高齢者では，若い頃よりも長く床に就いているにもかかわらず，若い頃よりも眠れない（実際に眠っている時間は短い）状態となり，自身の睡眠状態に対して「若い頃よりも眠れなくなった」「若い頃のように眠りたい」などの不満を持ちやすくなります．この不満をやわらげるためには，**これらの変化は病的なものではなく，加齢に伴う生理的なものであると理解し，受け入れることが大切**です．

　睡眠状態が悪いと感じている人ほど，少しでも早く眠れるようにと，眠気がないにもかかわらず，早めに就床しがちですが，それによって実際に眠ることのできる時間が延びることはないため，床に就いている時間と実際に眠っている時間がますます乖離して，さらに不満を感じやすくなります．この悪循環がひどくなると，「今夜は眠れるだろうか」と過度に不安になって「何としてでも眠らなければならない」という緊張状態のために，ますます眠れなくなる**精神生理性不眠症**という病気になってしまいます（P.153～『不眠症』参照）．これを防ぐためには，"実際に眠っている時間／床に就いている時間"が小さいほど睡眠状態が悪いと感じやすいため，必要以上に床に就かないこと，すなわち「眠くないのに床に就かない」「眠くなったら床に就く」ということが重要になります．

📖 **中途覚醒**
夜中に目が覚め，その後眠れない状態．高齢者では睡眠が浅くなるため，中途覚醒が出やすくなる．

2. 高齢者における不眠症

　高齢者では若年者よりも不眠症になる頻度が高くなります．我が国の一般成人を対象とした調査[1]によると，不眠を訴える割合は60歳未満では約20％であったのに対し，60歳以上では約30％にのぼり，特に中途覚醒および**早朝覚醒**は若年者の約2倍の頻度で認められました．一方で，入眠困難を訴える割合は若年者とあまり変わらず，これらのことから，**高齢者では睡眠の導入よりも睡眠の維持に障害をきたしやすい**といえます．

　高齢者で不眠症が多くなる理由として，そもそも加齢に伴い自然と睡眠状態が悪くなっていくことに加えて，高齢になると種々の身体・精神疾患を抱えている場合が多くなり，いわゆる不眠の原因5つのP（身体疾患に伴うもの：Physical，生理学的なもの：Physiologic，心理学的なもの：Psychologic，精神疾患に伴うもの：Psychiatric，薬理学的なもの：Pharmacologic）が増加することが挙げられます（P.153〜『不眠症』参照）．身体疾患としては，循環器疾患や呼吸器疾患による呼吸困難感，糖尿病や整形外科的疾患によるしびれや疼痛，泌尿器科的疾患による頻尿，皮膚疾患による瘙痒など，また精神疾患としてはうつ病や認知症，不安障害などがあります．また，身体疾患に対して処方されている薬剤，例えばステロイド製剤などによって不眠が引き起こされることがあります．5つのPの概念で大切なことは，"不眠＝不眠症"だけではないということです．**不眠の背景に何らかの身体・精神疾患が隠れている可能性があり，不眠をみたら背後にそれらが存在していないかを常に注意しておく必要があります**．

　そのほかにも，**高齢になると睡眠と覚醒のリズムに乱れが生じてくることも高齢者で不眠症が増える一因**となります．ヒトでは規則正しい睡眠と覚醒のリズムを維持するために，昼夜を区別する時間的な手がかり，すなわち同調因子を必要としますが，一般に高齢になると同調因子を得ることが難しくなります．光（特に太陽光）や運動，日中活動などが同調因子となりますが，高齢になると退職して社会活動が少なくなったり，加齢や病気などによる身体機能の低下のために日中活動が制限されることなどにより，それらの同調因子を得る機会が少なくなります．その結果，睡眠と覚醒のリズムが不明瞭化し，昼夜のめりはりがなくなって，日中に眠くなったり，不眠症になりやすくなります．

　高齢者の不眠症に対する治療としては，まず**睡眠衛生の指導**を行います．これは高齢者に限らず，不眠症を有するすべての患者に対して最初に行われるべきことです．毎日規則正しい生活を送る，日中に活動をする，光をよく浴びるなど，就寝前のみならず1日を通した生活面での指導を行います．主に，同調因子を強化し，夜間睡眠に良い影響を与える生活習慣を促して，悪い影響を及ぼす生活習慣を改める内容となっています．また，**不眠が身体・精神疾患に起因するものであれば，それらの治療が必要**です．

早朝覚醒
朝，意図したよりも早く目が覚め，そのまま眠れない状態．加齢に伴い睡眠パターンが変化するため高齢者に多く認められる．また，うつ病の特徴的な症状でもある．

薬物治療としては，多くの場合，**睡眠薬が使用**されます．ある調査[2]によると，70歳代では男性8.7％，女性11.7％，80歳代では男性10.2％，女性21.8％に睡眠薬の使用が認められました．このように，広く使用されている睡眠薬ですが，高齢者では薬物の代謝および排泄機能が低下しており，睡眠薬が高濃度で長時間体内にとどまることにより，眠気やふらつき・転倒などの副作用が生じやすく，その使用には注意が必要です．それら副作用への対策として，半減期が短く（＝体内にとどまりにくい），筋弛緩作用が少ない（＝ふらつきが生じにくい）薬剤である**非ベンゾジアゼピン系睡眠薬**が推奨されます．非ベンゾジアゼピン系睡眠薬には，高齢者で減少している深い睡眠を増加させる効果もあります．副作用が出にくいように，使用に際しては**少量から開始し，少しずつ増量**します．睡眠薬の投与を行っている場合でも，睡眠衛生の指導や身体・精神疾患があれば，それらの治療を並行して行い，睡眠薬の投与は適宜，減量や休薬を試みる必要があります．その他，副作用が生じにくい薬物療法として，**抑肝散**や**酸棗仁湯**などの漢方薬や，メラトニン受容体作動薬である**ラメルテオン**（ロゼレム®）などが挙げられます．ラメルテオンは睡眠と覚醒の調節を司るメラトニン系に作用するため，睡眠・覚醒リズムを調節する効果も期待できます．就寝前の服用が一般的ですが，効果が乏しい場合には，眠りたい時刻の1～2時間前に服用すると効果的である場合があります．

> **非ベンゾジアゼピン系睡眠薬**
> ベンゾジアゼピン系睡眠薬と同じベンゾジアゼピン受容体作動薬で，ベンゾジアゼピン系睡眠薬の副作用軽減と自然な眠りの獲得を目標に開発された薬剤．現在，国内ではゾルピデム（マイスリー®），ゾピクロン（アモバン®），エスゾピクロン（ルネスタ®）の3剤が発売されている．

3. 認知症における不眠症

高齢になると不眠症になりやすくなりますが，**認知症になるとその傾向が一層強まります**．非認知症高齢者に比べると，認知症高齢者では，不眠症だけでなく，後述するレム睡眠行動障害や，むずむず脚症候群の頻度も増加します．アルツハイマー型認知症では，睡眠時無呼吸症候群の合併が注目されています．これらにより，夜間睡眠が悪化して日中に強い眠気が出現するようになり，日中に活動性が落ちたり昼寝をしたりすることで，ますます夜眠れなくなるという悪循環に陥ります．

認知症における不眠症の治療を考えるうえで大切なことは，多くの場合，その背景に睡眠・覚醒リズムの障害を伴っている点です．その原因としては，認知症になると，同調因子を得ることがさらに難しくなることに加えて，神経系や内分泌系に異常をきたすようになることが挙げられます．ヒトの体内時計の中枢は視床下部の視交叉上核にあり，そこで規則的な周期性をもった睡眠・覚醒リズムが生み出されています．松果体で産生されるメラトニンはそのリズムを調整しており，日中の光により産生が抑制され，夜になって光がなくなると産生が増加して催眠作用を呈するようになります．そのほかに，深部体温の日内変動も睡眠・覚醒リズムの形成に関与しています．認知症（特にアルツハイマー型認知症）では，視交叉上核の神経細胞の減少，松果体におけるメラトニンの分泌量の低下，深部体温リズムの平坦化などが起こりやすく，睡眠・覚醒

リズムが大きく障害されます．

このような背景があることから，**認知症における不眠症に対する睡眠薬の効果は限定的**となります．なぜなら，睡眠薬の働きは主に服用後数時間の催眠・鎮静作用であり，1日を通した睡眠・覚醒リズムへの働きかけには乏しいからです．治療としては，睡眠・覚醒リズムを正常化させるために睡眠衛生の指導はもちろんのこと，より積極的に光の同調因子を増やす目的で，照射装置を使って高照度の光を浴びる**高照度光療法**も選択肢となります（P. 165『概日リズム睡眠障害』参照）．メラトニン分泌量の低下がリズム障害の一因であるため，メラトニン受容体作動薬であるラメルテオンの有効性も指摘されています．また，認知症ではより身体的な副作用が出現しやすいため，副作用の出現しにくい抑肝散や酸棗仁湯などの漢方薬も考慮されます．やむをえず睡眠薬を使用する場合には，副作用に注意しながら最小限の使用にとどめます．**睡眠薬は高齢者，特に認知症患者が服用すると，稀に夜間せん妄が引き起こされます**．「就寝前に眠る薬を服用したのに，その後に落ち着かなくなったり興奮状態になったりする」という状況になった場合には，単なる不眠の悪化ではなく，夜間せん妄を疑う必要があります．

夜間せん妄を呈した場合には，その症状をさらに悪化させる可能性があるため，**睡眠薬の使用は推奨されません**．新しい抗精神病薬である非定型抗精神病薬が使用されることがありますが，高齢認知症患者に使用した場合には身体合併症のリスクが増加する可能性があり，その使用に際しては十分な注意が必要とされています．そのほか，鎮静・催眠作用のある抗うつ薬が使用されることもあります．近年では，夜間せん妄に対しても高照度光療法の有効性が指摘されています．

（河野公範，堀口　淳）

> **ポイント**
> ・必要な睡眠時間は人それぞれである．日中を元気に過ごすことができていれば，今の睡眠時間で十分である．
> ・高齢者の不眠症では，薬物治療の前に，規則正しい睡眠と覚醒のリズムを身につけるために睡眠衛生に関する指導を行う必要がある．
> ・高齢者では副作用が出現しやすいため，睡眠薬を使用する際には少量から開始し，少しずつ増量する．

文　献
1) 財団法人健康・体力づくり事業団：健康づくりに関する意識調査報告．1997．
2) 内山　真：睡眠障害の疫学的調査．内山　真ほか編：190-194, ローテーターのための睡眠医学—特に各種身体疾患に伴う睡眠障害について．アステラス製薬，2005．

Ⅱ. 高齢者の睡眠障害

2. 睡眠時随伴症

　睡眠時随伴症は，"睡眠に関連して起きる望ましくない身体現象"と定義されます．代表的なものとして，小児期にみられる**睡眠時遊行症**や**睡眠時驚愕症**，比較的高齢者でみられる**レム睡眠行動障害**などがあります．ここではレム睡眠行動障害について取り上げます．

　レム睡眠行動障害（REM sleep behavior disorder；**RBD**）は，端的にいうと"夢の行動化"です．具体的には，レム睡眠中に異常な言動が認められます．レム睡眠は夢を見る睡眠段階で，通常，レム睡眠中には筋肉は弛緩しており，身体が動くことはありません．しかし，レム睡眠行動障害ではレム睡眠中にも筋肉の弛緩が起こらずに身体が動く状態となっており，そこで夢を見てしまうと，その夢の中で言ったり動いたりしたことが，現実でもそのまま生じます．そのため，睡眠中に声が出たり身体が動いたりします．

　レム睡眠行動障害は**50歳以上の男性**で多くみられます．各種の疫学調査から，有病率は0.5％と考えられています．レム睡眠行動障害は，基礎疾患を伴わない**特発性レム睡眠行動障害**と，他の疾患などに伴う**症候性レム睡眠行動障害**に大別されます．頻度が高いのは特発性レム睡眠行動障害です．症候性レム睡眠行動障害の原因としては，アルコールなどの離脱時にみられるもの，三環系抗うつ薬やモノアミンオキシダーゼ（MAO-B）阻害薬，選択的セロトニン再取り込み阻害薬（SSRI）などの薬剤が原因になるもの，パーキンソン病やレビー小体型認知症，多系統萎縮症などの神経変性疾患に合併するものなどがあります．

　異常言動は，レム睡眠の割合が多くなる睡眠の後半に多く認められます．レム睡眠は約90分の周期で出現するため，極端な例では，異常言動もレム睡眠に合わせて約90分の周期で一晩に複数回認められることもあります．そのような症例では，レム睡眠行動障害を疑いやすくなります．異常言動の内容としては，笑う，話す，叫ぶ，怒鳴る，手足を動かす，起き上がる，歩く，壁を叩くなどの単純な動作から複雑な動作まで様々です．レム睡眠の終了とともに異常言動も治まり，再び通常の睡眠に戻ります．一番の問題点は，**比較的複雑な行動が生じた場合に自身が怪我をしたり他人に怪我をさせたりする可能性がある**ことです．ベッドからの転落，家具や壁への殴打や追突などにより，自分自身に打撲や出血，骨折などが起こります．また，物を投げる，殴る，蹴る，はねのける，頭髪をひっぱる，首をしめるといった行動によって，ベッドパートナーに怪我を負わせます．

　レム睡眠行動障害の症状の一番の特徴は，**異常言動の最中に声をかけたり身体を揺らしたりして起こすと，容易に覚醒する**ことです．これは異常言動の最

📖 **睡眠時随伴症**
睡眠中，あるいは入眠時や覚醒時に起きる様々な障害の総称．覚醒障害（睡眠時遊行症など），通常レム睡眠に伴って起こるもの（レム睡眠行動障害など），そのほかの睡眠時随伴症（睡眠関連解離性障害など）に分類される．

表1　レム睡眠行動障害（RBD）の診断基準

A．レム睡眠中に，睡眠ポリグラフ検査上，筋電図活動を認める（REM sleep without atonia；RWA）．
B．少なくとも以下の１つ以上を認める．
　ⅰ）睡眠に関連したけが，危害を加える恐れのある行為，または破壊的行為．
　ⅱ）睡眠ポリグラフ検査中に異常なレム睡眠行為を認める．
C．レム睡眠中にてんかん様脳波活動を認めない．
D．他の睡眠障害，身体疾患や神経疾患，精神疾患，薬物使用，または物質使用障害で説明できない．

（ICSD-2 日本語版より一部改変）

中に起こそうとしても，はっきりと覚醒することのない夜間せん妄やてんかんとの大きな相違点になります．多くの場合で，**覚醒時に直前まで見ていた夢の内容を想起することができ，異常言動はその夢の内容に概ね一致**しています．例えば，怒鳴ったり殴ったりする動作をしていた場合に起こすと，覚醒して「誰かが急に襲ってきたので，それに応戦している夢を見ていた」と話すといった具合です．この例のように，夢の内容は何かに攻撃されたり追われたりといった不快なものが大半を占めます．

　レム睡眠行動障害の診断を下すには，睡眠中の異常言動の確認と，睡眠ポリグラフ検査（polysomnography；PSG）が必要です（表1）．睡眠中に異常な言動があり，その最中に起こすと容易に覚醒し，覚醒時に夢の内容を想起できて，その夢内容と異常言動に一致が認められるような典型的な症例では，臨床的な診断が比較的容易です．ただし確定診断をするには，睡眠ポリグラフ検査にてレム睡眠中に **REM sleep without atonia** という特徴的な所見を確認する必要があります．レム睡眠中には，通常は筋肉は弛緩しているために検査上も筋電図はほぼ無活動（atonia）ですが，レム睡眠行動障害ではレム睡眠中でも筋肉が弛緩しないために，筋電図活動が認められます（without atonia）．

　鑑別診断としては，同じく睡眠中に異常言動が認められる夜間せん妄やてんかんがあります．臨床所見上，レム睡眠行動障害と異なる点として，夜間せん妄とてんかんは，ともに，起こそうとしても完全に覚醒させることができないこと，夢を見ないこと，後から異常言動の前後の出来事を思い出せないことなどが挙げられます．検査上は，てんかんでは脳波検査にててんかん性異常脳波が認められます．

　治療は，症状が軽度の寝言くらいで，本人およびベッドパートナーともに不利益を被っている状況でなければ，経過観察も選択肢となります．しかし，大声や動作がひどい場合には積極的な介入が必要です．まず，寝室の環境調整を行います．ベッドパートナーを大声による睡眠妨害や乱暴な動作による身体的被害から守るために，ベッドパートナーの睡眠場所を患者から遠ざけます．また，患者本人の安全確保のために，寝具をベッドから床敷きの布団に変更したり，寝室から障害物を取り除いたり，寝室から出ていく場合には寝室の施錠も考慮します．薬物治療としては，**クロナゼパム**（リボトリール®，ランドセン®）

が第一選択で，9割近くに奏効します．ただし，クロナゼパムには筋弛緩作用や，睡眠薬ほどではないですが，催眠・鎮静作用があり，また半減期も長いため，ふらつきや眠気などの副作用に注意が必要です．そのほかには，近年，**ラメルテオン**（ロゼレム®）の有効性が指摘されており，副作用のためにクロナゼパムの使用が困難な場合には考慮されます．

　予後に関して，レム睡眠行動障害を発症してから数年後に，何らかの神経変性疾患の発症が認められる可能性がある点に注意が必要です．これまでの報告をまとめると，特発性レム睡眠行動障害では，約10年後に，その約半数で**パーキンソン病やレビー小体型認知症，多系統萎縮症などの神経変性疾患の発症**が認められています．したがって，特発性レム睡眠行動障害と診断した場合には，その時点で特に精神症状や神経症状がない場合でも，その後に何らかの神経変性疾患を発症し，精神症状や神経症状を呈しうる可能性があるため，注意が必要です．

（河野公範，堀口　淳）

ポイント

- 起こすと簡単に覚醒する夜間の異常言動は，レム睡眠行動障害の可能性がある．
- レム睡眠行動障害では，レム睡眠中に夢内容に合わせて身体が動いてしまい，異常言動が出現する．
- 後年，何らかの神経変性疾患を発症する可能性があるため，注意深い経過観察が必要である．

文献

1) 米国睡眠医学会著，日本睡眠学会診断分類委員会訳：睡眠障害国際分類第2版―診断とコードの手引き―．医学書院，2012．

Ⅱ．高齢者の睡眠障害

3．睡眠関連運動障害

📖 睡眠関連運動障害
睡眠関連運動障害に分類される疾患として，むずむず脚症候群，周期性四肢運動障害の他に，睡眠関連こむらがえり，睡眠関連歯ぎしり，睡眠関連律動性運動障害などがある．

睡眠関連運動障害では，睡眠中に生じる比較的単純な運動によって睡眠が妨げられます．むずむず脚症候群はこの定義に該当しませんが，周期性四肢運動障害と密接な関連性があることから，このグループに分類されています．ここでは，その代表例であるむずむず脚症候群と周期性四肢運動障害を取り上げます．

1．むずむず脚症候群（restless legs syndrome；RLS）

* 「足」と「脚」
「足」は足首から下を，「脚」は下肢をさす．

その名のとおり，脚（あし）*が"むずむず"する病気です．この異常感覚は特に夜にじっとしていると悪化し，脚を動かすと治まります．そのために，夜寝ようと思って床に就いたときに最も強い不快感が生じ，その不快感をやわらげるために脚を動かさざるをえず，その結果，入眠困難が生じます．後述する周期性四肢運動を合併することが多く，それを合併すると入眠困難に加えて，中途覚醒や熟眠障害など，睡眠の質の低下も認められます．

我が国における有病率は**数％**と推定されており，**若年者よりも高齢者で多くみられます**．基礎疾患を伴わない原因不明の**特発性**むずむず脚症候群と，他の疾患などに伴う**続発性**（二次性）むずむず脚症候群に大別されます．続発性むずむず脚症候群の原因としては，鉄欠乏症，パーキンソン病，薬剤性（特に抗精神病薬），慢性腎不全，透析，糖尿病などによる末梢神経障害，妊娠などがあります．

診断は，その特徴的な臨床症状のみで行うことができます（表1）．そのため典型例では**問診のみで診断が可能**です．以下の4つの必須診断基準があります．

① 下肢を動かしたいという強い欲求が，不快な下肢の異常感覚に伴って，あるいは異常感覚が原因となって起こる．
② その異常感覚が，安静にして静かに横になったり座ったりしている状態で始まる，あるいは増悪する．
③ その異常感覚は運動によって改善する．
④ その異常感覚が，日中より夕方や夜間に増悪する．

異常感覚の内容は典型的には"むずむず"ですが，その他にも"ちくちく""ひりひり""虫が這うような"など，様々な訴えが認められます．また，灼熱感や火照り感などの温度に関係した異常感覚もみられます．そのため，「脚に異常感覚の訴えがあるが，内容が"むずむず"ではないのでむずむず脚症候群で

表1 むずむず脚症候群（RLS）の診断基準

1) 成人例（13歳以上）
① 下肢を動かしたいという強い欲求が，不快な下肢の異常感覚に伴って，あるいは異常感覚が原因となって起こる．
② その異常感覚が，安静にして静かに横になったり座ったりしている状態で始まる，あるいは増悪する．
③ その異常感覚は運動によって改善する．
④ その異常感覚が，日中より夕方・夜間に増悪する．
⑤ この病態は，他の現行の睡眠障害，身体疾患や神経疾患，精神疾患，薬物使用，または物質使用障害では説明できない．

2) 小児例（2～12歳）
①のみ，または②＋③を認める．
① 成人のRLS基準（①～④すべて）があてはまり，自分の言葉で下肢の異常感覚を表現する．
または，
② 成人のRLS基準すべてがあてはまるが，自分の言葉で下肢の異常感覚を表現しない．
かつ
③ 以下の3つの所見のうち少なくとも2つが認められる．
　　ⅰ）年齢にふさわしくない睡眠障害．
　　ⅱ）親や兄弟姉妹にはっきりRLSが認められる．
　　ⅲ）睡眠ポリグラフ検査上，周期性四肢運動指数（PLMI）が睡眠1時間あたり5回以上認められる．

（ICSD-2 日本語版より一部改変）

はない」と誤った判断をしてしまわないように注意が必要です．そういう意味では，日本語の"むずむず"脚症候群だけではなく，英語の"restless（落ち着かない）legs"syndromeも覚えておくと，この病気の見逃しを減らすことができます．

なお，**異常感覚は皮膚表面ではなく，多くの場合，より深部にある筋肉や骨の付近から生じているように感じられる**のが特徴です．そして，この**異常感覚には日内変動があり，夕方・夜間および安静時に悪化**します．また，**脚を動かすと軽快するため，異常感覚がある時には脚を動かしたいという強い欲求が生じます．**

これらのことから，むずむず脚症候群では，夜寝ようと思って床に就くと，異常感覚およびそれをやわらげるために脚を動かしたいという強い欲求が生じ，頻繁に寝返りをしたり，足関節や膝関節の伸展・屈曲を繰り返したり，下肢のマッサージをしたり，歩き回ったりしてしまい，なかなか入眠することができないという臨床症状を呈します．

このように，むずむず脚症候群では入眠困難までに一連の流れがあるわけですが，こういう病気があることを知らない一般の患者は，異常感覚と入眠困難を結びつけることをせずに別個に考えてしまい，異常感覚のことは訴えずに入眠困難だけを訴えて受診することがよくあります．そのような場合に睡眠薬を処方しても，まず効果はありません．入眠困難は異常感覚によるものであるため，根本的な原因である異常感覚を治療しない限り，その結果として生じている入眠困難の改善は難しいといえます．むしろ，睡眠薬で眠くなったにも関わらず，異常感覚のために眠ることができない状態となり，患者をさらに苦しめることにもなりかねません．そのため，不眠の訴えがあった場合には，必ず「夜間，床に就いた時に，脚にむずむずなどの何か嫌な感覚がして眠りにくくて，それが脚を動かすと治まることはありませんか？」というように，こちらからむずむず脚症候群の症状がないかを質問をすることが大切です．

薬物治療としては，現在，**クロナゼパム**（リボトリール®，ランドセン®），**プ**

ラミペキソール（ビ・シフロール®，ミラペックス®），**ロチゴチン**（ニュープロパッチ®）および**ガバペンチンエナカルビル**（レグナイト®）の4種類の薬剤が主に用いられています．我が国では，最近までむずむず脚症候群に保険適応となる薬剤が存在しなかったため，以前はクロナゼパムが頻用されていました．ただし，クロナゼパムは根本的な治療薬ではなく，主に催眠・鎮静作用による入眠困難への効果を期待して使用されます．プラミペキソール，ロチゴチン，ガバペンチンエナカルビルは，最近むずむず脚症候群に保険適用となり，使用頻度が高くなっています．

プラミペキソールとロチゴチンはパーキンソン病の治療薬でもあり，その薬理作用は脳内におけるドパミン神経系の作用増強です．これらが保険適用となる以前から，むずむず脚症候群に対しては様々なパーキンソン病治療薬が用いられてきましたが，その共通の薬理作用はいずれも脳内のドパミン神経系の働きを強化することです．続発性むずむず脚症候群の原因として，脳内のドパミン量が減少するパーキンソン病および脳内のドパミン神経系の働きを抑制する抗精神病薬があること，また，ドパミン神経系を増強するパーキンソン病治療薬が有効であることから，むずむず脚症候群の原因の1つとして**脳内のドパミン不足**が推定されています．プラミペキソールとロチゴチンでは，ごく稀にですが，予兆なく突発的に睡眠状態に陥る"突発的睡眠"という副作用が生じることがあり，使用に際しては自動車の運転，機械の操作，高所作業などの危険を伴う作業に従事しないよう注意が必要です．

なお，脳内のドパミン生成過程においては鉄が必要であるため，続発性むずむず脚症候群の原因の1つとして**鉄欠乏症**があります．この場合，鉄剤の投与によりむずむず脚症候群の症状が改善する可能性がありますが，不足している鉄を補充するのみではなく，消化管出血など，鉄が欠乏するに至った原因を検索することも必要です．

ガバペンチンエナカルビルは抗てんかん薬であるガバペンチンの類似薬です．なぜむずむず脚症候群に抗てんかん薬が効くのかについては詳しくはわかっていません．末梢の知覚を最終的に認知するのは大脳皮質の感覚野ですが，むずむず脚症候群ではこの感覚野の感受性が亢進しており，必要以上に知覚を取り込むために異常感覚を認知しやすく，抗てんかん薬はこの亢進している感覚野の感受性を抑えることで異常感覚の認知を抑制すると考えられています．

2. 周期性四肢運動障害（periodic limb movement disorder；PLMD）

"四肢"という言葉が入っていますが，基本的には下肢が主体の病気です．まず睡眠中に，足指の屈曲や開扇（バビンスキー反射様），足関節・膝関節・股関節の屈曲といった不随意的な下肢運動（leg movement；LM）が起きます．そして，5～90秒の間隔で4回以上連続して出現した不随意的な下肢運動を周期性四肢運動（periodic limb movement；PLM）あるいは睡眠時周期性四肢運動

表2　周期性四肢運動障害（PLMD）の診断基準

A. 睡眠ポリグラフ検査で，反復性の四肢運動が認められ，以下の特徴を認める.
　ⅰ）0.5〜5秒持続する.
　ⅱ）筋電図上の振幅は，つま先背屈の基準値の25％以上である.
　ⅲ）4回以上連続する.
　ⅳ）四肢運動の間隔（開始から次の運動の開始まで）は，5秒以上90秒未満（典型的には20〜40秒間隔）.
B. PLMS指数（PLMI）は，1時間あたり，成人では多くの場合15以上，小児では5以上である.
C. PLMSが原因で，睡眠障害や日中の倦怠感が生じている.

（ICSD-2日本語版より一部改変）

（periodic limb movement in sleep；PLMS）と呼びます．むずむず脚症候群の項目で述べたように，むずむず脚症候群では睡眠時周期性四肢運動を高頻度に合併し，その割合は80％以上といわれています．ただし，睡眠時周期性四肢運動があるからといって，直ちに病的な意義があるわけではなく，その回数が頻回で，なおかつ睡眠や生活に支障が出ている場合に病的（disorder）と判断されます．具体的には，睡眠時周期性四肢運動の睡眠1時間あたりの出現回数である睡眠時周期性四肢運動指数（PLMS IndexまたはPLMI）が15以上で，なおかつそれが原因で睡眠障害や日中の倦怠感が生じている場合に，周期性四肢運動障害と診断されます（表2）．なお，不随意的な下肢運動や睡眠時周期性四肢運動の判断，睡眠時周期性四肢運動指数の算出には，睡眠ポリグラフ検査が不可欠です．

　周期性四肢運動障害の有病率は不明ですが，むずむず脚症候群と同様に，**若年者よりも高齢者で多くみられる傾向にあります**．周期性四肢運動障害では，**夜間頻回に出現する睡眠時周期性四肢運動のために睡眠が障害されます**．睡眠時周期性四肢運動の刺激によって深い睡眠が減少し，全体的に浅い睡眠となって中途覚醒が増え，睡眠の質が悪化します．それにより日中に眠気や倦怠感が生じます．しかし，**睡眠時周期性四肢運動を患者自身が自覚することはまずなく，そのため睡眠時周期性四肢運動を主訴として受診する患者はほとんどいません**．

　下肢が動いた際に掛け布団の下部がめくれることがあるため，そのような場合に寝相が悪いことを主訴に受診したり，あるいは睡眠中に足が動くのをベッドパートナーが心配して受診につながったりということがありえますが，そういうケースは稀であり，**むずむず脚症候群の症状を主訴として受診した患者を睡眠ポリグラフ検査した際に，睡眠時周期性四肢運動が偶発的に見つかることがほとんどです**．あるいは日中の眠気や倦怠感を主訴に受診した患者の鑑別診断を行う場合に，他の同様の症状を呈する疾患を除外していくと周期性四肢運動障害にたどりつくこともあります．

　治療ですが，**周期性四肢運動障害自体に特化した治療はなく，むずむず脚症候群に合併した睡眠時周期性四肢運動がむずむず脚症候群の治療により減少することから，周期性四肢運動障害に対してもむずむず脚症候群と同様の治療薬が用いられています**．

（河野公範，堀口　淳）

> **ポイント**
> ・"むずむず"でなくても脚に何らかの異常な感覚が認められ，その異常な感覚が脚を動かすことで治まる場合には，むずむず脚症候群の可能性がある．
> ・むずむず脚症候群には，睡眠時周期性四肢運動が高頻度に合併する．
> ・むずむず脚症候群の治療には睡眠薬ではなく，パーキンソン病の治療薬や抗てんかん薬が用いられる．

文　献
1) 米国睡眠医学会著，日本睡眠学会診断分類委員会訳：睡眠障害国際分類第2版―診断とコードの手引き―．医学書院，2012．

III. 睡眠薬の効用と注意点
1. 睡眠薬はどのように効くのか

1. 睡眠薬の種類

　現在，医療機関で処方される主な睡眠薬は，**ベンゾジアゼピン系睡眠薬**と**非ベンゾジアゼピン系睡眠薬**，そして**メラトニン受容体作動薬**とに分けられます．非ベンゾジアゼピン系睡眠薬とは，ベンゾジアゼピン系睡眠薬で問題となる筋弛緩作用による転倒を減らすために開発された薬剤です．

　睡眠薬の歴史を簡単に振り返ってみると，1903年にバルビタールという薬剤が開発され，以降**バルビツール酸系睡眠薬**が次々に使用されるようになりまし

表1　主なベンゾジアゼピン系および非ベンゾジアゼピン系睡眠薬

作用時間による分類	薬剤名	商品名	半減期（時間）	特　徴
超短時間型	ゾルピデム	マイスリー	2.3	非ベンゾジアゼピン系，徐波睡眠増やす
	ゾピクロン	アモバン	3.9	非ベンゾジアゼピン系，徐波睡眠増やす
	トリアゾラム	ハルシオン	2.9	抗不安作用あり，依存性強い，stage 2 増やす，奇異反応など出やすい
短時間型	ブロチゾラム	レンドルミン	7	筋弛緩作用あり
	エチゾラム	デパス	6.3	抗不安薬としても用いられる，筋弛緩作用強い
	塩酸リルマザホン	リスミー	10.5	筋弛緩作用弱い，高齢者に適している
	ロルメタゼパム	ロラメット	10	肝臓への負担少ない
中間型	フルニトラゼパム	サイレース，ロヒプノール	15	注射薬あり，stage 2 増やす，徐波睡眠減らす
	ニトラゼパム	ベンザリン，ネルボン	21〜25	抗てんかん作用を有する，stage 2 増やす，徐波睡眠減らす
	エスタゾラム	ユーロジン	24	血中濃度の上昇に時間かかる，stage 2 増やす，徐波睡眠減らす
長時間型	ハロキサゾラム	ソメリン	42〜123	抗不安作用，筋弛緩作用
	クアゼパム	ドラール	37	筋弛緩作用弱い

（文献1より一部改変）

※非ベンゾジアゼピン系と記載のないものはすべてベンゾジアゼピン系睡眠薬である．
※商品名にはジェネリック医薬品は記載されていない．

た．しかし，薬物依存や耐性の形成，呼吸抑制や過量服薬による重症化・死亡例，離脱症状などの問題が生じるようになり，その後，非バルビツール酸系睡眠薬が開発されるも，問題の改善には至りませんでした．1950年代になって，ようやくこれらの問題が生じにくいベンゾジアゼピン系睡眠薬が使用され始め，さらに1989年には非ベンゾジアゼピン系睡眠薬も開発されました．このような経緯から，現在ではバルビツール酸系睡眠薬は睡眠薬としての使用が推奨されず，安全性の観点から主に使用されている薬剤はベンゾジアゼピン系睡眠薬と非ベンゾジアゼピン系睡眠薬ということになります．我が国で使用されているベンゾジアゼピン系睡眠薬および非ベンゾジアゼピン系睡眠薬については，表1に示します．メラトニン受容体作動薬（ロゼレム®）は，これらの薬剤とは全く異なる新しいメカニズムをもった睡眠薬で，日本では2010年4月から使用が可能になっています．

なお，現在は市販の睡眠改善薬としてドリエル®が発売されています．この薬剤は花粉症の薬などと同様の成分である抗ヒスタミン作用により一時的な不眠の改善作用がありますが，睡眠薬とは全く作用の異なる睡眠補助薬にすぎないことを認識して使用するべきです．製品説明書にあるとおり，一過性の不眠にのみ使用し，医師より不眠症の診断を受けている場合には使用せず，連用もしないことが重要です．

2. なぜ睡眠薬で眠れるのか

ベンゾジアゼピン系睡眠薬は，抑制性の神経伝達物質である**ガンマアミノ酪酸（GABA）**の作用を増強して，細胞の興奮性を低下させることによって催眠作用をもたらします．GABAの受容体には，GABA$_A$受容体とGABA$_B$受容体があります．GABA$_A$受容体には塩素イオン（Cl$^-$）チャネルを介してGABAとベンゾジアゼピン系睡眠薬の両方に結合するGABA$_A$受容体-ベンゾジアゼピン受容体-塩素イオンチャネル複合体という部位が存在します．この部位にベンゾジアゼピン系睡眠薬が作用すると，GABAの塩素イオンチャネルへの結合機能を促進し，塩素イオンチャネルの開口頻度を増加させ，GABA系神経の活性を高める方向に働くと考えられています[2]．

中枢神経のベンゾジアゼピン受容体にはオメガ1（ω1）型とオメガ2（ω2）型のサブタイプが存在し，**オメガ1型には催眠作用が，オメガ2型には抗不安作用や筋弛緩作用**が関連していると考えられています．ベンゾジアゼピン系睡眠薬はこの両方のサブタイプに作用しますが，非ベンゾジアゼピン系睡眠薬は**オメガ1型に選択的に作用**するため，筋弛緩作用が軽微で，脱力や転倒といった副作用も軽微であることが特徴です．

バルビツール酸系睡眠薬もベンゾジアゼピン系睡眠薬と同様に，通常の濃度の場合には，主にGABA$_A$受容体のバルビツール酸系薬物の結合部位に結合し，GABA存在下での塩素イオンチャネル開口時間を延長させて，GABAによ

る中枢神経の抑制作用を増強することで催眠作用を発揮します．しかし，薬物の濃度が高くなると，バルビツール酸系睡眠薬は直接塩素イオンチャネルに作用し，GABAが存在しなくてもチャネルを開口させてしまい，呼吸抑制などをきたしやすいと考えられています．さらに，バルビツール酸系睡眠薬は常用量と中毒量の差が狭いため危険性が高く，これらの理由からベンゾジアゼピン系睡眠薬のほうが安全と考えられるわけです．

メラトニン受容体作動薬は，GABAを介したこれらの作用とは全く異なった機序で効果を発揮する薬物です．**メラトニン**は脳の松果体で合成されるホルモンで，睡眠と覚醒のリズムを調整する体内時計機構と密接な関係があります．メラトニンの受容体にはMT_1，MT_2，MT_3の3つのサブタイプがあり，MT_1受容体は主に脳の視交叉上核という部位に，MT_2受容体は視交叉上核と網膜に存在します．メラトニンはMT_1受容体を介して視交叉上核の働きを抑制して睡眠を促進し，MT_2受容体を介して体内時計のリズムを整えています．メラトニン自体を摂取してもその睡眠作用は短時間しか続かず，効果も弱かったため，メラトニンより長く強力に作用するMT_1／MT_2受容体作動薬が開発され，使用されています．

ポイント

- バルビツール酸系睡眠薬は，副作用の問題から現在ではほとんど使用されない．
- ベンゾジアゼピン系・非ベンゾジアゼピン系睡眠薬は比較的安全性が高く，広く使用されている．
- メラトニン受容体作動薬は，全く新しい作用機序の睡眠薬である．

3．睡眠薬の利点と注意点

1）睡眠薬の利点

先に述べたように，バルビツール酸系睡眠薬は常用量と中毒量の差が狭く，過量投与で生命に危険を及ぼす可能性がある，あるいは**耐性**[*1]が生じやすいなどの問題点が多く，そのこともあって睡眠薬は危険な薬であるというイメージを持つ方も多くなったと思われます．そのため，睡眠薬よりむしろ寝酒のほうが安全，という誤った知識も一般の方には広まっています．しかし，**アルコールは寝つきをよくする作用こそありますが，睡眠後半の深い睡眠を減少させたり，その利尿作用でトイレに起きる回数を増やしたりと，睡眠全体でみると，悪影響のほうが多くなります**．また，アルコールも**耐性**を生じやすい物質であり，同じ量ではだんだん寝つけなくなるため，次第に飲む量も増えてしまい，アルコール依存などの問題につながりかねません．

*1 長く使用していると徐々に効果が弱まってしまい，同じ効果をもたらすためにより多くの用量を必要とするようになってしまうこと．

表2　ベンゾジアゼピン系睡眠薬の副作用

1. 持ち越し効果
2. 記憶障害
3. 早朝覚醒・日中不安
4. 反跳性不眠・退薬症候
5. 筋弛緩作用（転倒，骨折）
6. 奇異反応
7. 呼吸抑制
8. 催奇形性・新生児への影響

（文献3より一部改変）

　現在，一般的に使用されているベンゾジアゼピン系あるいは非ベンゾジアゼピン系睡眠薬では耐性などが生じにくく，使用量を守ればアルコールを使用することに比べて安全性は高いといえます．

　また，不眠が続いて睡眠薬が必要な状態なのに使わない場合，それによる害も大きいことを認識する必要があります．**不眠が続くと高血圧・糖尿病・肥満などの生活習慣病につながる**ことが知られており，ひいては動脈硬化のリスクなども高まります．また，成人でも睡眠中には成長ホルモンが分泌され，壊れた細胞の修復などを行っていますが，不眠が続くと成長ホルモンの分泌量が少なくなってしまい，そのことによって身体の機能の回復が妨げられてしまうことになります．したがって，医師の指示に従って正しく睡眠薬を使用し，睡眠をきちんと確保していくことには大きな利点があるといえます．

2）睡眠薬の注意点

　逆に，睡眠薬を使用する場合にはどのような注意点があるのでしょうか．現在，主に使用されているベンゾジアゼピン系睡眠薬は安全性の高い薬ですが，**副作用が全くないとはいえません．**表2に主な副作用の一覧を示しています．

(1) 持ち越し効果

　睡眠薬の効果が翌朝以降に残ってしまうことにより，日中の眠気，ふらつき，だるさなどが生じます．作用時間の長いものほど翌朝に残りやすく，また特に肝臓における薬の代謝機能が低下している**高齢者に生じやすい副作用**です．この場合，睡眠薬を減量するか，あるいはより作用時間の短いものに変更することが必要です．

(2) 記憶障害

　睡眠薬を飲んでから寝つくまでのことや，夜中に起こされた際の出来事を思い出せないという程度の記憶障害が生じる可能性があります．これは薬の効果がなくなれば生じませんし，服用前の記憶がなくなってしまうわけでもなく，いわゆる認知症の記憶障害とは異なるものです．**アルコールと併用した時に特に生じやすいため，決して睡眠薬とアルコールは併用しないようにすることが**

大切です．また，睡眠薬を服用する前に大切な用事は済ませておき，服用後は速やかに床に就くなどの工夫も必要です．

(3) 早朝覚醒・日中不安
　超短時間作用型や短時間作用型の睡眠薬は作用が早く切れてしまい，早朝に目が覚めてしまったり，続けて使用していると，日中の不安感が強まってしまうことなどがあります．その場合は，より作用時間の長い睡眠薬に変更することも考慮します．

(4) 反跳性不眠・退薬症候
　睡眠薬を連日使用しているときに突然使用を中断すると，**以前よりさらに強い不眠に陥ってしまう**可能性があります．先ほど述べたように，不眠だけではなく**日中の不安感やイライラなどが出現**してしまう可能性もあります．そのため，睡眠薬の使用を中止する際には適切な方法をとる必要があります．その方法については後述します．

(5) 筋弛緩作用
　作用時間の長い睡眠薬で比較的出現しやすく，**ふらつき**や**転倒**の原因になるため注意が必要です．特に，薬の代謝機能が低下している**高齢者ではこの作用が強く出やすい**ため，転倒による骨折が大きな問題となります．そのため，高齢者ではできるだけ作用時間の短い睡眠薬を使用する，若年者より投与量を減らす，あるいは筋弛緩作用の少ない非ベンゾジアゼピン系睡眠薬やメラトニン受容体作動薬を使用するなどの配慮が必要です．

(6) 奇異反応
　頻度はかなり少ないものの，睡眠薬を飲むことで，かえって興奮したり攻撃的になったり，あるいは多幸感を味わったりペラペラと多弁になったりすることがあります．これらは奇異反応と呼ばれ，特に**超短時間作用型の睡眠薬とアルコールを併用した際に起こりやすい**とされています．その点でも，アルコールが入った状態で睡眠薬を飲むことは厳に慎むべきです．

(7) 呼吸抑制
　高齢者の閉塞性肺疾患における呼吸障害や睡眠時無呼吸症候群を悪化させる可能性があるため，**呼吸器疾患**を合併している場合の投与には注意が必要です．

(8) 催奇形性・新生児への影響
　ベンゾジアゼピン系睡眠薬の催奇形性については明確になっていませんが，一般的に**妊娠前期（3か月）の投薬は注意が必要**です．バルビツール酸系睡眠薬の服用では，口唇裂や口蓋裂などの奇形出現の可能性があります．

また，ベンゾジアゼピン系睡眠薬は胎盤通過性が高いため，大量に服用していると，新生児に元気がなかったり，眠っている時間が長いなどの異常が生じる可能性があります．さらに，乳汁への移行もみられるため，授乳期には薬物を服用しないか，**母乳をやめてミルクに変更する**ことが望まれます．

3）睡眠薬とその他の薬との相互作用

睡眠薬と他科の内服薬などとを併用している場合，その薬剤が睡眠薬の効果を強めるのか，あるいは弱めるのかについても注意が必要です．

(1) 効果を強めるもの

①抗ヒスタミン薬

一般的な統合感冒薬や抗アレルギー薬に含まれており，抗ヒスタミン作用による眠気が生じるため，睡眠薬との併用で睡眠薬の作用が強められる可能性があります．

② H_2 受容体拮抗薬（H_2 ブロッカー）

胃潰瘍などで用いられる H_2 ブロッカー（ガスター®，ザンタック®など）とベンゾジアゼピン系睡眠薬は，共通の代謝酵素によって分解されています．しかし，H_2 ブロッカーのほうが代謝酵素と結合しやすいため，両者を併用すると結果的に睡眠薬の代謝が後回しになり，持ち越し効果などの副作用をもたらす可能性があります．

③マクロライド系抗生物質

感染症の治療などで用いられる抗生物質の中で，マクロライド系（エリスロシン®，クラリス®など）は H_2 ブロッカーと同様の作用により，睡眠薬の作用を強める可能性があります．

④アルコール

ベンゾジアゼピン系睡眠薬との併用では，アルコールによる肝機能の抑制などにより，睡眠薬の血液中の濃度が上昇し作用が強まります．先ほど述べたように，併用により記憶障害や奇異反応などの副作用も生じやすくなるため，注意が必要です．

⑤グレープフルーツ

グレープフルーツも H_2 ブロッカーやマクロライド系抗生物質などと同様の作用により睡眠薬の作用を強める可能性があるため，睡眠薬を内服する際はできるだけ摂取しないほうがよいでしょう．

(2) 効果を弱めるもの

①中枢神経刺激薬

過眠症やナルコレプシー，あるいは注意欠陥多動性障害（ADHD）などの治療で用いられる中枢神経刺激薬は，その覚醒作用によって睡眠薬の作用を弱める可能性があります．

②経口避妊薬

経口避妊薬はベンゾジアゼピン系睡眠薬の排泄を促進するため，睡眠薬の作用を弱める可能性があります．

③**カフェイン，ニコチン**

コーヒーや緑茶などに含まれるカフェインは覚醒作用を持つため，睡眠薬を服用する場合には，その摂取量や摂取時間に注意が必要です．カフェインの作用は4～5時間続くため，**就寝前4時間は摂取を控えたほうがよい**でしょう．

また，タバコに含まれるニコチンも交感神経系を刺激して覚醒させる作用を持つため，**就寝の1～2時間前からタバコも控えるべき**でしょう．

> **ポイント**
> ・寝酒に頼ることや不眠を放置することは，健康にとってマイナスであり，睡眠薬を正しく使用することには大きなメリットがある．
> ・睡眠薬の副作用を正しく知る必要がある．
> ・睡眠薬とほかの薬剤や嗜好品との相互作用を考慮する必要がある．

4. 睡眠薬の常用量依存

ベンゾジアゼピン系睡眠薬は，これまで述べたように，比較的安全性が高く，耐性を生じないため広く使用されるようになっていますが，その一方で，漫然と投与が続けられることで，適正用量の範囲内であっても，減量や中止が困難になるという問題点も指摘されています．ベンゾジアゼピン系睡眠薬を，適正用量とはいえ，長期に使用していた状態から急激な中止を試みると，**再燃，反跳性不眠，退薬症候**のいずれかの状態に至る可能性があります（図1）．

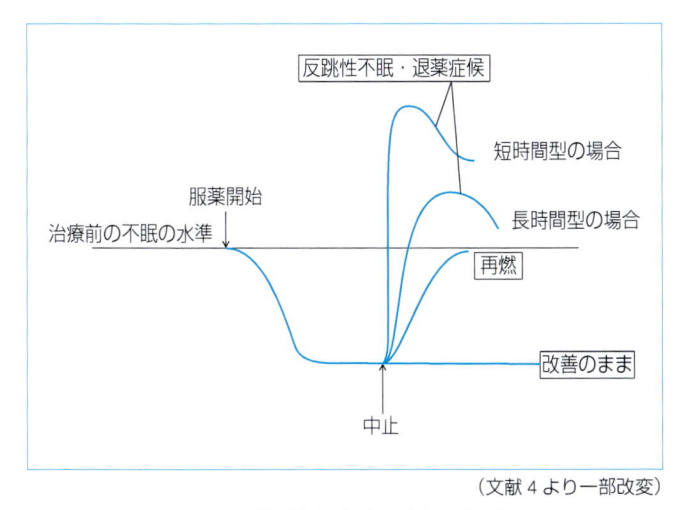

（文献4より一部改変）

図1　睡眠薬中止時の症候と経過

再燃とは，不眠が治療前の状態に戻ってしまい，きちんと治っていなかったことを指し，結局治療を再開せざるを得ません．反跳性不眠と退薬症候に関しては先ほど「3. 睡眠薬の利点と注意点」の項でも述べていますが，もともとの不眠よりさらにひどい状態になる，あるいは以前にはなかった不安感やイライラが出現してしまうため，それを抑えるために結局服薬せざるを得なくなってしまいます．こうしたことによって，睡眠薬を内服していれば通常の生活は送れるけれども，やめるにやめられなくなってしまう状態が続いてしまい，これを睡眠薬の**常用量依存**あるいは**臨床用量依存**と呼んでいます．

ベンゾジアゼピン系睡眠薬の退薬症候は，服用を続けている期間が3か月以上になってくると徐々に生じ始め，8か月を超えるとその危険性が高くなることが知られています．そのため，まずは漫然と使用を続けるのではなく，できる限り**短期間の使用にとどめる**ことを飲み始めの時期から意識しておくことが大切です．あるいは，連日使用するのではなく，どうしても不眠がしんどい日にだけ睡眠薬を使用するといった工夫もよいでしょう．また，やむを得ず長期間の使用になってしまった場合には，次の項で述べるような適切な減量法を用いることで，反跳性不眠や退薬症候を抑えながら中止に向けていくことが重要です．

> **ポイント**
> ・ベンゾジアゼピン系睡眠薬を長期使用していると，通常用量の範囲内でも依存を生じる．
> ・ベンゾジアゼピン系睡眠薬の急激な中断により，再燃，反跳性不眠，退薬症候などの状態をきたす可能性がある．
> ・睡眠薬を漫然と使用し続けない，連日使用しないように工夫する，適切な減量法を行うなどの配慮が必要である．

5. 睡眠薬の適正使用，減量法

1）適正使用

睡眠薬の選択は，その薬剤の**半減期**などの特徴を考慮したうえで，不眠のタイプに適したものを選択することが重要になります（図2）．

(1) 入眠障害（寝つきに支障がある）

超短時間型，あるいは**短時間型**の睡眠薬を選択するのが原則です．

(2) 中途覚醒，早朝覚醒（夜中あるいは明け方に目が覚めてしまう）

短時間型，中間型，あるいは**長時間型**の睡眠薬を選択するのが原則となります．また，時間帯によっては，目が覚めてしまったときに超短時間型の睡眠薬を頓用として使用する場合もあります．

📖 睡眠薬の半減期
半減期とは，血液中から成分濃度の半分が代謝されてなくなるまでの時間を指し，睡眠薬は半減期の違いによって，超短時間型（半減期6時間以内），短時間型（半減期6〜12時間以内），中間型（半減期12〜24時間以内），長時間型（作用時間24時間以上）に分類される．

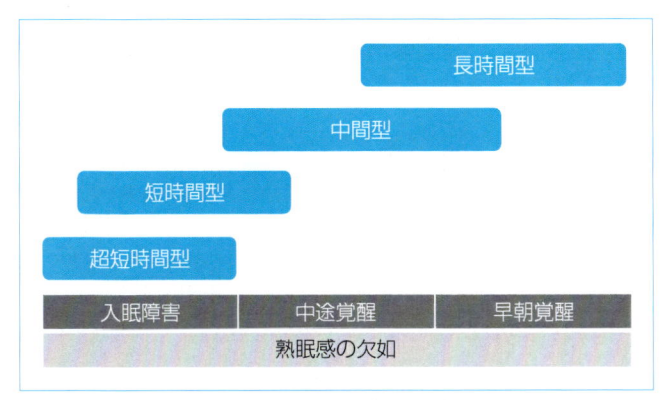

図2　睡眠薬の選択基準

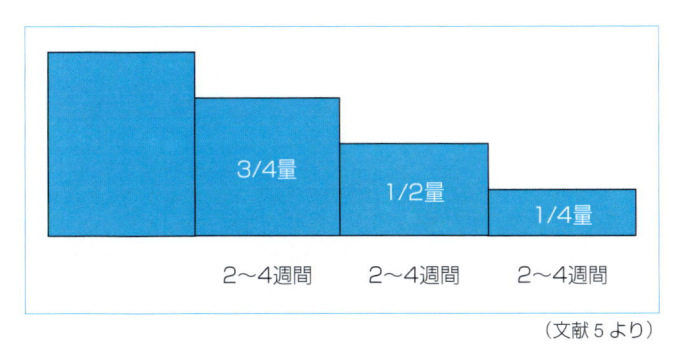

図3　漸減法
（文献5より）

　ただし，不眠は様々な内科あるいは精神科疾患によっても生じるため，それらの疾患の要素が大きい場合にはその治療を優先し，睡眠薬は補助的に用いるべきです．また，先に述べたように，高齢者の不眠に対しては，睡眠薬の筋弛緩作用などによる転倒・骨折といった事故を防ぐためにも，筋弛緩作用の少ない睡眠薬を選択し，投与量も代謝に時間がかかることを考慮して，通常の半分程度から開始するなどの工夫が必要です．

2）減量法

　睡眠薬を中止する際には，反跳性不眠などの症状を抑えるためにも，一気に中断してしまうのではなく，次のように徐々に段階を踏んで減量していくことが必要です．

(1) 漸減法（図3）

　超短時間型あるいは**短時間型**などの作用時間の短い睡眠薬では，反跳性不眠・退薬症候が生じやすいため，徐々に減量しながら中止にもっていきます．具体的には，まず1日の3/4量を2〜4週間続け，経過が順調なら1/2量で2〜4週間，さらに問題がなければ1/4量に減量し，最終的には睡眠薬なしで眠れる方向にもっていくという方法です．もし減量の途中で不眠が再燃してしまう場合には，一つ前の段階の服薬量に戻し，1〜2か月経過をおいて再度減量を試

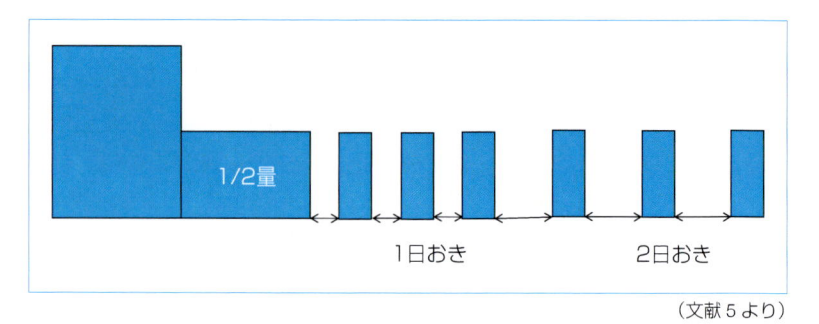

図4　隔日法

みます．

(2) 隔日法（図4）

中間型あるいは**長時間型**など，作用時間の長い睡眠薬は，1日服用しなくても血液中の濃度がゆっくりと下がり，反跳性不眠・退薬症候が生じにくいため，漸減法である程度減量を進めた後に，まずは睡眠薬を一晩おきの服用で様子をみて，次に二晩おき，三晩おきと，服薬していくペースを減らしていく隔日法を用います．しかし，無理に全部やめられない場合は，必要最小限の量で服用を続け，しばらく様子をみていく必要があります．

　作用時間の短い睡眠薬で漸減法がなかなか上手くいかない場合は，いったん作用時間の長い睡眠薬に置き換えたうえで，改めて漸減法あるいは隔日法を行うとよいでしょう．

（青木　亮，伊藤　洋）

ポイント

・不眠のタイプと睡眠薬の作用時間を考慮して，使用する薬剤を決める必要がある．
・高齢者では転倒のリスクなどを考慮し，筋弛緩作用の少ない薬剤を選ぶ必要がある．
・睡眠薬の急激な中断は反跳性不眠や退薬症候を生じるため，漸減法や隔日法を用いて段階的に減量していく必要がある．

文献

1) 佐藤　幹ほか：睡眠薬の上手な使い方・副作用と対策．こころのりんしょう à・la・carte, 30(3)：385-391, 2011.
2) 中村　純ほか：睡眠障害の薬理／睡眠薬．樋口輝彦ほか編：200-209, 臨床精神薬理ハンドブック．医学書院，2003.
3) 小曽根基裕：睡眠薬の副作用．伊藤　洋ほか編：82-85, 不眠症とつきあうコツ．フジメディカル出版，2001.
4) 村崎光邦：抗不安薬の臨床用量依存．精神経誌，98：612-621, 1996.
5) 内村直尚：不眠症の薬物療法．Medicina, 44：1276-1279, 2007.

睡眠健康指導士とは

　2005年に経済産業省の委託研究事業として,「眠りの森事業」が立ち上げられ,滋賀医科大学を軸に立命館大学,龍谷大学,滋賀大学の4大学により組織されました.この事業の中の一つに人材育成・教材開発プロジェクトがあり,このプロジェクトは滋賀医科大学睡眠学講座と滋賀大学教育学部保健体育講座との連携のもとに取り組まれました.人材育成としては睡眠の指導者養成の講座が試行され,その教材としては「睡眠教育ハンドブック」が刊行されました.

　このプロジェクトの研究成果に基づいて,翌年の2006年から滋賀医科大学睡眠学講座のもとで,「睡眠指導士養成講座」を開催してきました.当初は初級,中級および上級の養成講座でスタートし,講座の終了後に認定試験を実施し,それぞれ一定の正答率をもって資格を付与してきました.2008年からは養成講座の企画運営を一般社団法人である「日本睡眠教育機構」に移し,初級講座と上級講座に絞って継続しています.

　初級講座の特徴は,睡眠学入門講座として,睡眠の基礎知識を主体に1日(6時間)のプログラムで展開しています.年度ごとに複数回を企画し,北海道から沖縄にかけて全国各地で開催しています.2011年までの資格認定者は,全国で1,168名に達しています.教材としては,「睡眠教育ハンドブック」が用いられてきました.このハンドブックは,睡眠の基礎知識として,おもな研究成果の解説と「睡眠障害対処12の指針」で構成されていますが,2011年に睡眠の基礎知識を補充し,「睡眠学入門ハンドブック」として改訂されています.

　上級講座の特徴は,睡眠学教育講座として,4日間(24時間)のプログラムで展開されています.その内容は睡眠科学,睡眠医学および睡眠社会学の分野からの講義と,実習および演習で構成されており,特に演習では睡眠教育の実践に向けて,その素材を提供しながら,発表する機会が設けられています.2011年までの上級講座の資格認定者は,全国で152名です.

　これまでの養成講座の実績をふまえて,2012年からは日本睡眠教育機構により商標登録された「睡眠健康指導士」の資格認定へと移行し,初級講座では広く睡眠知識の普及を図り,上級講座では睡眠教育の高度な知識と実践力の養成を目指しています.最近の上級講座のプログラムは表1のとおりです.上級の睡眠健康指導士には,睡眠の日の制定に伴う睡眠健康週間等において,地域での市民講座などへの参画が期待されています.

　現在(2013年6月),睡眠指導士からの移行も含めて,図1のように,全国で700名以上の睡眠健康指導士が活躍されています.

(宮崎総一郎,佐藤尚武)

表1 第6回「睡眠健康指導士 上級講座プログラム」
（2013年7月6～7日，8月10～11日）

	番号	時間	講義	講師
1日目 7/6（土）		10:00-10:30	ガイダンス	佐藤尚武 日本睡眠教育機構，滋賀短期大学
	1	10:30-11:30	睡眠構築	林　光緒 広島大学
	2	11:40-13:10	睡眠環境	林　光緒 広島大学
		13:10-14:10	昼休憩	
	3	14:10-15:40	睡眠と社会	森国　功 サーカディアン・テクノロジーズ・ジャパン
	4	15:50-17:20	睡眠のメカニズム	櫻井　武 金沢大学
	5	17:30-19:00	覚醒のメカニズム	櫻井　武 金沢大学
2日目 7/7（日）	6	9:30-11:00	睡眠の役割	井上昌次郎 東京医科歯科大学名誉教授
	7	11:10-12:40	睡眠の多様性	井上昌次郎 東京医科歯科大学名誉教授
		12:40-13:40	昼休憩	
	8	13:40-15:10	睡眠と光	小山恵美 京都工芸繊維大学
3日目 8/10（土）	9	10:00-11:30	睡眠衛生	宮崎総一郎 日本睡眠教育機構，滋賀医科大学
	10	11:40-13:10	睡眠指導の実際（1）	田中秀樹 広島国際大学
		13:10-14:10	昼休憩	
	11	14:10-15:40	睡眠指導の実際（2）	田中秀樹 広島国際大学
	12	15:50-17:20	睡眠教育を考える（1）グループワーク	佐藤尚武 日本睡眠教育機構，滋賀短期大学
	13	17:30-19:00	睡眠教育を考える（2）グループワーク	佐藤尚武 日本睡眠教育機構，滋賀短期大学
4日目 8/11（日）	14	9:30-11:00	生体リズムの基礎	柴田重信 早稲田大学
	15	11:10-12:40	生体リズムの応用と時間健康科学	柴田重信 早稲田大学
		12:40-13:40	昼休憩	
		13:40-14:40	認定試験	宮崎総一郎 日本睡眠教育機構，滋賀医科大学

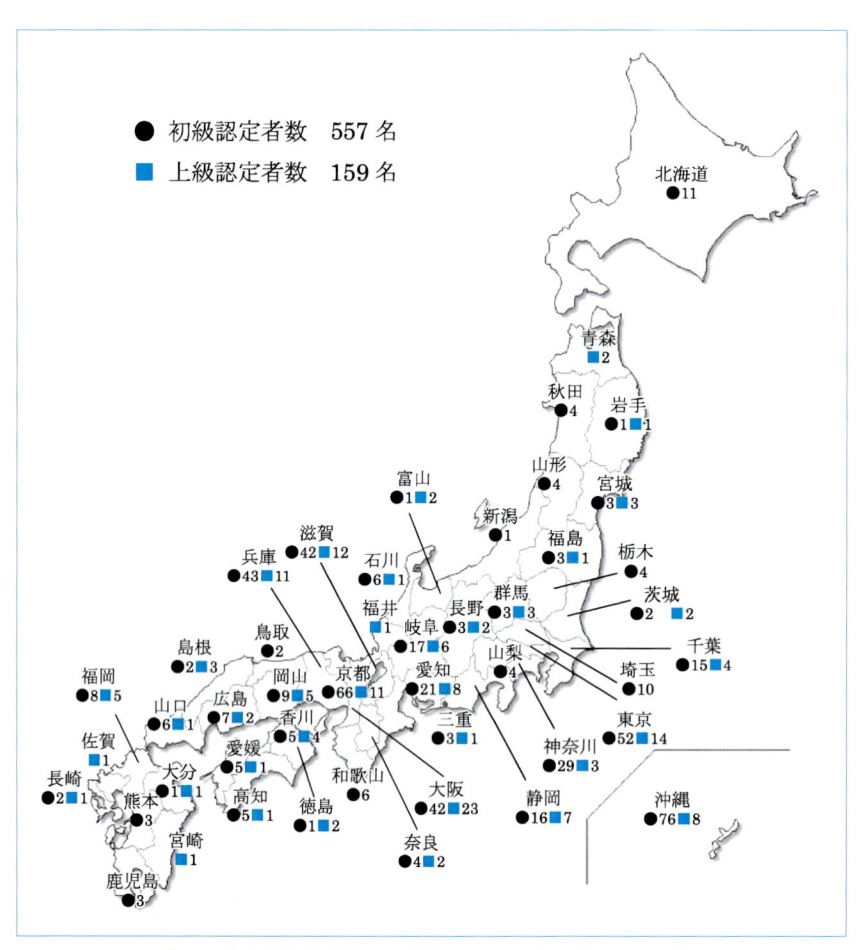

図1 睡眠健康指導士の人数（2013年6月5日現在）

睡眠健康指導士に期待すること

　国家資格ではない健康支援のスペシャリストには，健康運動指導士，日本医師会認定産業医，産業カウンセラー協会認定産業カウンセラーなどがあります．睡眠に関しては，睡眠健康指導士のほかに，睡眠改善インストラクター，睡眠環境コーディネーター等の名称があります．

　幼児から高齢者まで，学生から交代勤務者を含む勤労者まで，睡眠減少国家の日本では，睡眠健康問題が日々増しています．学校でも職域でも地域でも，睡眠と健康に対する正しい知識を持って，生活指導や健康教育ができる人材が求められています．それは，生活習慣病を持つ人々の健康増進にもつながりますし，睡眠障害に関する知識を持っていると，医療へのアクセス（早期発見と早期治療）が可能になります．

　睡眠健康指導士の存在は，労働安全衛生法で定められた職域の衛生管理者（働く人の安全管理・安全衛生など週1回の巡視報告）の役割とも通じます．睡眠不足による居眠り運転などの交通事故防止や，眠気による産業事故防止などにも寄与することが期待されます．高齢者施設では，昼夜逆転の睡眠・覚醒リズムによる夜間せん妄の改善や，不眠の改善に寄与することも期待されます．そして，未就学児の成長，学童の勉学の推進などにも大きく貢献することができるでしょう．そうした点では，学校保健との関連もありますので，睡眠健康指導士と保育士，保健師との連携も強まることが期待されます．

　睡眠健康指導士の役割には，次の3つがあります．

1. 各年齢層に応じた適切な睡眠時間，睡眠生活習慣に関する知識の学習と普及啓発活動を行う
2. 適切な睡眠生活習慣が保たれているか否かのチェック（睡眠検診）を，学校，職域，地域で行い，睡眠健康指導を個別に行う
3. 睡眠健康指導の中で発見された睡眠障害の疑われる人を睡眠医療認定機関に速やかに紹介する

　睡眠障害の診療に対しては，ユーザーの側に立って睡眠医療への橋渡しをするのも睡眠健康指導士の役割といえます．ただ，この資格は国家資格ではないので，睡眠に関する医療行為を行えるものではありません．治療責任を負えない行為は法律に抵触しますので，注意する必要があります．

（粥川裕平）

睡眠検定の受験に関わるご案内

- 睡眠検定は，医療・看護・介護に関係した人たちを対象にしていますが，睡眠に深い関心をお持ちの方であれば，どなたでも受験できます．
- 睡眠検定は，睡眠健康大学のホームページ（http://sleep-col.com/）から受けることができます．
- 睡眠検定には，学習の進度に応じ，「睡眠検定入門」「睡眠検定3級」「睡眠検定2級」「睡眠検定1級」の4つの試験があります．

睡眠検定入門

受験資格：どなたでも受験することができます．

睡眠検定3級

受験資格：睡眠健康大学の一般登録が必要です．事前に「睡眠検定入門」を受験し，試験の受け方を練習しておくとよいでしょう．

睡眠検定2級

受験資格：「睡眠検定3級」の合格者のみ受験することができます．

睡眠検定1級

受験資格：「睡眠検定2級」の合格者のみ受験することができます．

詳しい受験方法，出題形式については，
睡眠健康大学のホームページ（http://sleep-col.com/）をご覧ください．

索引

欧文

C
cataplexy ……………… 160
circadian rhythm sleep
　　disorder ……………… 165
continuous positive airway
　　pressure ……………… 180
CPAP ……………… 180
CRSD ……………… 165
CRSD, delayed sleep phase
　　type ……………… 166
CRSD, jet lag type ……………… 169

E
EDS ……………… 159
excessive daytime sleepiness
　　……………… 159

F
fast rotation ……………… 87

G
GABA ……………… 17, 198

H
hypnagogic hallucination … 161

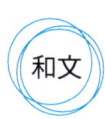

N
narcolepsy ……………… 160

P
periodic limb movement
　　disorder ……………… 194
PLMD ……………… 194
polysomnogram ……………… 36
PPI ……………… 156
PSG ……………… 36
psychophysiological insomnia
　　……………… 156

R
RBD ……………… 189
REM sleep behavior disorder
　　……………… 189
REM sleep without atonia … 190
restless legs syndrome …… 192
RLS ……………… 192

S
sleep attack ……………… 160
sleep paralysis ……………… 161
slow rotation ……………… 87

和文

あ
アイドルタイム ……………… 90
アクチグラフ ……………… 149
アセチルコリン ……………… 29
アルコール ……………… 69, 106, 135

い
いびき ……………… 176

う
運動技能 ……………… 78

お
音楽 ……………… 66
温熱制御 ……………… 72

か
概日リズム ……………… 39, 50, 51
概日リズム睡眠障害 ……………… 165
概日リズム睡眠障害，時差型 … 169
概日リズム睡眠障害，睡眠相後退型
　　……………… 166
ガイドライン ……………… 91
外部環境 ……………… 22
香り ……………… 65

索 引 213

カフェイン	67
仮眠	138
簡易睡眠呼吸検査	180
完全主義的傾向	127
ガンマアミノ酪酸	17, 198

き

吉夢	11
凶夢	11
緊急時の有効な仮眠	142

け

顕在記憶	74

こ

口腔内装置	181
恒常性維持機構	132
高照度光療法	168

さ

再燃	203
サマータイム	86
産熱過程	71

し

シーパップ	181
刺激制限療法	109
視交叉上核	17, 52
時差ボケ	85
施設入所者	114
経鼻持続陽圧呼吸治療	181
室温	59
湿度	59
シフトブロック	91
社会生活基本調査	42
周期性四肢運動障害	105, 194
柔軟なスケジュール	90

主観的虚構	128
熟眠障害	154
上気道狭窄	176
消極的休養	20
情動脱力発作	160
常用量依存	204
食道内圧変動	176
徐波睡眠	28
神経細胞	15
身体の開放系	21
身体のリズム性	23
深部体温	49

す

睡眠医学	208
睡眠医歯薬学	3
睡眠衛生	132
睡眠科学	3, 208
睡眠学	3
睡眠慣性	138
睡眠管理計画	142
睡眠健康指導士	208
睡眠効率	151
睡眠時間	42, 46
睡眠時間制限法	104, 109
睡眠時無呼吸症候群	105, 175
睡眠社会学	3, 208
睡眠障害	175
睡眠障害対処12の指針	98
睡眠段階	36, 151
睡眠日誌	129, 146
睡眠負債	171
睡眠不足症候群	171
睡眠発作	160
睡眠ポリグラム	36, 151
睡眠麻痺	161
睡眠を分割	142
スリープマネージメント	130

せ

生活習慣病	171, 176
精神生理性不眠症	128, 156
生体リズムの谷間	88
生物時計	9, 51
西方に飛行	85
積極的休養	20
セロトニン	29, 135
宣言的記憶	74
潜在記憶	74

そ

騒音	63
早朝覚醒	154

た

体温	15, 39
耐性	199
体内時計機構	132
タイムゾーン	85
退薬症候	203
宝船	14
多相性睡眠	46, 142
脱同調	55
短時間睡眠者	46
単相性睡眠	46, 142

ち

中途覚醒	153
長期記憶	74
長時間睡眠者	46

て

適応制御システム	22
手続き的記憶	74
転倒	123

と
同調因子……………………… 52
東方に飛行…………………… 85
トリプトファン……………… 135

な
内部環境……………………… 22
ナルコレプシー……………… 160

に
ニコチン……………………… 68
日中の過度な眠気…………… 159
日本睡眠教育機構…………… 208
入院患者……………………… 114
入眠時幻覚…………………… 161
入眠障害……………………… 153
入眠潜時……………………… 151
認知技能の向上……………… 77
認知行動的介入……………… 108
認知行動療法………… 109, 136
認知症………………………… 187

ね
熱放散過程…………………… 72
眠らせる脳…………………… 8
眠りの森事業………………… 208
眠る脳………………………… 8

の
ノルアドレナリン…………… 29
ノンレム睡眠……………… 9, 37

は
場所の記憶…………………… 76
バルビツール酸系睡眠薬…… 197
反跳性不眠…………………… 203

ひ
光……………………………… 62
非ベンゾジアゼピン系睡眠薬… 197
肥満…………………………… 180
昼寝習慣……………………… 43

ふ
ブルー・マンデー…………… 86

へ
閉塞性睡眠時無呼吸症候群… 175
ベンゾジアゼピン系睡眠薬… 197

ほ
保健福祉動向調査…………… 42
ホメオスタシス……………… 132

む
無酸素性作業閾値レベル…… 72
むずむず脚症候群……… 105, 192

め
メラトニン… 17, 134, 135, 168, 199
メラトニン受容体作動薬…… 197

や
夜間せん妄…………………… 188
夜間頻尿……………………… 178

ゆ
夕方の居眠り………………… 131
夢違観音……………………… 14
夢解き………………………… 11

り
理想的なシフト……………… 91
臨床用量依存………………… 204

れ
レム睡眠…………………… 9, 28, 37
レム睡眠行動障害…………… 189
連続する同じ勤務…………… 91

医療・看護・介護のための睡眠検定ハンドブック

2013年10月5日　第1版第1刷発行（検印省略）

監　修　日本睡眠教育機構
編　著　宮崎総一郎
　　　　佐藤尚武
発行者　末定広光
発行所　株式会社 全日本病院出版会
　　　　東京都文京区本郷3丁目16番4号7階
　　　　郵便番号 113-0033　電話（03）5689-5989
　　　　　　　　　　　　　FAX（03）5689-8030
　　　　郵便振替口座　00160-9-58753
　　　　印刷・製本　三報社印刷株式会社

©ZEN-NIHONBYOIN SHUPPAN KAI, 2013.

・本書に掲載する著作物の複製権・翻訳権・上映権・譲渡権・公衆送信権（送信可能化権を含む）は株式会社全日本病院出版会が保有します．

・JCOPY ＜(社)出版者著作権管理機構 委託出版物＞
本書の無断複写は著作権法上での例外を除き禁じられています．複写される場合は，そのつど事前に，(社)出版者著作権管理機構（電話 03-3513-6969，FAX03-3513-6979，e-mail：info@jcopy.or.jp）の許諾を得てください．
本書をスキャン，デジタルデータ化することは複製に当たり，著作権法上の例外を除き違法です．代行業者等の第三者に依頼して同行為をすることも認められておりません．

定価はカバーに表示してあります．
ISBN 978-4-88117-072-4　C3047